# Besser sehen
# mit dem Herzen

Die Augen als Spiegel des Körpers und der Seele

Augenkrankheiten naturheilkundlich behandeln

Neue Methoden zur Sehverbesserung

um frei zu werden von der Brille

Jordi Campos, Arzt, Naturheilverfahren
Irisdiagnose, Sehtraining

Autor: Jordi Campos, Arzt, Naturheilverfahren, Irisdiagnose, Sehtraining

Fotos: www.fotolia.de

1. Auflage Januar 2010

Druck: Santec-Druckerei GmbH, Bayern

Printed in Germany

Copyright © 2010 by Jordi Campos

ISBN 978-3-00-029885-1

## BESTELLADRESSE:

Dieses Buch ist erhältlich:

E-Mail: info@Augenschule-im-Spessart.com

Internet: www.Augenschule-im-Spessart.com

☎ 09394 / 995 227    Fax: 228

»Bücher für Herzensdenker«

Jordi Campos, Arzt, Naturheilverfahren

Eichholzstr. 11

97839 Kredenbach

# Inhaltsverzeichnis

**Teil II**

**Augenkrankheiten naturheilkundlich behandeln**

## Teil III

### Fehlsichtigkeiten ganzheitlich behandeln

>»Man sieht nur mit dem Herzen gut.

Das Wesentliche ist für die Augen unsichtbar.«

Antoine de Saint-Exupéry aus seinem Buch „Der Kleine Prinz"

# Vorwort

Frei werden von der Brille, wieder klar sehen – dies ist eine Sehnsucht vieler Menschen in unserer Zeit. Sie sehen verschwommen, haben Augenprobleme und bekommen als Hilfe nur Brille, Kontaktlinsen, Augentropfen oder Operationen. Damit wird aber nur ein Symptom im Auge behandelt, nicht jedoch die Ursache, die im Körper und im seelischen Bereich liegt.

Die Krankheiten kommen nicht per Zufall auf uns zu, es gibt immer einen Grund. Und immer mehr Menschen ahnen, dass die Ursache von Krankheiten im seelischen Bereich liegen könnte. Jede Krankheit kann eine Botschaft für uns haben; sie sagt uns, dass wir, um gesund zu werden, etwas ändern sollten – in unserer Gedankenwelt oder Lebens- und Ernährungsweise. Die bewusste Auseinandersetzung mit einer Krankheit kann zu einem wichtigen Schritt im Leben werden.

In der Medizin wird die Fehlsichtigkeit oft als etwas „Unheilbares" gesehen, und man vergisst, die Fehlsichtigkeit und Augen-Probleme „ganzheitlich" zu betrachten.
Eigentlich sind unsere Augen sowohl ein Teil des Gehirns und des Nervensystems, als auch ein Spiegel des Körpers und der Seele. Die Sehorgane zu heilen bedeutet auch, sich zu beschäftigen mit dem, was „dahinter" steckt.
Ein Ziel dieses Buches ist es, einen Weg zu zeigen für Menschen, die bereit sind, die Verantwortung für ihre Gesundheit – für ihr Sehen – zu übernehmen.
Nach 5 Jahren intensiver Beschäftigung mit dem Thema „Augen" und aus den vielen Gesprächen mit Menschen in Augentrainings-Einzelsitzungen, haben wir ein Konzept erarbeitet, das uns selber und vielen anderen Menschen geholfen hat.

# Teil I

## Ganzheitliches Konzept zur Sehverbesserung

## Die ganzheitliche Medizin Körper und Seele

Hildegard von Bingen

Paracelsus

# Ganzheitliches Konzept zur Sehverbesserung

Der Weg der Sehverbesserung – frei werden von der Brille und Augengesundheit erlangen – ist für jeden Menschen individuell.

Die Sehkraft verbessert sich nicht durch stundenlange Augen-Übungen, sondern eher durch die Erforschung der Ursachen und durch positive Veränderungen im Äußeren und im Inneren:

- Das "Nicht-Tragen der Brille", evtl. unterkorrigierte Brille ...
- Bewegung in der Natur
- Tiefe und bewusste Atmung
- Positive Veränderungen im Äußeren und im Inneren
- Vegetarische/vegane Ernährung, Vitalkost-Rohkost
- Mit Gedankenkraft und „innerer Entschiedenheit" arbeiten
- Positive Programmierung, immer die Gesundheit bejahen
- Mut, Geduld und Ausdauer
- Zufriedenheit, Klarheit und Ordnung im Leben schaffen
- Vergangenheit aufarbeiten
- Positive Kommunikation mit anderen Menschen
- Positive Kommunikation mit der Natur und der Tierwelt
- Höhere Ziele und geistige Entwicklung anstreben
- Entspannung und das Erlernen, ruhiger zu werden
- Lebendige Beziehung zu Gott
- Besser sehen mit dem Herzen

Sie selbst können herausfinden, welche Aspekte der oben genannten Liste für Sie wichtig sind. Oder noch besser, Sie können die Auslegungen in jedem Kapitel dieses Buches weiter lesen!

# Die ganzheitliche Medizin – Körper und Seele

## Hildegard von Bingen (1098 – 1179)

Sie war eine Vertreterin der deutschen Mystik des Mittelalters, und ihr selbstbewusstes und charismatisches Auftreten führte zu ihrer großen Bekanntheit. Ihre Bücher befassen sich mit Religion, Ethik, Musik, Medizin und Kosmologie. In ihren Werken ist der Mensch auf das Engste mit dem Universum und mit Gott verbunden.

Während ihrer Predigtreisen nach Bamberg, Bonn, Köln, Mainz, Metz, Trier und Würzburg, lehrte sie als erste Frau öffentlich dem Volk die Umkehr zu Gott. Wegen ihrer Treue zu Gott und ihrer Lebensart wurde sie für viele Menschen zur Wegweiserin.

Hildegard von Bingen erkannte, dass die Ursachen der Krankheiten Disharmonien sind zwischen Körper und Seele auf Grund von negativem Denken, Reden und Verhalten. Für sie lag der Grund für die Krankheit eines Menschen im Nicht-Erkennen oder Nicht-Annehmen seines Platzes in der Schöpfung.

Das Universum – Elemente, Wind, Gestirne, alles, was existiert – beeinflusst den menschlichen Körper und wirkt auf seine Organe ein. Der Mensch ist ein Mikrokosmos und ähnlich aufgebaut wie der Makrokosmos, das Universum.

Das Positive in Hildegards Denken war, dass sie in Krankheit und Leid die einmalige Chance sah, zu wachsen und vollkommener zu werden.

Der Mensch findet also in der Natur die Kräfte, die seinen Körper stärken. Heilung des Körpers kann nur durch die Selbst-Heilungskräfte geschehen, sofern die seelischen Ursachen beseitigt sind.

Sie war sehr naturverbunden und war sich bewusst, dass die Natur immer bemüht ist, uns in jeder Hinsicht zu helfen. Auch wenn wir einen Baum oder eine Blume anschauen, und sie in uns „hineinnehmen", kann uns dies in eine höhere Schwingung führen.

Gott und Erde waren für Hildegard von Bingen nicht voneinander zu trennen. In ihrem Denken war die Schöpfung von Gott für den Menschen gemacht. Der Schöpfer selbst ist in allem, was existiert, für den Menschen gegenwärtig.

Gott sprach durch sie: »Ich, das feurige Leben der Gottwesenheit, flamme dahin über die Schönheit der Felder. Ich bin in den Wassern, Ich brenne in der Sonne, im Mond, in den Sternen, in jeglichem Geschöpf bin Ich die lodernde Kraft.«

## Paracelsus (1493 – 1541)

Paracelsus sah die Ursachen einer Krankheit nicht in einer Strafe Gottes, wie es damals üblich war, sondern in der seelisch-geistigen Fehlhaltung des Menschen selbst. Und nur dort, im Menschen selbst, befindet sich auch die Kraft zur Gesundung, denn im Menschen ist der innere Arzt und Heiler, sind die Selbstheilungskräfte.

Er sagte, dass die Pest sich nur ausbreiten kann, wenn die Seelen der Menschen vergiftet sind. Für ihn wurden die Menschen nicht krank, weil sie mit den Erregern der Pest in Berührung kamen, sondern weil ihr Abwehrsystem diesem Angriff nicht gewachsen war.

Durch innere Unruhe, Unfrieden, seelische Belastungen, reduziert sich die Abwehr des menschlichen Körpers, und daraus resultiert eine Infektion; damals war es die Pest, heute sind es BSE, SARS, Vogel- und Schweine-Grippe und andere Virus-Krankheiten wie Aids etc.

Krank wurde seiner Meinung nach nur, wer gegen die göttlichen Gebote und die selbstlose Liebe verstößt.

Sein Ziel war die Harmonie von Körper und Seele mit der gesamten Schöpfung. Jede Krankheit war für ihn Disharmonie innerhalb dieser Ebenen.

Paracelsus empfiehlt jedem Kranken, ein klares Ziel vor Augen zu haben, z. B. die Gesundheit, und mit welchen Schritten er beginnen will. Dieses Ziel sollte man sich immer klarer vorstellen und ausmalen, bis es herangereift ist.

Gesundheit und Erfolg als Ziel, aber ohne Eigenwillen, sondern im Vertrauen auf Gott. Der Eigenwille verkrampft; der Wille, eingebettet in den göttlichen Willen, befreit.

## Zitate von Paracelsus

»Die Ursache aller Krankheiten, auch derer mit scheinbar äußerer Beeinflussung, ist seelischer Natur. Die eigentliche Ursache ist die falsche geistige Einstellung zum Leben, zur Schöpfung, zur Natur, zu Gott.«

»Wenn ein Mensch krank wird, dann nur, weil der innere Arzt und Heiler durch ein falsches Leben geschwächt und behindert wurde. Wenn ich heilen will, kann ich nichts anderes tun, als Ihm, dem inneren Arzt und Heiler, zu Kräften zu verhelfen.«

»Voraussetzung für die Gesundheit ist die Harmonie, das Eins-Werden mit sich selbst und mit Gott.«

»Die erste Säule der Heilkunst ist die Philosophie der Natur. Der Arzt muss aus der Natur wachsen...«

»Es gibt niemand auf Erden, von dem eine größere Liebe gefordert wird, als vom Arzt.«

»Die Zeit ist gekommen, wo sich alle Erde erneuern und verjüngen wird, und der Herr wird selber regieren die Welt. Er wird aufbauen das ewige Jerusalem, und Er wird das Regiment behalten von Geschlecht zu Geschlecht.«

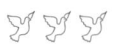

# Fehlsichtigkeiten und Augenprobleme Zivilisations-Krankheiten?

„Mehr als 40 Millionen Deutsche tragen eine Brille, mehr als 3 Millionen Kontaktlinsen ...“

Aus der Zeitschrift STERN Nr. 45 / Oktober 2007

Der normale Zustand der Menschen ist die Gesundheit, und nicht die Krankheit. Aber jeder zweite Bundesbürger hat eine Fehlsichtigkeit oder ein Augenproblem – wie in fast allen Industrieländern. Viele sind davon überzeugt, dass die Funktion der Sinnesorgane mit zunehmendem Alter zwangsläufig schwächer wird.

Statistisch betrachtet ist es heute ganz „normal“, dass etwa 60% der Bevölkerung in den Industrieländern unter einer Seh-Schwäche leiden. Nie gab es so viele Kinder, Jugendliche und Erwachsene mit einer Brille. Die meisten Menschen glauben, dass man nichts gegen die nachlassende Sehkraft tun könne.

Kann man wirklich nichts dagegen tun?

Haben Sie sich irgendwann gefragt, warum so viele Millionen Menschen eine Brille brauchen?

## Dogmen der Schulmedizin?

In der Schulmedizin werden die Augen nicht als Spiegel des Körpers oder der Seele betrachtet. Der seelische Anteil der Fehlsichtigkeit – auch von allen anderen Krankheiten – wird leider ignoriert, denn man kann ihn nicht messen, testen oder schneiden.

Akademiker in der Augenheilkunde und Augenoptik vertreten die wissenschaftlichen Lehrsätze, dass wenig bis nichts zur Verbesserung der Sehkraft getan werden könne. Als einzige Lösung gilt das Tragen der Sehhilfe – Brille, Kontaktlinsen – oder die Laser-Operation, was nur das Symptom und nicht die Ursache bekämpft.

Aus der schulmedizinischen Augenheilkunde hört man:

„Die Sehkraft lässt sich nicht verbessern ..."
„Augentraining bringt nichts ..."
„Sie müssen sich an die Sehhilfe gewöhnen ..."
„Bei weitsichtigen Kindern sollte man so früh wie möglich mit der Brille beginnen ..."
„Es schadet den Augen, wenn man die Brille nicht trägt ..."
„Man sollte die Brille von früh bis spät tragen ..."
„Mit dieser Krankheit müssen Sie leben ..."
„Mit dem Alter verschlechtert sich die Sehkraft ..."

Aber stimmt das alles wirklich?

Sind das nicht „Irr-Meinungen", die nichts anderes gebracht haben, als die Menschen an einen Krankheitszustand zu fesseln und der Brillenindustrie Beträge in Milliardenhöhe in die Tasche zu wirtschaften?
Der Sehtest und die Augen-Untersuchungen sind gratis, der Haken ist aber: Die Brille muss bezahlt werden. Würde man statistisch auswerten, wie oft Brillen aus rein kommerziellen Interessen verordnet werden, erhielte man schockierende Ergebnisse. Das Interesse, Brillen zu verkaufen, ist oft größer als die Motivation, den Betroffenen wirklich zu helfen, ihre Sehkraft zu verbessern.

Nur der Augenarzt Dr. Bates hat sich getraut, diese Dogmen der Schulmedizin in Frage zu stellen. Deshalb widmen wir ihm ein ganzes Kapitel in diesem Buch für seine revolutionären Entdeckungen.
Wenn wir auf diese Dogmen der Augenheilkunde aufmerksam machen, möchten wir nicht sagen, dass alles schlecht ist oder dass die Sehhilfen keine positiven Seiten haben. Für einige Menschen sind sie notwendig und eine große Hilfe, aber nicht für mehr als 60 % der Bevölkerung.

Kontaktlinsen und Laser-Operation (oft mit Folgeschäden) zur Korrektur der Fehlsichtigkeit bieten zwar in der Tat eine schnelle „Lösung" für das Problem, doch sie beheben nicht die Ursache, die dahinter steckt.

Sie haben eigentlich kaum eine „Heilwirkung", d. h. die Augen bessern sich nicht mit dem Tragen einer Sehhilfe; sie können sich sogar verschlechtern.

Man braucht nur zu beobachten, wie viele Kinder, Jugendliche und Erwachsene mit einer Brille mit wenigen Dioptrien beginnen und mit der Zeit eine stärkere brauchen.

Wenn sich jemand an Arm oder Bein verletzt, einen Knochen bricht, oder wenn die Leistung, die Beweglichkeit und die Funktion eingeschränkt sind, dann versucht man, alles Mögliche zu tun, z. B. mit Krankengymnastik, Rehabilitation, Massagen, Fango, Bädern etc., damit der Arm oder das Bein wieder funktioniert.

Kein Mediziner würde auf die Idee kommen, Schienen, Krücken oder Rollstuhl für jemand mit einer Bein- oder Armverletzung für das ganze Leben dieses Menschen zu verschreiben oder zu empfehlen.

Wenn es aber um die Augen – das wichtigste Sinnesorgan – geht, dann wird das Unlogische zur Regel: Verschlechtert sich die Sehkraft, dann werden sofort Brille oder Kontaktlinsen angepasst – für das „ganze Leben". Falls sich nach ein paar Jahren die Augen weiter verschlechtern, wird einfach eine stärkere Brille empfohlen.

Aber wer überlegt sich schon, warum die Augen erkrankt sind?

# Was sind eigentlich die Ursachen der Fehlsichtigkeit?

Über die Augen treten wir mit der Umwelt in Kontakt und zeigen unsere Gefühle. Da die Augen ein Teil des Gehirns und des Nervensystems sind, wird das Sehen stark von unserer Gedanken- und Gefühlswelt beeinflusst.

Die Ursache der Fehlsichtigkeit hat sehr viel mit Kommunikation und Kontakt zu den Mitmenschen zu tun.

Eine Fehlsichtigkeit ist kein permanenter Zustand; sie ist wie eine Grippe, die kommt und geht – eine momentane Situation der Augen, die oft mit Energiemangel, Müdigkeit, Stress, Anspannung oder seelischen Konflikten in Zusammenhang steht.

Eine Fehlsichtigkeit oder Augenkrankheit hat nicht nur eine Ursache, es ist meistens die Summe mehrerer Faktoren: allgemeine Überlastung, Entfernung von der Natur, Bewegungsmangel, ungesunde Ernährungs- und Lebensweise, Verkrampfung des Nervensystems und emotionale Belastungen.

Der Moment, in dem ein Kind oder ein Erwachsener schlechter zu sehen beginnt, kann sehr aussagekräftig sein. Oft gibt es eine Verbindung mit Situationen oder Problemen im Leben des Menschen.

## Warum sehen wir manchmal gut und manchmal schlecht?

Die Sehkraft ist täglichen Schwankungen unterlegen, die ganz natürlich sind. Die Sehschärfe des menschlichen Auges kann im Laufe des Tages, je nach Energie- und Gemütszustand, bis zu 1 oder 2 Dioptrien variieren.

Viele Menschen sehen schlechter, wenn sie gestresst, seelisch belastet oder müde sind, insbesondere am Abend, nach anstrengenden Tagen oder Problem-Gesprächen.
Das sollte kein Grund sein, um sich sofort eine Brille zu kaufen.
Es kann sein, dass die Sehschärfe nach ein paar Tagen oder Wochen wieder besser wird.

## Weshalb gibt es oft unterschiedliche Ergebnisse beim Sehtest?

Unsere Augen sind ein Teil des Gehirns, vergleichbar mit einem Computer, der Energie verbraucht. Das Sehsystem des Menschen – Auge, Gehirn und Sehzentrum – verbraucht 25 % der Energie des Körpers!
Wenn wir energiearm sind, dann sehen wir schlechter, z. B. am Abend.
Durch Stress, Streit, Sorgen, Probleme, viel Denken oder Grübeln etc. können wir auch Körperenergie verlieren, und plötzlich sehen wir unscharf.

Wer verkrampft ist und kurz atmet, erzeugt wenig Körper-Energiefluss zu den Augen.
Die Atmung und die Gedanken, Empfindungen und Gefühle in Verbindung mit dem, was wir sehen, mobilisieren den Energie-Kreislauf unserer Sehkraft.
Positive Gefühle und Gedanken können eine starke innere Kraftquelle sein.

## Wie funktioniert eigentlich das anatomische Meisterwerk Auge?

Das menschliche Auge ist etwas Besonderes – ein anatomisches Meisterwerk!
Die Augen sind unsere wichtigste Verbindung zwischen Innen- und Außenwelt. Der Mensch nimmt rund 80% der Informationen seiner Umwelt durch das Auge wahr.
Es ist damit unser mit Abstand wichtigstes Sinnesorgan.

Das Auge ähnelt einer Videokamera – mit Endlosfilm – und hat in der Tat einiges mit ihr gemein, doch letztendlich ist das Auge jeder Kamera, die bis heute entwickelt wurde, weit überlegen.
Das Auge ist viel lichtempfindlicher als ein Fotoapparat oder eine Videokamera: Es kann sich viel besser an Dunkelheit und starkes Sonnenlicht anpassen. Im Vergleich zum menschlichen Auge hat die Videokamera einen sehr begrenzten Leistungsumfang.
Keine menschliche Erfindung, einschließlich computergestützter Kameras, erreicht auch nur annähernd die Leistung des Auges.

Das Auge verhält sich wie ein Fotoapparat mit „Autofokus", der je nach Entfernung zum betrachteten Objekt bzw. nach Position der Abbildung auf der Netzhaut, die Schärfe automatisch einstellt.

»Der Akkommodations-Prozess – Anpassung –
und der Sehvorgang funktionieren normalerweise
natürlich, instinktiv und unbewusst.«

Im täglichen Leben muss die Fokussierung automatisch und spontan erfolgen, ohne willentliche Anstrengung. Bei fehlsichtigen Menschen – kurzsichtigen oder weitsichtigen – ist dieser Automatismus blockiert.

Ein unscharfes Bild auf der Netzhaut gibt einen Impuls an bestimmte Steuerungszentren im Gehirn, was die äußeren Muskeln des Auges und den Ziliarmuskel der Linse zu einem Akkommodations-Prozess anregt, der uns ermöglicht, ein scharfes Bild zu sehen. Das Nervensystem ist größtenteils für das korrekte Funktionieren des Sehens zuständig.

>>Wenn man das Sehen verbessern will,
sollte auch das Nervensystem unterstützt werden.<<

Der Sehvorgang ist sehr komplex, viele Vorgänge kennt man noch nicht. Die optischen Reize werden zunächst durch Hornhaut, Iris und Linse gebündelt und als stark verkleinertes und umgekehrtes Bild auf der Netzhaut dargestellt.

Aktuelle Studien der Universität von Kalifornien in Los Angeles zeigen, dass die Netzhaut nicht nur passiv Sehinformationen wahrnimmt, sondern schon mit der Sortierung und der ersten Verarbeitung der Lichtimpulse beginnt – wie in einem Gehirn.

Der Sehvorgang ist sehr komplex. Andere Studien aus der Schweiz haben festgestellt, dass im Gegensatz zu den anderen elf Hirnnerven, der Sehnerv kein Nerven-Strang ist, sondern dass er mehr wie ein Hirnfaszikel oder Gehirnareal arbeitet!

Die Zapfen und Stäbchen auf der Netzhaut gliedern die Lichtinformationen in verschiedene Bereiche auf: hell-dunkel (Stäbchen) und farbig (Zapfen).

Die mehr als 125 Millionen Nervenzellen der Netzhaut verwandeln Lichtimpulse in Stromimpulse: Die optischen Reize werden nun über schwache elektrische Ströme (Nervenimpulse) in einer Geschwindigkeit von ca. 30.000 Impulsen pro Sekunde durch den Sehnerv an das Sehzentrum des Gehirns im Hinterkopf weitergeleitet. Dort werden sie verarbeitet und abgestimmt auf das, was wir im Gehirn gespeichert haben.

Es gibt noch viele Rätsel über die Augen, und die Wissenschaft hat noch nicht alle Funktionen erklären können, z. B.: Wie genau wandeln die Stäbchen und Zapfen das Licht, das sie empfangen, in elektrische, dann chemische Signale um? Oder: Wie interpretieren die nachgeschalteten Zellen in den folgenden Schichten – die Bipolar-, Horizontal-, Amakrin- und Ganglien-Zellen – diese Information?

Das dreidimensionale Bild, das wir sehen, wird im Sehzentrum des Gehirns, im Hinterkopf, gebildet. Nicht nur das Sehzentrum, sondern viele andere Regionen des menschlichen Gehirns sind beteiligt an der Verarbeitung visueller Reize und Informationen. Mehr als die Hälfte vom Gehirn ist beteiligt am Sehprozess!

Wenn wir alle diese Informationen in uns wirken lassen, spüren wir, dass das menschliche Auge wirklich ein anatomisches Meisterwerk ist!

# Das Auge – ein Teil des Gehirns und des Körpers

Unser Körper besteht aus ca. 10.000 Milliarden Zellen, die alle miteinander in Verbindung stehen und laufend Informationen austauschen. In jeder Zelle finden ca. 100.000 chemische Reaktionen pro Sekunde statt! Alles Leben, ob Tier, Pflanze oder Mensch, wird von feinen elektrischen Strömen gesteuert. Unser Blut transportiert nicht nur Sauerstoff und Nährstoffe, sondern auch ein Elektronenstrom. Der ganze Organismus ist ein unsichtbares System von elektrischen und magnetischen Feldern. Das Sehen als Sinneswahrnehmung ist letztlich ein „elektrischer Vorgang" in den Sinneszellen der Netzhaut des Auges. Die Wissenschaft hat noch nicht gefunden, welcher Dirigent dieses gigantische Orchester des menschlichen Körpers so perfekt steuert!

Zeitschrift „Welt der Wunder" 1/2010

Wir sehen nicht direkt mit unseren Augen, sondern mit dem Sehzentrum im Hinterkopf. Wenn wir die Augen geschlossen haben, können wir Bilder sehen, z. B. unser Haus, Erinnerungen, Filmszenen, Träume etc.

Die Erinnerungen und Erfahrungen, die im Gehirn seit Beginn unseres Lebens gespeichert sind, werden ständig mit dem, was wir sehen, verglichen und konfrontiert.

Unser Gehirn hat eine Verbindung mit dem ganzen Körper. Das können wir beobachten wenn wir Auto fahren: Eine Ampel vor uns schaltet auf rot. Das sehen unsere Augen, und in Millisekunden reagieren unsere Hände und Füße, um das Auto zu bremsen.

>>Das Sehen ist nicht nur etwas Mechanisches,
sondern hauptsächlich eine mentale und seelische Aktivität.<<

Das Sehorgan hat 3 Levels: Der Fotoapparat Augapfel oder „Physisches-Auge", das „Gehirn-Auge" und das „Seelen-Auge".

Die klassische Optometrie und Augenheilkunde beschäftigt sich zu wenig mit dem „Gehirn-Auge" und dem „Seelen-Auge", wo sich 90 % des Seh-Prozesses abspielen.

Unsere Augen existieren also keineswegs isoliert vom Körper. Sie sind im Gegenteil äußerst sensitive, auf Gefühle besonders empfindlich reagierende Organe. Die Augen reagieren auf bestimmte emotionale Reaktionen und bestimmte körperliche Muskel-Verspannungen.

>>Das Milieu im Körper, die Gesundheit,
unsere Gefühle und der Gemütszustand haben
einen Einfluss auf den Sehvorgang.<<

# Der Augenarzt Dr. Bates
## Ein Revolutionär und Pionier
## in der Augenheilkunde

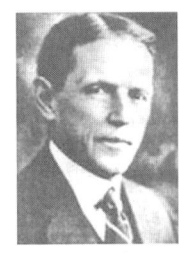

Dr. med. William H. Bates (1860–1931) erhielt seinen Doktorgrad im Jahre 1885 am College für Ärzte und Chirurgen der Columbia University. Von 1886 bis 1896 war Dr. Bates Assistenzarzt an der New Yorker Augen- und Ohrenklinik und arbeitete am Northwestern Dispensary und im Harlem Hospital.
Er war auch Dozent für Ophthalmologie an der New York Post Graduate Medical School and Hospital und darüber hinaus ein sehr erfolgreicher und angesehener Augenchirurg.

Er brachte seinen Studenten jedoch bei, ihre Kurzsichtigkeit durch bestimmte Übungen zu reduzieren und wurde deshalb im Jahre 1891 von der Fakultät ausgeschlossen.
Dr. Bates veröffentlichte im „New York Medical Journal" viele Artikel über seine Entdeckung, dass Beeinträchtigungen der Sehfähigkeit erworben und funktionell sind und dass die Augen deshalb auf Entspannungsübungen reagieren. Er entwickelte eine Reihe einfacher Übungen für verschiedene Sehstörungen.

Der Augenarzt Dr. Bates stand mit verschiedenen seiner Theorien im Widerspruch zur Lehrmeinung. Er stellte fest, dass der Gebrauch einer Brille, trotz eines Gefühls der Besserung und Ruhe für die Augen, das visuelle Organ zur Faulheit zwingt.
Er war der Meinung, dass die Sehhilfen, egal wie perfekt sie angepasst sind, die Augen zu einem Zustand der Passivität und Stagnation führen können. Die Augenmuskeln brauchen dann nicht mehr zu arbeiten oder sich anzustrengen.

Er gebrauchte oft den Begriff „geistige Anspannung". Er vertrat die Ansicht, dass Fehlsichtigkeit durch mentalen Stress verursacht wird und kam zu der Schlussfolgerung:
Zwischen Körper und Geist besteht eine Wechselbeziehung. Schlechtes Sehen wird durch "geistige Anspannung" verursacht.

Sehen ist eine Funktion des Geistes, kein mechanischer Prozess, der einfach durch die Augen ausgeführt wird. Das Sehen ist hauptsächlich eine mentale Aktivität. Die Sehkraft ist abhängig von unserer inneren Verfassung: Seelische Verspannung bringt unscharfes Sehen.

Schlechtes Sehen ist das Resultat von Anspannung, die auf die äußeren Augenmuskeln einwirkt und das wiederum veranlasst den Augapfel, seine Gestalt zu ändern.

Anspannung verschlechtert das Sehen – Entspannung bessert die Sehkraft.

Er konnte beweisen, dass Brechungsfehler – Fehlsichtigkeit – kein permanenter Zustand sind und kam zu dem Schluss, dass die orthodoxen Lehren der Augenheilkunde über das Akkommodations- und Brechverhalten der Augen zu verwerfen waren. Außerdem stellte sich heraus, dass sich der Zustand der Augen ständig verändert. Wenn man sie stündlich untersucht, erhält man jedes Mal eine leicht abweichende Messung.

Die psychischen und emotionalen Aspekte und die Art, wie der Mensch seine Realität und seine Umgebung sieht, haben einen enormen Einfluss auf das Sehvermögen. Wenn in unserer Umgebung etwas geschieht, das wir nicht mögen, jedoch nicht beeinflussen können, wird das Gehirn, wenn dieser Zustand länger anhält, das Sehvermögen einfach so stark abschwächen, dass das Unerwünschte nicht mehr sichtbar ist.

Das kann sich in einer Fehlsichtigkeit äußern, z.B. Kurzsichtigkeit oder Weitsichtigkeit, aber auch in Form einer Augenkrankheit wie Makula-Degeneration, Glaukom, Katarakt etc.

Im Jahre 1920 veröffentlichte Dr. Bates seine Erkenntnisse in einem Buch mit dem Titel »Rechtes Sehen ohne Brille« (»Perfect Sight Without Glasses«). Er konnte seine Theorie an Tausenden von Fällen beweisen. Er entwickelte die ersten Übungen für gezieltes Training der Augen, um einerseits Entspannung zu erreichen, andererseits die Augenmuskeln zu stärken. Menschen mit starken Brillen verbesserten ihre Sehkraft so eminent, dass sie teils überhaupt keine Brille mehr benötigten. Ein Teil der Patienten war sogar zuvor von anerkannten Augenärzten als unheilbar aufgegeben worden.

# Wichtige Zitate des Augenarztes Dr. Bates

»Die Sehkraft ist abhängig von unserer inneren Verfassung: Seelische Verspannung bringt unscharfes Sehen.«

»Hornhautverkrümmung, Schielen, Kurzsichtigkeit oder Weitsichtigkeit sind nichts anderes als ein Ausdruck von Anstrengung und der Störung der inneren Harmonie.«

»Sehdefekte und sogar Krankheiten können durch emotionalen Stress und Druck beeinflusst werden.«
»Schlechtes Sehen ist das Resultat von anstrengender Anspannung, die auf die äußeren Augenmuskeln einwirkt, und das wiederum nötigt den Augapfel, seine Gestalt zu ändern.«

»Anspannung verschlechtert das Sehen: Entspannung bessert die Sehkraft.«
»Die perfekte Sehkraft kann vor allem durch Entspannung erreicht werden.«

»Brillen führen die Augen zu einem Zustand der Passivität und Stagnation.«
»Jahrelanges Tragen von Brillen mit immer stärker werdenden Gläsern macht deutlich, dass sich die Augen durch die Brille nicht bessern, sondern nur weiterhin schlechter werden.«

»Man sollte die Brille so wenig wie möglich tragen; so hilft man den Augen am besten, die natürliche Sehkraft wieder zu erlangen.«

»Hat jemand seine Brille zerbrochen und geht dann eine oder zwei Wochen lang „unbebrillt" umher, so wird er merken, dass sich seine Augen in dieser Zeit gebessert haben; denn tatsächlich bessern sich die Augen mehr oder weniger, sobald die Brille einmal gänzlich ausgeschaltet wird, auch wenn es den Betreffenden nicht immer bewusst wird.«

»Bei meiner Arbeit an der New Yorker Augen- und Ohrenklinik und anderen Krankenhäusern, in denen ich alljährlich Tausende von Augenpaaren untersuchte, fiel mir auf, dass sich Brechungsfehler – Fehlsichtigkeit – häufig spontan besserten oder in der Form veränderten, und es war mir weder möglich, diese Fälle zu ignorieren, noch nicht mit den konventionellen Erklärungen, soweit es diese überhaupt gab, zufrieden zu geben.«

»Ich entdeckte, dass ein Brechungsfehler – Fehlsichtigkeit – sich niemals als dauernder Zustand zeigt und dass die geringeren Grade der Brechungsfehler heilbar, die höheren aber zu bessern sind.«

»Wir sind nun tatsächlich nicht hilflos, auch gegenüber solchen Fehlstellungen des Auges: Hornhautverkrümmung (Astigmatismus) kommt und geht mit gleicher Leichtigkeit wie andere Arten von Fehlsichtigkeit!«

»Dreißig Jahre habe ich das Retinoscop zur Untersuchung des Auges benutzt, ebenso lange habe ich die Brechungsfehler studiert. Ich habe damit sehr viele Schulkinder, Säuglinge, Tausende von Tieren, darunter Katzen, Hunde, Kaninchen, Pferde, Kühe, Vögel, z. B. Hühner und Küken, ferner Schildkröten, Reptilien und Fische untersucht.

Dabei entdeckte ich eine Menge vorher unbekannter Tatsachen, die ich ganz und gar nicht mit der gängigen Lehre der Augen-Optik in Einklang bringen konnte.«

»Seit mehr als hundert Jahren bemüht man sich in der medizinischen Welt, die Verwüstungen, welche unsere Zivilisation auf dem Gebiet der menschlichen Sehfähigkeit anrichtet, zu hemmen.

Aber von den Behandlungsmethoden mit korrigierenden Brillen kann niemals eine wirkliche Besserung erwartet werden. Diese Erfindung gleicht bestenfalls äußere Symptome zeitweilig aus, konserviert und verfestigt aber dadurch gleichzeitig den ursächlichen, psychosomatischen Fehlzustand für eine zeitlich nicht begrenzte Trageperiode – ein Verfahren, das gleichzeitig an einen Kunstfehler wie auch an einen Gips erinnert, wenn man die Folgen ins Auge fasst.

Lässt doch die Brille schließlich den Bewegungsapparat des Auges auf schleichende Weise verkümmern. Von anderer Art, aber nicht weniger heimtückisch, sind die Probleme bei Kontaktlinsen.«

»Ich habe die Brechungsvorgänge im menschlichen Auge länger als 30 Jahre studiert, und meine Beobachtungen bestätigen vollkommen die hier dargelegten Ansichten ...
Ich hatte jedoch schon sehr früh die Überzeugung, dass das Problem durchhaus nicht unlösbar sei. Soweit meine Erfahrungen reichen, weiß jeder Ophthalmologe – Augenarzt –, dass die Theorien über Brechungsfehler nicht mit den Tatsachen übereinstimmen.
Die behauptete Unheilbarkeit von Brechungsfehlern wird, wenn man die Augen aufmachen will, alle Tage durch Fälle widerlegt, in denen Brechungsfehler „von selbst" heilen oder zuweilen auch ihre Form wechseln.«

»Schließlich unternahm ich noch einmal eine gründliche Prüfungsarbeit an Augen von Menschen und Tieren. Die Resultate überzeugten mich und andere von der Wahrheit, dass der Akkommodationsvorgang nicht verengt ausschließlich an der inneren Augenlinse mit dem Ziliarapparat festgemacht werden darf, sondern dass die für das Sehen in verschiedene Entfernungen notwendige Anpassung eine Kombinationsleistung des gesamten Auges darstellt.
Brechungsfehler, einschließlich der Altersweitsichtigkeit – Presbyopie – rühren nicht von organisch bedingten Veränderungen des Augapfels oder der Linse her, sondern von einer Funktionsstörung der äußeren Augenmuskeln und können somit behoben werden.«

»Es ist, wie schon bemerkt, die Tatsache wohlbekannt, dass ein wegen Katarakt der Linse beraubtes Auge oft nach der Heilung ebenso akkommodiert ist wie vor der Operation. Viele solcher Fälle habe ich selbst beobachtet. Ich habe linsenlose Augen in einer durchschnittlichen Entfernung von 30 cm feine Schrift lesen lassen nur mit der Fernbrille, und ich habe einen staroperierten Patienten gehabt, der ganz ohne Brille lesen konnte.«

»Die Linse ist nun allerdings nur für relativ geringe Fehlsichtigkeitsgrade verantwortlich und auch das nur während der jüngeren Lebensperiode des Menschen.

Viele Personen, aus deren Augen wegen Katarakts die Linse entfernt worden ist, können ohne Brillenwechsel in verschiedene Entfernungen bequem sehen.

Die Verlängerung des Augapfels genügt dann, um für die verlorene Linse eine Kompensation zu schaffen, aber natürlich nur bis zu einem gewissen Grade.

Jeder Ophthalmologe hat aus eigener Erfahrung solche Fälle gesehen, und über viele ist in Literatur und Fachpresse berichtet worden.«

»Unter körperlichen wie geistigen Zwängen, denen man sich nicht entziehen kann – Schmerz, Behinderung, Störung, Niedergeschlagenheit, Ärger, Angst – treten im normalen Auge immer Brechungsfehler auf, die auch dem forschenden Blick des Gegenübers nicht verborgen bleiben, und im schon damit behafteten Auge werden sie verschlimmert.«

»Dass das menschliche Auge Gläser – Brillen – ablehnt, ist eine Wahrheit, die niemand bestreitet. Jeder Augenarzt weiß, dass die Menschen sich erst an die Brille „gewöhnen müssen", und dass manche das nie können.

Alle diese Gläser verkleinern das Sehfeld mehr oder weniger stark.

Blicken wir um eine Generation zurück, so wurden Brillen nur bei wirklich schlechtem Sehvermögen verordnet, heutzutage jedoch tragen viele eine Brille, die ohne diese ebenso gut oder noch besser sähen.«

»Es gibt für zivilisierte Menschen viel mehr Dinge, welche sie aufregen, ängstigen und verwirren, als es für die „unzivilisierten" Menschen gab.

Tiere, die den gleichen zivilisierten Einflüssen ausgesetzt sind wie der Mensch, reagieren in genau derselben Weise auf diese Einflüsse. Ich habe viele Haustiere und Zootiere beobachtet und geprüft und fand eine große Zahl nervös und zugleich mit Myopie behaftet.

Den zivilisationsbedingten Niedergang der Sehfähigkeit für die Ferne trifft man in gleicher Weise leider auch beim Nahsehen an.

Das Heilmittel besteht nicht darin, feine Naharbeit oder das Sehen in die Ferne zu vermeiden, sondern im Loswerden von geistigem Zwang. Dieser ist es allein, der das innere Gleichgewicht beeinträchtigt, von dem die vollkommene Tätigkeit des Auges abhängt.«

»Die meisten Menschen, denen gesagt wird, dass Ruhe oder Entspannung ihre Sehstörung beseitigt, fragen, ob dies nicht schon durch den Schlaf erreicht werde.
Während des Schlafs sind die Augen selten, wohl niemals vollkommen entspannt, und wenn sie sich unter Zwang befinden, solange die Person wach ist, bleibt dieser Zwang gewiss auch im Schlaf in größerem oder geringerem Grad bestehen, ebenso wie ein Zwang in einem beliebigen anderen Körperteil, wie bei Träumenden leicht zu beobachten ist. Ebenso ist auch die Ansicht irrtümlich, dass die Augen ruhen, wenn sie nicht gebraucht werden.«

» ... Solange der Geist sich unter einem Zwang befindet, kann den Augen nichts Ruhe bringen. Jede geistige Entspannung und Befreiung tut den Augen wohl. Sicherlich hat jeder schon gemerkt, dass die Augen weniger schnell ermüden beim Lesen eines interessanten Buches als beim Durcharbeiten langweiliger und schwer zu fassender Darstellungen.«

»Geistige Konflikte, Lebensführungsfragen verursachen die primären Geistesanstrengungen nicht optischer Art, die sich auf das Auge auswirken. Jeder Gedanke an Anstrengung bewirkt einen motorischen Fehlimpuls auf das Auge.
Jeder dieser Impulse verursacht eine zusätzliche kleine Gestalts-Veränderung des Augapfels, die das optische System verstimmt und schließlich dazu führt, dass die Fähigkeit des zentralen Sehens ungenutzt bleibt. Dieser Zustand ist es dann, der zur Quelle zusätzlicher Sehanstrengung wird und Kurzsichtigkeit- oder Weitsichtigkeitstendenz auslöst.

Wenn ein Mensch daher vollkommenes Sehvermögen haben und erhalten will, so darf er keinerlei Zwangsvorstellungen in seinem Gedankenleben Raum geben.

Jede mentale Anstrengung, einerlei welcher Art, nicht zuletzt Erholungs- und Schlafmangel, verursacht eine bewusste oder unbewusste Augenanspannung, und wenn diese dazu führt, mit Anstrengung sehen zu wollen, so entsteht immer ein Brechungsfehler.«

»Wenn es schon vielerlei Arten von Sehanstrengung gibt, so gibt es doch nur ein Mittel zur Heilung, und zwar Entspannung. Die Gesundheit der Augen hängt vom Stoffwechsel ab, und die Blutzirkulation wird in hohen Maß vom Gedankenleben beeinflusst. Ist das Gedankenleben normal d. h. nicht von Erregung und Anstrengung regiert, so ist die Zirkulation im Gehirn normal und die Sehfähigkeit gut.

Bei gestörtem Gedankenleben ist auch die Zirkulation gestört, die Blutversorgung des Sehnervs leidet Schaden und die Sehfähigkeit wird herabgemindert. Wir können bewusst Gedanken denken, welche die Zirkulation stören und die Sehfähigkeit herabmindern; wir können bewusst Gedanken denken, die eine regelmäßige Blutzirkulation wiederherstellen und dadurch nicht nur den Brechungsfehler, sondern auch andere Augenleiden beseitigen.«

»Praktisch heißt das zuallererst, die Ursache für undeutliches Sehen nicht im Auge selbst zu suchen und sich darüber aufzuregen. Die Sehstörung ist vielmehr als Denkanstoß zu werten, als natürlicher und nützlicher Hinweis von Seiten des Gehirns auf eine abzustellende Primärursache, die zumeist völlig außerhalb des Auges liegt.«

»Befindet sich das Seelenleben unter einem Zwang, einer Anstrengung, so kann das Auge mehr oder weniger „blind" werden.«

»Wenn wir lernen, unser Gedanken- und Vorstellungsleben unter Kontrolle zu halten, können wir mühelos normalsichtig werden.«

»Einerlei, von wie langer Dauer das Leiden ist oder welchen Grad es erreicht hat, der Mensch kann erlöst werden, wenn man ihn oder wenn er sich selbst dazu bringen kann, seine Gedanken unter Kontrolle zu bekommen.

Die Ursache irgendeines Brechungsfehlers oder einer funktionellen Störung des Auges ist nichts anderes als ein Gedanke – ein verkehrter Gedanke …

Ist die Entspannung nur vorübergehend, so wird auch das gewonnene Sehvermögen wieder verschwinden. Kann sie dauernd erreicht werden, so wird auch die Heilung dauernd.

Entspannung kann man jedoch nicht erzwingen. Es ist grundlegend, dass Patienten dies begreifen lernen …«

# Dr. Bates über Kinder und Jugendliche

»Betrachtet ein Auge längere Zeit hintereinander Gegenstände, die ihm fremd oder doch nicht gerade vertraut sind, so wird immer ein Brechungsfehler hervorgebracht, man denke nur an die sprichwörtlich gewordene Ermüdung nach Museums-Besuchen, Einkaufbummeln in der Stadt und ähnlichen Sehleistungen.

Kinder mit gesunden Augen ohne Schwierigkeiten beim Lesen kleiner Schriften werden umgehend zeitwellig hypermetropisch – weitsichtig – wenn ihnen fremde Schriftzeichen oder neue Aufgaben, die in begrenzter Zeit zu lösen sind und ihnen schwer fallen, vorgelegt werden, selbst wenn die Zeichen groß sind und alles deutlich zu lesen ist.«

»Alles, was anstrengt und noch – oder nicht – zu bewältigen ist, ruft zeitweilige Brechungsfehler – Fehlsichtigkeit – hervor, solange es nicht durch Übung zur Gewohnheit werden oder gemieden werden könnte. Wenn Kinder schreiben, lesen, zeichnen, nähen lernen, bekommen sie vorübergehend immer verschlechtertes Sehvermögen. Das Ungewohnte der Dinge, womit sie arbeiten müssen, strengt sie an.«

»Besonders Kinder unter 12, ja man darf sagen unter 16 Jahren, die nie Gläser getragen haben, werden zuweilen in einigen Tagen, einigen Wochen, manchmal auch Monaten geheilt. Ein Jahr überschreitet die Kur bei ihnen nie.

Meistens geschieht sie einfach und allein durch tägliches Lesen der Sehtafel oder äquivalenter Texte …«

»Gerade bei noch in voller Entwicklung befindlichen jungen und jüngsten Menschen erscheint es besonders unnatürlich, Haltungsfehler beim Sehen durch Sehprothesen – Brillen – latent zu konservieren, anstatt sie durch Sehschulung und geistige Betreuung unter Fernhalten disharmonischer Eindrücke und Tendenzen zu heilen.«

Sehtest beim Augenarzt: »Messungen an Kinderaugen beispielsweise sind nur in der natürlichen Umgebung sinnvoll.
Praxisräume, weiße Kittel und Sprechstundenatmosphäre sind fehl am Platz.
Ähnlich wie beim frontalen Fotografiert-Werden führt dies zu Nervosität und Unbehaglichkeit, wobei die optische Abstimmung des Auges sich verschlechtert.«

»Viele kleine Kinder, die durchhaus normal sehen, solange ihre Mutter im Arztzimmer ist, werden kurzsichtig oder weitsichtig, wenn sie hinausgegangen ist, weil sie nun unbewusst in einen inneren Angstzustand kommen und von dem Augenblick an nur noch mit Anstrengung sehen können.
Unbekannte Sehobjekte rufen Sehanstrengung und als Folge Brechungsfehler hervor, weil ihr Anblick zunächst dem Auffassungsvermögen Mühe und Anstrengung bereitet.«

»Wenn ich erkläre, dass ich entdeckt habe, Lügen seien schlecht für die Augen, und von der Rolle spreche, die ein solcher Umstand im Hinblick auf Sehleiden spielt, so kann ich diese Tatsache auch jederzeit leicht beweisen.
Wir haben wiederholt mit zahlreichen Patienten den Versuch gemacht, sie zu veranlassen, auf die Frage nach ihrem Lebensalter sich ein Jahr jünger oder älter vorzustellen, dass sie jünger oder älter seien. In allen Fällen ohne Ausnahme stellte das Retinoskop einen Brechungsfehler – Fehlsichtigkeit – fest.«

»Hornhautverkrümmung, Schielen, Kurzsichtigkeit oder Weitsichtigkeit sind nichts anderes als ein Ausdruck von Anstrengung und der Störung der inneren Harmonie.«

»Nachdem der störende Gedanke wiederum ausgeschaltet und ersetzt worden ist durch einen Gedanken, der Entspannung schafft, also die Gedankenharmonie wiederherstellt, so wird der Brechungsfehler korrigiert und Schielen wie Doppeltsehen verschwinden.«

» ... Die Kinder wurden angewiesen, täglich mindestens einmal während der Schulstunden eine Sehtafel an der Wand zu lesen, und zwar jedes Kind die kleinsten Buchstaben, die es von seinem Platz aus gut und ohne Anstrengung sehen konnte.

Den Kindern, deren Sehschärfe sich als mangelhaft erwiesen hatte, wurde geraten, die Sehtafel häufiger zu lesen. Sie taten es bald gern, weil sie merkten, dass es durch dieses Sehspiel mit dem Lesen an der Wandtafel immer besser wurde und dass die lästigen Kopfschmerzen oder andere Beschwerden, früher hervorgerufen durch das angestrengte Sehen, verschwanden.«

»... Nachdem auch diese Lehrerin beobachtet hatte, wie groß der Nutzen täglicher Übungen im Ferne-Sehen ist, wenn der Blick auf bekannte Gegenstände gerichtet wird, hatte sie dauernd eine Sehtafel in ihrem Klassenzimmer und ließ die Kinder jeden Tag daran Leseübungen machen.

Die Folge war, dass während acht Jahren kein einziges Kind, das unter ihrer Aufsicht stand, einen Brechungsfehler bekam.«

»... In einer Klasse hatte die Lehrerin mehrere Jahre lang Buch geführt über das Sehvermögen der Kinder und hatte ausnahmslos festgestellt, dass es immer schlechter damit wurde, je weiter das Schuljahr fortschritt.

Aber nachdem die Sehtafel eingeführt worden war, besserte sich der Sehzustand.«

»... die Kinder machten tägliche Fernsichtübungen an bekannten Anschauungsobjekten und Sehtafeln ... Einige dieser Kinder, wie z. B. in Gran Forks N.D. Schule, wurden in 10 oder 15 Minuten von einer Fehlsichtigkeit geheilt, ebenso einige Lehrerinnen. In einigen Fällen waren die Erfolge so erstaunlich, dass sie kaum glaubhaft erschienen.«

»... Wenn die Kinder ihre Fähigkeit im Sehen in die Ferne gestärkt hatten, konnten sie auch jede Naharbeit leisten, ohne die Augen irgendwie anzustrengen.

Der Erfolg der Kinder stellte sich schneller in solchen Klassen ein, wo die Lehrerin keine Brille trug.«

»... Einmal untersuchte ich die Augen in einer Klasse, deren Lehrerin mit Brille unterrichtete, und fand das Sehvermögen sehr mangelhaft. Zufällig verließ die Lehrerin für eine Zeitlang das Klassenzimmer. Während dieser Zeit untersuchte ich die Augen noch einmal und fand das Sehvermögen viel besser. Als die Lehrerin wiederkam, fragte sie mich nach den Augen eines bestimmten Jungen, eines sehr nervösen Kindes. Während ich ihn untersuchte, stand sie vor ihm und sagte: „Wenn der Augenarzt dich auffordert, die Sehtafel zu lesen, musst du es tun." Der Junge konnte gar nichts sehen. Da trat sie hinter ihn, und die Wirkung war genau so, als ob sie das Klassenzimmer verlassen hätte. Er las die ganze Sehtafel.«

»Ein Schulknabe las leicht und spielend die unterste Zeile der 3 Meter entfernten Sehtafel, als aber die Lehrerin ihm befahl, aufzupassen, konnte er das große E nicht mehr deutlich erkennen«

» ... Wer die vorgenannten Erfahrungen an seinem Arbeitsplatz – Werkbank, Büro, Klassensaal, Schule, Tennisverein, Fahrschule, Volkshochschule, Jugendherberge, im Kindergarten als Elternspende, Altersheim, Schulturnhalle, Sportplatz, Bootsanlegestelle oder im Garten, zum Freizeit-Sehsport sozusagen – verwerten möchte, kann sich an der folgenden für die Schule gedachten Anleitung orientieren:

Die Sehtafel wird dauernd an der den Fenstern gegenüber liegenden Wand des Klassenzimmers im besten Tageslicht aufgehängt. Jeden Tag lesen die Kinder leise die kleinsten Buchstaben, die sie von ihren Plätzen aus sehen können ...«

QUELLE: Das Buch » Rechtes Sehen ohne Brille « des Augenarztes Dr. Bates

Auf Grund dieser Empfehlungen des Augenarztes Dr. Bates und den guten Erfahrungen, die wir gemacht haben, bekommen unsere Kunden bei den Augentrainings-Einzelsitzungen verschiedene Sehtafeln, um die Augen für das Nahsehen und für das Weitsehen zu trainieren- aber auch, um sich über die Fortschritte der Sehverbesserung zu freuen.

# Vorteile und Nachteile der Brille, Kontaktlinsen und Laser-Operationen

## Vorteile der Brille

- Eine Brille kann eine gute Hilfe sein, denn 1 % der Menschen kommt mit Augenproblemen auf die Welt
- Besser sehen: Eine Brille kann uns helfen, besser und klarer zu sehen
- Eine Brille kann uns ein Sicherheits-Gefühl vermitteln
- Durch eine Brille können wir intellektueller aussehen
- Eine Brille kann uns helfen, älter und reifer auszusehen
- Schutz: Kann unsere Augen schützen bei bestimmten Augenproblemen, z. B. Bindehautentzündung, Lichtempfindlichkeit, nach Augen-Operationen etc.
- Sonnenschutz: Eine Sonnenbrille kann unsere Augen vor starker Sonneneinstrahlung schützen.
  Mit einer Sonnenbrille ist das Autofahren sicherer
- Unfallschutz: Bestimmte Berufe erfordern eine Schutzbrille.

Leider hat man mit dem Verordnen der Sehhilfen etwas übertrieben, und was vor 50 Jahren für 5-10 % der Bevölkerung gegolten hat, soll heute für ca. 60 % der Menschen in den Industrieländern gelten. Kann das wirklich sein?

## Hat eine Brille Nachteile?

- Brille und andere Sehhilfen führen die Augenmuskeln zu einem Zustand der Passivität und Stagnation.
- Die Brille oder Sehhilfe verhindert, dass man wieder zu natürlichem Sehen zurückfindet.
- Unser Gehirn gewöhnt sich an die Gläser, und das Tragen der Brille wird immer mehr zum Bedürfnis.
- Die Brille schafft Abhängigkeit, sie fesselt die Augen an die Fehlsichtigkeit und an den Grad der Korrektur. Die Brechkraft ist kein gleich bleibender Zustand, sie ändert sich ständig. Ein Sehtest zu verschiedenen Tageszeiten oder Wochentagen ergibt oft andere Werte.

- Eine Brille hat keine Heilwirkung. Mit dem ständigen Tragen einer Brille bessert sich keine Fehlsichtigkeit. Meistens geschieht gerade das Gegenteil: Die Sehkraft verschlechtert sich durch das Tragen einer Brille, und nach einiger Zeit braucht man stärkere Gläser.
- Brillen sind wie Gefängnisse für die Augen. Die Augen müssen sich ständig an den Grad der Korrektur anpassen. Die ideale Brille wäre eine, die sich an die Augen – an die täglichen normalen Sehschwankungen – anpasst – aber diese gibt es noch nicht.
- Alle Korrekturgläser verkleinern das Gesichtsfeld mehr oder weniger stark. Die Brille verengt das Sehfeld von 200 auf ca. 70 Grad: Die Augen sehen nur nach vorne und verhindern das seitliche, „panoramische Sehen".
- Durch die Brille wird die Augenbeweglichkeit verringert. Wer ständig eine Brille trägt, bewegt Kopf und Körper statt die Augenmuskeln.
- Bewegungsmangel der Augenmuskeln durch das Brille-Tragen kann einen energetischen Stau und eine Blockade des Abflusses der Stoffwechselabfälle der Augenzone zur Folge haben, was den Boden für Augenkrankheiten fördert. Risiken: Insbesondere bei starker Kurzsichtigkeit und Weitsichtigkeit haben Brillenträger ein ca. 60 % höheres Risiko für Katarakt, Glaukom, Netzhautablösung oder Makula-Degeneration.
- Konkavgläser lassen die Dinge viel kleiner erscheinen, als sie in Wirklichkeit sind, während Konvexgläser sie vergrößern.
- Eine Brille ist unpraktisch beim Schwimmen oder Sport-Treiben. Fehlsichtige Menschen können Probleme haben beim Besuch von Thermalbädern, Schwimmbädern oder einer Sauna. Die Brille beschlägt sich mit Dampf, und plötzlich ist man "blind".
- Auch sehr unpraktisch bei Unwetter, Regen, Sturm, starkem Wind, Schneefall ...
- Das ständige Tragen der Lesebrille erzwingt "exzentrisches Sehen" über den oberen Brillenrand hinaus, wenn man in die Ferne schauen will. Auf die Dauer zeichnet sich dies mit Augen-Müdigkeit, Rötung der Konjunktiva (Bindehaut), Falten im Gesicht sowie Anstrengung im Gesichtsausdruck ab.

- Ein weiterer Nachteil der Brille ist auch, dass sie manchmal Druckstellen verursacht, unschöne Vertiefungen auf der Nase hinterlässt, mehr oder weniger oft gesucht werden muss und vor allem bei Kindern öfter mal kaputt geht.
- Brille mit Metallrahmen: Ein Metallstreifen, der horizontal verläuft, erzeugt in dem sich dort befindenden Meridian einen energetischen Kurzschluss, was Energiefluss, Haltung und Gehirnfunktion beeinträchtigen kann.
- Angespannte und überforderte Augen, eingesperrt hinter Brillengläsern, führen immer zur Anspannung der Gesichts-Muskulatur, und man wirkt müde, betrübt oder manchmal misstrauisch.
- Menschen mit Brille können fünf bis zehn Jahre älter aussehen.
- Eine Brille ist wie eine „Barriere": Augen und Gesicht erleiden einen Verlust an Ausdrucks-Möglichkeiten. Die Brille verhindert die frei fließende Bewegung der Augenmuskeln, der Gesichts-Muskulatur, sowie der Gesichts-Mimik.
- Eine Brille blockiert zum Teil, die vitalen Energien, die über das Sehsystem nach außen strahlen und kann uns vom dynamischen Gleichgewicht ablenken.
- Hinter Brillengläsern üben die Augen nicht mehr ihre ganze Akkommodations-Fähigkeit aus. Deshalb ist das Annehmen einer Lesebrille stets eine Falle, die die Augenmuskeln zur Faulheit führt.

# Hat die Gleitsichtbrille Nachteile?

Gleitsichtbrillen, Bifokal- oder Zweistärkengläser, sind Brillen mit mehreren verschiedenenartigen Korrekturen im Schliff: der obere Bereich für das Sehen in die Ferne und der untere Bereich für das Sehen in die Nähe.

- Man leidet sehr oft unter Eingewöhnungs-Schwierigkeiten.
- Unruhe: Es fehlt die kontinuierliche Sicht auf Grund von Bildsprüngen.
- Man sieht verzerrte Bilder: Auch bei den modernen Ausführungen ohne sichtbare Trennlinien liegt die eine Korrektur oben und die andere unten im Gesichtsfeld, und man muss

hinnehmen, dass man zeitweise notgedrungen durch den falschen Bereich blickt.

- Das belastet die Augen zusätzlich, weil sie das seitliche Blickfeld verzerren oder unscharfe Bilder verursachen – ein totaler Stress für Gehirn, Sehzentrum und Auge.
- Kann die Kopfhaltung beeinflussen
- Menschen mit Gleitsichtbrillen klagen oft über Schwierigkeiten beim Autofahren oder beim Treppen-Hinuntersteigen, was in manchen Fällen zu einem Sturz geführt hat.

Ein weiterer Nachteil: Die Gleitsichtbrille kann auch unseren Geldbeutel belasten, denn das sind die Brillen, mit denen die Brillenindustrie am meistens Geld verdient. Sie kosten zwischen 200 € bis zu 1000 € – wegen oft „kleinen, minimalen Dioptrien-Korrekturen" für die Weite, die Nähe oder für die Hornhaut-Verkrümmung – die nicht immer notwendig wären.
Durch die Unwissenheit und die Angst des Kunden, dass ohne die perfekt korrigierte Brille etwas passieren könnte, wird der Kunde oft „missbraucht".

Statt sich zu fragen, warum sich die Sehkraft verschlechtert hat, werden einfach neue Brillen verkauft. Sicherlich tragen da auch die Kunden dazu bei, die lieber eine schnellere Lösung haben möchten, anstatt selber aktiv zu werden und im Leben etwas zu verändern.

FAZIT: Zwei verschiedene Brillen sind deshalb sinnvoller als eine Zwei- oder Dreistärkenbrille – oder noch besser: Die Sehkraft mit gesunder Lebensweise verbessern, sodass die beiden Brillen oder mindestens eine überflüssig wird.

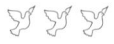

# Hat die Lesebrille Nachteile?

Eine Lesebrille braucht man, wenn die Linse an Elastizität verloren hat, und sie kann in vielen Fällen eine große Hilfe sein.
Die Linse hält niemals still, denn wenn wir etwas in der Nähe betrachten, ist unsere Linse rund. Wenn wir in die Ferne schauen, ist unsere Linse lang. Im gesunden und lebendigen Zustand pulsiert und verändert sie sich ständig.
Dies erfolgt durch die Verbindung mit dem Ziliarmuskel, der vom Hypothalamus – dem emotionalen Zentrum im Gehirn – gesteuert wird.

Eine Lesebrille kann uns helfen, wenn im Alter die Linse und ihr Ziliarmuskel stark an Elastizität verloren haben. Zwar kann die Lesebrille die Augen beim Lesen entspannen, aber wenn man sie ständig von früh bis spät benützt, kann sich mit der Zeit auch die Sicht in die Ferne verschlechtern.
Diese Lesebrillen lassen Gedrucktes größer erscheinen und machen so eine Veränderung der Linsen überflüssig.
Der Gebrauch von Lesebrillen (Vergrößerungsgläsern) behindert die Arbeit des Ziliarmuskels (Ringmuskel) der Linse: Das Anspannen und Entspannen, das die Linsenform verändert.

Alternativen zur Lesebrille und gute Tipps können Sie im Kapitel „Altersweitsichtigkeit" finden.

# Welche Nachteile haben Kontaktlinsen?

Vieles von dem, was über die möglichen Probleme der Brille genannt wurde, gilt auch für die Kontaktlinsen. Sie führen die Augen zu einem Zustand der Passivität und Stagnation, denn sie fesseln die Augen an den Grad der Korrektur und verhindern, dass das Auge zurück zur natürlichen Sehkraft findet.
Mit dem ständigen Tragen der Kontaktlinsen bessert sich auch keine Fehlsichtigkeit. Meistens geschieht gerade das Gegenteil:
Die Sehkraft kann sich durch das Tragen der Kontaktlinsen verschlechtern, und nach einiger Zeit braucht man stärkere.

Kontaktlinsen sind auch wie Gefängnisse für die Augen. Die Augen müssen sich ständig an den Grad der Korrektur anpassen. Die ideale Kontaktlinse wäre eine, die sich an die Augen anpasst – aber diese gibt es noch nicht.

Kontaktlinsen sind aus mehreren Gründen verführerisch. Einmal hat man kein lästiges, schweres Gestell auf der Nase, zweitens lässt sich eine bestimmte Art starker Kurzsichtigkeit optisch leichter mit Kontaktlinsen korrigieren, und sie schränken das Gesichtsfeld nicht ein. Nachteilig ist jedoch, dass Kontaktlinsen die Sauerstoffzufuhr der Augen behindern, dass man sie peinlich sauber halten muss (Infektionsgefahr) und dass man sie nicht so bequem wie Brillen auf- und absetzen kann.
Bei den harten Kontaktlinsen fällt es den meisten Fehlsichtigen schwer, sich an das Fremdkörpergefühl im Auge zu gewöhnen. Die weichen Kontaktlinsen lassen weniger Sauerstoff ins Auge als die harten, die Pflege ist aufwändiger und sie neigen dazu, Eiweiß einzulagern, was die Sauerstoff-Durchlässigkeit weiter reduziert.

ZUSAMMENFASSUNG

- Sauerstoffmangel in der Hornhaut, denn Kontaktlinsen behindern zum Teil die Sauerstoffaufnahme. Die Hornhaut des Auges besitzt nämlich keine eigenen Blutgefäße. Sauerstoff wird direkt über den Tränenfilm aus der Luft bezogen und wird so an die Hornhaut transportiert.
- Organisch betrachtet sind die Kontaktlinsen auf jeden Fall Fremdkörper für die Augen.
- Augenreizungen, Rötungen, Brennen, Allergien, Unbehagen ...
- Infektionen, verursacht durch Bakterien, die sich hinter den Kontaktlinsen entwickeln.
- Das permanente Tragen von Kontaktlinsen, vor allem von harten Linsen, kann zu einem allmählichen Verschleiß des Hornhautepithels führen.
- Geschwür auf der Hornhaut, Bindehautentzündungen
- Ablagerungen auf der Kontaktlinse
- Deformation oder Ödem der Hornhaut, Syndrom der drückenden Linse

# Die Laser-Operation zur Korrektur der Fehlsichtigkeit

Augen-Laser-Operationen können eine große Hilfe sein um das Augenlicht zu retten, z. B. bei Notfällen, Netzhaut-Blutungen oder Netzhautablösung. Bei der Korrektur der Fehlsichtigkeit dagegen kann es in manchen Fällen negative Folgen haben.

Bei der Werbung der Laser-Operations-Zentren in jeder liest man: „Ein Leben ohne Brille oder Kontaktlinsen", „Schaffen Sie Ihre Brille aus der Welt", oder „Sehen ohne Brille".

Alle paar Monate kommen neue und immer bessere Operations-Methoden zur Korrektur der Fehlsichtigkeit: PRK/LASEK, Femto / Lasik, RLE (Refraktiver Linsen-Ersatz), BIOPTICS, Multifokal-linsen, Wellenfront – LASIK, Mono–Visions – LASIK, Conduktive Keratoplastik mit Radiowellen etc.

Bei refraktiven Operationen wird dem Patienten die Brille, die er vorher hatte, sozusagen direkt auf die Hornhaut „gelasert" oder so verändert, dass das einfallende Licht direkt auf die Sehgrube gelangt. Die Folge davon kann klares Sehen sein.

Es gibt Menschen, die mit der Operation zufrieden sind, aber leider wird die Ursache der Fehlsichtigkeit – der zu kurze oder zu lange Augapfel, die ungesunde Ernährungs- und Lebensweise oder die seelischen Belastungen – dadurch nicht korrigiert.

Die Erfolge dieser Augenoperationen werden oft auf 90% hoch gepriesen, und die Nebenwirkungen und Spätfolgen werden auf nur 1 bis 10% minimiert.

Sind diese Statistiken ganz zuverlässig? Erfassen sie wirklich alle Nebenwirkungen und Spätfolgen der Laser-Operation?

Kennt man langfristig alle Nebenwirkungen dieser Operationen für Augen und Sehkraft?

Der neueste und schonende Eingriff ist der „Femtosekunden-Laser", der direkt und präzise in die inneren Schichten der Horn-haut „operiert" wird. Da es keine Wunde gibt, können Keime nicht in das Auge eindringen. Das reduziert das Infektionsrisiko und lässt die Heilung besser verlaufen. Aber ganz risikofrei ist auch dieses Verfahren nicht: Kontrastverlust, trockene Augen und Blendungseffekte sind mögliche Spätfolgen.

Übliche Laser-Therapien greifen das Auge stärker an, da sie die Oberfläche der Hornhaut verändern – für immer!.
Es gibt Augenärzte die befürchten, wie bei fast allen Augen-Operations-Methoden, dass sich im Laufe von Jahren wieder die alte Fehlsichtigkeit einstellt.

In den USA haben sich „Laseropfer" im Internet ein Forum geschaffen: www.visionsurgeryrehab.org
Auch in Deutschland haben „Laseropfer" eine ähnliche Gruppe gegründet: www.operationauge.org
Einige Tausend Augenlaseropfer haben sich gemeldet und zusammengetragen, wie die Folgen des Eingriffs das künftige Leben im wahrsten Sinne des Wortes überschattet hat.
Schatten- und Geisterbilder nämlich zählen zu den vielen optischen Fehlern, die nach einer Lasik-Behandlung der Hornhaut die Qualität des Sehens herabsetzen.
„Vision Surgery Rehab Network " bietet im Internet zahlreiche Abbildungen an, die zeigen, wie das Sehen nach dem Eingriff beeinträchtigt ist.

Wer sich die Augen operieren lassen will, sollte es sich genau überlegen. Man kann ausführliche Informationen über die Komplikationen der Laser-Operation zur Korrektur der Fehlsichtigkeit in den oben genannten Internet-Adressen finden.

## Liste der möglichen Komplikationen der Laser Operation zur Korrektur der Fehlsichtigkeit

- Es ist nur eine reine Symptom-Behandlung. Die Ursachen der Fehlsichtigkeit hat man nicht beseitigt. Der Mensch braucht nichts im Leben zu ändern.
- Anstatt den Effekt der Augenform mit Hilfe einer Brille oder Kontaktlinse äußerlich zu korrigieren, wurde jetzt mit der Laser-Operation die Hornhaut für immer verändert.
- Die Laser–OP ist eine irreversible Methode, die Sehfähigkeit zu verändern.
- Es wird Hornhautgewebe entfernt, wodurch 30-40 % der Hornhautstärke verloren gehen – und zwar für immer –, d. h. dass man es nicht mehr rückgängig machen kann.

Da die Hornhaut nur einen halben Millimeter dick ist, führt hier natürlich jede Art von Operation zu einer deutlichen Schwächung des Gewebes.

Postoperative Komplikationen können das Sehvermögen noch weiter schwächen. Nach der OP können Augen-Schmerzen, Unwohlsein, Entzündungen, Infektionen, Schwellung der Netz- und Hornhaut auftreten.

Es kann sein, dass man für einige Tage nicht klar sehen kann.

Es kann auch sein, dass ein Teil der Patienten monatelang Augentropfen nehmen muss.

Teuer: Die Operations-Kosten liegen zwischen 500 und 2000 € pro Auge. 15 % der Patienten brauchen Nachoperationen, die weitere Kosten verursachen.

Viele brauchen danach noch eine Brille oder Lesebrille.

Nach einigen Monaten oder Jahren kann sich das Sehvermögen erneut verschlechtern, und die alte Fehlsichtigkeit stellt sich wieder ein.

Die Symptome der „Trockenen Augen" können sich verschlechtern.

In manchen Fällen tritt ein 20%iger Kontrastverlust ein, oder die Unfähigkeit, schwache Kontraste – also einen weißen Hasen im Schnee – wahrnehmen zu können.

Bis zu 12 % der Patienten haben nach der Laseroperation kurz- und mittelfristige Sehstörungen (verschwommen, doppelt) oder stellen keine Verbesserung durch die Augenoperation fest.

Blendeffekt bei Menschen mit großen Pupillen (über 5,5 mm), vermehrte Blendempfindlichkeit, besonders nachts – bessert sich zwar im Laufe der Zeit, kann jedoch in bis zu 10 % der Fälle dauerhaft verbleiben.

Hornhautempfindlichkeit, Lichtempfindlichkeit und Sonnen-Empfindlichkeit können sich verstärken.

Ebenfalls kann es auch bei den refraktiven Operationen zu einer Über- oder Unterkorrektur kommen, die das Tragen einer Brille z. B. beim Autofahren weiterhin nötig macht.

Ständige Naharbeit bereitet vor allem dann Schwierigkeiten, wenn – wie bei der Arbeit am Computer und Laptop – ungünstige Lichtverhältnisse hinzukommen.

- Helle Gegenstände können besonders grell erscheinen, von Lichtpunkten – Ghosting, Halos and Starburst – gehen Strahlen aus wie bei einem „Feuerwerk".
- Schwierigkeiten sollen vor allem dann auftreten, wenn es dunkel wird und Straßen oder Innenräume erleuchtet sind.
- Die Fähigkeit, in der Dunkelheit zu sehen, kann verloren gehen. In diesem Fall kann Autofahren nachts schwieriger werden. In unglücklichen Fällen kann das Augen-Lasern zu einer Nachtfahr-Untauglichkeit führen d. h. es gibt Menschen, die bei Dämmerung und nachts nicht mehr Auto fahren können.
- Die Brechkraft wird geändert: 50 m entfernte Verkehrsschilder sind oft nicht lesbar.
- Es gibt Fälle, bei denen sich die Hornhaut nach vorne wölbt, was zu einem Zustand führt, der Keratokonus genannt wird. In manchen Fällen wird eine Hornhaut-Transplantation nötig, um das Augenlicht des Betroffenen zu retten.
- Eine andere mögliche Nebenwirkung ist das Doppelt- oder Dreifachsehen. Manche sehen einzelne Gegenstände wie gedoppelt, von einem "Heiligenschein" eingerahmt oder wie durch einen Schleier.
- Manche Jobs dürfen nach einer Laser-Operation nicht mehr ausgeführt werden (z. B. Flugzeug-Pilot).
- Problematisch ist das Augen-Lasern bei gleichzeitigen Augenkrankheiten und während der Schwangerschaft bzw. Stillzeit. Auch Allergiker sollten sich über die speziellen Risiken einer Laser-Augenoperation informieren.
- Das Risiko schwerer Komplikationen nach einer Lasik-Operation liegt bei unter einem Prozent. Was aber auch heißt, dass einer von hundert Patienten Probleme nach der Laser-Augenoperation hat. Selten kommt bei der Operation eine Augenperforation vor mit Verletzung des Augeninneren, Sehnerv-Schwund, Netzhautablösungen ...
- Wegen des ungünstigen Ausgangs eines refraktiven Eingriffs benötigen zwischen dreißig bis vierzig Deutsche im Jahr eine Hornhaut-Transplantation.

Quelle: www.visionsurgeryrehab.org
Quelle: www.operationauge.org
Quelle: www.lasikdisaster.com

# Kann die Sonne eine Ursache für Augenkrankheiten sein?

Amerikanische Forscher der Universität Wisconsin in Madison berichten über ihre Studie, an der mehr als 2.500 Menschen teilnahmen, in der Fachzeitschrift „Archives of Ophthalmology" (Bd. 122, S. 750), dass viele Menschen, die sich häufig in ihrem Leben dem Sonnenlicht (mehr als 5 Stunden am Tag) aussetzten, ein erhöhtes Risiko für eine Makula-Degeneration im Alter entwickeln.

Eigentlich traf die drastischste Zunahme von Sehstörungen und Augenkrankheiten zeitlich mit dem Wandel vom ländlichen zum städtischen Leben zusammen. Viele Stadtmenschen verbringen 90% ihres Lebens in geschlossenen Räumen: Haus, Wohnung, Büro, Auto etc.

Viele Makuladegeneration-Patienten haben große Angst und Panik vor der Sonne und gehen selten hinaus. Nun kann man aber nicht die ganze Schuld der Sonne geben, denn in den Industrieländern erkranken jedes Jahr Tausende von Menschen an Katarakt (Linsentrübung) und Netzhauterkrankungen (Makula-Degeneration), die den ganzen Tag in ihrer Wohnung verbringen und die Sonne kaum gesehen haben.

»Eine Augenkrankheit hat nicht nur eine Ursache,
sondern es sind mehrere, die sich summieren.«

## Die Sonnenbrille

Unsere Augen sind Lichtorgane, die natürliches Licht zum Funktionieren brauchen.
Sie benötigen Sonnenlicht und die Farben der Natur. Auch der Hypothalamus (Hirnanhangdrüse) und das Gehirn brauchen das ganze Spektrum des Lichts.

Getönte Brillen, Einfärbungen der Brillengläser, können die Gehirnfunktionen ungünstig beeinflussen. Die Farben der Natur haben eine Heilwirkung für unsere Augen, für die Netzhaut und das ganze Sehsystem.

Eine Sonnenbrille kann z. B. eine Hilfe sein, wenn die Sonne im Sommer zu stark ist, bei Schnee im Winter oder beim Autofahren, damit wir nicht geblendet werden. Eine einfache Regel wäre, die Sonnenbrille nur bei Bedarf zu tragen, aber nicht den ganzen Tag. Das ständige Tragen einer Sonnenbrille von früh bis spät kann die Augen schwächen, blend- und lichtempfindlicher machen und verhindern, dass wir die positiven Schwingungen von Licht und Farben der Natur wahr- und aufnehmen können. Diese Erfahrung können Menschen machen, die Brillengläser tragen, die sich automatisch mit der Lichtintensität verändern.

# Augenschutz von innen

Anatomisch gesehen haben die Augen ein gutes Sonnenschutz-Schild, denn hinter der Regenbogenhaut – Iris – befindet sich eine komplett schwarze Schutzschicht, die dickste Melanin-Schicht des Körpers.

Wenn man in die Geschichte der Menschheit schaut, kann man beobachten, dass früher keine Sonnenbrillen gebraucht wurden, und damals gab es weniger Augenkrankheiten und Fehlsichtigkeiten wie heute.
In den letzten Jahren, auf Grund der fehlenden schützenden Ozonschicht, können die aggressiven UV-Strahlen die Netzhaut schädigen und krebserregend auf die Haut wirken. Es gibt Länder, wie z. B. Australien und Feuerland (Argentinien), in denen auf Grund der starken Sonnenstrahlung Wildtiere blind wurden.

Es ist gut, eine Sonnenbrille zu tragen, wenn man sich in einer Umgebung aufhält, in der man sehr starkem Sonnenlicht ausgesetzt ist. Am Strand (Sand, Wasser) oder im Gebirge mit

Schnee sind die UV-Sonnenstrahlen durch Reflexion besonders intensiv und schädlich für die Augen. Hier sollte man die Augen und auch den Körper vor dem starken Sonnenlicht schützen. Frischer Schnee reflektiert beispielsweise 80% des UV-Lichts, und deshalb sollte man sich auch beim Wintersport immer der Sonnenbrille bedienen.

In Kroatien hat man festgestellt, dass Fischermänner häufig an Grauem Star – Katarakt – leiden. Viele Stunden Sonne zusammen mit ungesunder Lebensweise, Bewegungsmangel, einer Ernährung mit kaum frischem Obst und Gemüse, mit viel Salz und eiweißhaltigem Fisch könnten in diesem Fall die Ursachen für die Linsentrübungen sein.

Besonders für Menschen, die sich beruflich draußen aufhalten, wäre der beste Schutz eine gute Sonnenbrille mit einem Hut, der Kopf, Nacken, Gesicht und Augenzone deckt. Wenn die Sonne stark blendet während des Tages oder beim Autofahren, ist das Tragen einer Sonnenbrille ebenfalls wichtig.

Ein guter „Schutz von innen" ist auch das Trinken von genügend Flüssigkeit, ferner eine Ernährung mit viel Obst, Beeren, Salat und Gemüse, denn sie liefern die „sekundären Pflanzenstoffe" und Sonnenschutzfaktoren, u.a. die Bioflavonoide, die für unsere Augen sehr wichtig sind.

# Die Sonne – ein gebender Planet

Von Natur aus ist die Sonne ein gebender und dienender Planet, der das Leben auf der Erde und für uns Menschen überhaupt erst ermöglicht. Selbst die UV-Strahlung ist in der richtigen Dosierung für den Menschen hilfreich. Wer freut sich nicht über die ersten warmen Sonnenstrahlen im Frühling?

Das Licht der Sonne schenkt uns Wohlbehagen und Vitalität, vertreibt düstere Gedanken und hilft uns, den Alltag optimistischer anzugehen. Und was nur wenige wissen: Licht vermittelt dem Körper auch Informationen, um die ordnenden Kräfte in den Zellen zu aktivieren, auch die Hormone, Drüsen, Stoffwechselvorgänge und das Immunsystem.

# Die positiven Seiten der Sonne

**Sonnenlicht kann Krankheiten vorbeugen**

Ein Defizit an Sonnenlicht und Vitamin D kann die Ursache verschiedener Krankheiten sein, wie z. B. Rheuma, Diabetes, Osteoporose, Herzschwäche, Krebs, Melanom, erhöhter Blutdruck, Immunschwäche, Infektanfälligkeit, Kurzsichtigkeit, Depressionen, hormonelle Störungen etc.

**Sonnenlicht kann Kurzsichtigkeit – Myopie – vorbeugen**

Täglich ausgedehnte Aufenthalte im Freien könnten Kinder laut einer Studie australischer Forscher vor Kurzsichtigkeit bewahren. Das Wachstum der Augen werde reguliert, wenn die Augen täglich zwei bis drei Stunden hellem Licht ausgesetzt sind, fanden die Forscher um Ian Morgan heraus.

Die Forscher verglichen sechs bis siebenjährige Kinder in Singapur mit gleichaltrigen australischen Kindern.

Während bei den Singapurern 30 Prozent schon eine Brille brauchten, waren es bei den Australiern nur 1,3 Prozent. Beide Gruppen unterschieden sich nur in ihrem Freizeitverhalten: Die Kinder aus Singapur verbrachten durchschnittlich etwa eine halbe Stunde am Tag im Freien, bei den Australiern waren es zwei Stunden.

AFP Quelle: www.taz.de 09.01.2009

**Sonnenlicht senkt den Melatonin-Spiegel**

Neben dem Sehnerv existiert eine Nervenbahn, die Lichtimpulse ans Gehirn weiterleitet. Dadurch wird die Ausschüttung vieler Hormone koordiniert. Bei Sonnenmangel bildet der Körper vermehrt Melatonin. Das macht schläfrig, müde, antriebs-schwach – und manche Menschen sogar depressiv.

**Haut und Sonne**

Die Schattenseite von zu viel UV-Strahlen der Sonne ist ein möglicher Sonnenbrand, die schnellere Hautalterung und die Erhöhung des Hautkrebsrisikos. UV-Strahlen haben auch positive Effekte, denn sie wirken keimtötend (desinfizierend), steigern die Abwehrkräfte und lindern Juckreiz.

Erwiesen sind günstige Effekte bei Schuppenflechte, Gelenk-Schmerzen, Fibromyalgie, Tuberkulose, Neurodermitis u.v.m.

Prof. Friedrich Schröpl von der Deutschen Klinik für Diagnostik in Wiesbaden beruhigt mit Folgendem: „An gesunder Hautfarbe ist noch keiner gestorben! Die menschliche Haut kann ultraviolette Strahlung gut 80 Jahre lang aushalten. Dies ist statistisch mit einer der größten Langzeitstudie aller Zeiten an Milliarden von Patienten erwiesen."

Auch der angesehene Giessener Professor Leonhard Illig verteidigt die Sonne: „Bis von Krebsgefahr die Rede sein kann, muss ein Mitteleuropäer mit durchschnittlicher Hautpigmentierung 70.000 bis 90.000 Sonnenstunden auf der Haut gesammelt haben. Erst dann kann sich nach und nach eine Vorstufe von Hautkrebs entwickeln."

Schwedische Forscher konnten ebenfalls nachweisen: Wer selten in die Sonne geht, ist mehr hautkrebsgefährdet als Berufs-Gruppen, die im Freien arbeiten müssen. Deshalb glaubt der berühmte Hautarzt Prof. Braun-Falco, dass vor allem eine erbliche Veranlagung für Hautkrebs verantwortlich sei.

Stundenlang am Strand schmoren unter starker Sonne ist jedoch nicht gut für die Haut. Wer sicher vorsorgen will, sollte immer nur kurz in die pralle Sonne gehen, damit kein Sonnenbrand entsteht.

**Melanom – schwarzer Hautkrebs – wegen zu wenig Sonne!**
Eine aktuelle Studie der Universität Boston zeigt, dass es einen Zusammenhang gibt zwischen Sonnenlicht und Krebs. Sonnen-Strahlen haben eine immunstimulierende und krebshemmende Wirkung. Offenbar fördert ein Defizit an der so genannten UV-Strahlung die Tumorentstehung, z. B. Brustkrebs.

Schwedische Forscher konnten ebenfalls nachweisen: Wer selten in die Sonne geht, ist mehr hautkrebsgefährdet als Berufs-Gruppen, die im Freien arbeiten müssen.

Andere Forscher haben entdeckt, dass zu viel Sonne Basalzell- und Plattenepithel-Karzinome verursachen kann – aber hierbei handelt es sich um gut behandelbare Hautkrebsarten.

Anders die Situation beim gefährlichen schwarzen Hautkrebs: Prof. F. Garland von der Universität San Diego beobachtete 10 Jahre lang die Entwicklung des so genannten malignen Melanoms bei mehr als 4 Millionen Marine-Angehörigen. Das verblüffende Ergebnis: Bei Seeleuten, die sogar dauerhaft der Sonne ausgesetzt waren, fiel die Melanomrate deutlich geringer aus als bei den unter Deck arbeitenden Kollegen!

## Sonnenlicht und Vitamin D reduzieren das Krebsrisiko

Aktuelle Studien zeigen, dass ein Defizit an Sonnenstrahlen die Tumorentstehung fördert! Vitamin-D-Mangel auf Grund von Sonnen-Entzug kann das Krebsrisiko für 12 Tumorarten erhöhen. Eine aktuelle Studie des schwedischen Karolinska Instituts fand überraschend heraus, dass UV-Strahlen nicht, wie bisher behauptet, zu den Ursachen von Lymphdrüsen-Krebs (Non-Hodgkin-Lymphome) zählen, sondern das Risiko um 30 bis 40% senken.

Vitamin D ist eine effektive Krebsbremse und schützt uns vor Krebs, denn es hemmt sein Wachstum und fördert die Differenzierung von Zellen, und genau das ist nötig, um Krebs-Zellen in Schach zu halten.

## UV-Licht sorgt für stabile Knochen und Zähne

Wie gesund die himmlischen UV-Strahlen sind, sagt Professor Axel Gehrke aus Hannover: „Das von der Sonne bereitgestellte Vitamin D ist dem künstlichen weit überlegen. Zur Vorbeugung und Behandlung von Osteoporose – Knochenschwund – und einer Reihe anderer Krankheiten ist deshalb eine wohldosierte Sonnenbestrahlung angezeigt."

Vitamin D transportiert den Mineralstoff Kalzium aus der Nahrung durch die Darmwand ins Blut. Kalzium braucht der Körper, um stabile Knochen und Zahnsubstanz aufzubauen, aber auch für das reibungslose Funktionieren von Muskeln und Nerven.

Unter dem Einfluss von Sonnenlicht wird das für die Calcium-Versorgung notwendige Vitamin D3 gebildet – Voraussetzung für einen stabilen Knochenbau.

Besonders ältere Menschen sollten daher regelmäßig ins Freie gehen, um einem Vitamin-D3-Mangel und Osteoporose vorzubeugen. Um den Vitamin-D3-Bedarf zu decken genügt es, 2 bis 3-mal pro Woche Handrücken und Gesicht für nur je 10 Minuten der Sonne auszusetzen.

## Sonne stärkt den Herzmuskel
In einer Studie der Universität Bonn wurden 54 Patienten mit ausgeprägter Herzschwäche 34 gesunden Kontrollpersonen gegenübergestellt. Ergebnis: Die Kranken hatten bis zu 50% weniger Vitamin D im Blut! Vermutlich treibt dieses Vitamin über winzige Kalziumpumpen den Herzmuskel an.

## Positive Wirkung der Sonne auf arterielle Hypertonie
Nach den Ergebnissen mehrerer Studien, die anlässlich der Deutschen Herzwoche 2009 vorgestellt wurden, scheint Sonnenlicht auch erhöhte Blutdruckwerte zu senken.

## Sonne stärkt die Infektabwehr
Sonnenlicht stimuliert und unterstützt das Immunsystem und verbessert die allgemeine Reaktionslage. Infekte können dadurch besser abgewehrt werden.

## Sonne reguliert das Hormonsystem
Sonnenlicht hat eine positive Wirkung auf die Hirnanhangdrüse und Zirbeldrüse, die das ganze Hormonsystem im Körper und den Wach-Schlaf-Zyklus steuern.

## Sonne gegen depressive Verstimmungen
Sonnenlicht hebt die Stimmung, macht unternehmungslustig und steigert die Leistungsfähigkeit. Spaziergänge in der Natur bei Tageslicht sind eine große Hilfe bei depressiven Verstimmungen.

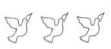

# Die Sonne in der Zukunft

Um das Jahr 2012 sind Sonnenstürme mit magnetischen Wellen vorausgesagt, die schädlich für uns sein könnten. Diese Sonnen-Wellen sind unsichtbar, aber ein Zeichen dafür könnten sicht-bare, auffällige Polarlichter am Himmel sein, sowie Störungen oder Ausfälle der Technik und Elektrogeräte: Handy, Computer, Navigationssysteme, Satelliten etc. An solchen Tagen, sollte man sich so wenig wie möglich draußen aufhalten.

QUELLE: Zeitschrift P.M. Oktober 2009

Astronomen, die sich mit der Sonne spezialisiert haben, haben festgestellt, dass wir z. Z. die ruhigste Phase der Sonnenaktivität erleben, seit Beginn der Sonnenforschung vor 100 Jahren. Das bedeutet, dass in den nächsten Jahren eine stärkere Sonnen-phase kommen könnte, die gefährlich für Menschen, Natur und Tiere sein kann und wovor man sich vermehrt schützen sollte.

QUELLE: Zeitschrift Welt der Wunder Dezember 2009

Ein gutes Vorbild sind die Tiere in der Natur. Wenn sie spüren, dass die Sonne schädlich ist, gehen sie in den Schatten unter einen Baum. Für die Zukunft ist es wichtig, von der Intuition der Tiere zu lernen und bei langen Aufenthalten im Freien bei starker Sonne, die Sonnenbrille und einen Hut zu benutzen.

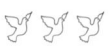

# Augen und Ernährung

Ein altes Sprichwort sagt: „Der Mensch ist, was er isst". Und es ist wirklich so, denn die Gewebestrukturen des Körpers sind abhängig von den Nährstoffen, die wir ihnen zuführen.

Augen und Haut als Vergleich zum besseren Verständnis: Viele Frauen in den Industrieländern leiden an Hautproblemen z. B. trockene Haut, unreine Haut etc. und geben viel Geld aus für teure Kosmetika, Cremen und Hautpflegeprodukte. Ein Großteil davon könnte man sich ersparen!

Unsere Haut ist ein Entgiftungsorgan und ein Ventil des Körpers. Wenn die Ernährung unrein ist und wir viel Fleisch, Fisch, Wurst, Geflügel, Zucker, Salz, Stärke, stark verarbeitete Nahrungsmittel, welche chemische Zusatz- und Konservierungs-Stoffe beinhalten, zu uns nehmen – kann dann unsere Haut in Ordnung sein? Das gleiche Prinzip gilt für unsere Augen.

»Je reiner die Ernährung ist,
desto gesünder sind die Gewebestrukturen der Augen.«

## Welches sind die wichtigsten Augen-Vitalstoffe?

- Biophotonen – Nahrungsmittel mit Licht-Energie – Rohkost
- Vitamine: Vitamin A, Vitamin B, Vitamin C, Vitamin E
- Mineralien und Spurenelemente: Magnesium, Selen, Zink
- Aminosäuren: Arginin, Cystein, Glutathion, Glutaminsäure, Taurin
- Sekundäre Pflanzenstoffe – Antioxidanzien und Bioflavonoide: Anthocyane, Quercetin, Lutein, Lycopin, Polyphenole, Betacarotin ...

Sie können bei uns eine Broschüre bestellen, „Die vegetarische Vitamin- und Mineralstoff-Tabelle", die Fragen von Menschen beantwortet, die sich vegetarisch ernähren wollen, und auch klar und übersichtlich darstellt, in welchen Lebensmitteln die oben genannten Augen-Vitalstoffe und vieles mehr zu finden sind.

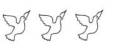

# Die Wichtigkeit
# der sekundären Pflanzeninhaltsstoffe
# für die Augen-Gesundheit

Als Kind haben wir den Tipp von unseren Großmüttern und Müttern bekommen, viele Karotten zu essen für unsere Augengesundheit und um besser zu sehen, weil sie viel Vitamin A beinhalten. Das ist richtig, aber unsere Augen brauchen mehr, denn hier findet ein intensiver Stoffwechsel – insbesondere in der Netzhaut – statt, und es werden viele andere Vitalstoffe und sekundäre Pflanzenstoffe benötigt, die man hauptsächlich in Obst, Beeren, Salat und Gemüse findet.

Pflanzen und pflanzliche Nahrungsmittel enthalten zahlreiche bioaktive Substanzen. Derzeit sind ca. 10.000 sekundäre Pflanzen-Inhaltsstoffe identifiziert:

- Polyphenole – Flavonoide und Phenolsäuren
- Phytoöstrogene – Isoflavonoide und Lignane
- Glukosinolate
- Phytosterine
- Chlorophyll
- Ballaststoffe
- Carotinoide
- Saponine
- Sulfide
- Terpene
- Enzyme

>»Eure Nahrungsmittel sollen Heilmittel
>und eure Heilmittel sollen Nahrungsmittel sein!«

Diese Aussage des berühmten griechischen Arztes und Philosophen Hippokrates findet eine Bestätigung in den aktuellen Erkenntnissen über die sekundären Pflanzeninhaltsstoffe und ihre positiven Effekte für die Gesundheit.
Jahrzehntelang wurden sie als ernährungsüberflüssig eingestuft, weil sie keinen Nährstoffcharakter haben.
Inzwischen hat die Forschung erkannt, dass diese sekundären Pflanzeninhaltsstoffe in Obst, Samen, Getreide, Früchten und Gemüse, ähnlich wie Arzneipflanzen einen pharmakologischen

Effekt ausüben und damit eine gesundheitsfördernde Wirkung haben:

- Entzündungshemmend, schmerzlindernd
- Schutzfaktoren gegen UV-Sonnenlicht, Umweltgifte, freie Radikale, oxidativen Stress
- Krebs vorbeugend
- Cholesterin senkend
- Blutverdünnender und antithrombotischer Effekt
- Arteriosklerose vorbeugend
- Herz und Gefäß schützende Wirkung
- Natürliches Antibiotika: bakterizid, antimikrobiell
- Schwermetall ausleitend
- Hormon regulierend

# Warum braucht unser Körper Rohkost?

In der Rohkost finden wir naturgerecht vieles, was zur artgerechten Nahrung eines Lebewesens nötig ist, in diesem Fall des Menschen. Aufgrund der sehr hohen Übereinstimmung (über 98%) der Menschen mit den Menschenaffen, müssen wir nur die Nahrung dieser Tiere in der Natur betrachten. Die Menschenaffen und der Mensch sind genetisch seit Jahrmillionen an diese natürliche Nahrung angepasst. Zu dieser natürlichen Ernährung zählen vor allem Obst, aber auch Gemüse, Salate, Kräuter, Nüsse und Wasser. Eskimos ernähren sich fast ausschließlich von Fleisch und haben eine der kürzesten Lebenserwartungen aller Völker.

Alle Lebewesen auf der Erde, bis auf den Menschen und die von ihm abhängigen Tiere, verzehren ihre Nahrung in roher Form und kennen keine Zivilisations-Krankheiten und vorzeitige Alterung wie der Mensch.
Der Mensch ist das einzige „Tier", das Nahrungsmittel kocht. Dadurch werden zahlreiche Enzyme, Vitamine, Spurenelemente und sekundäre Pflanzenstoffe zerstört.
Vom gesamten Körperaufbau (hauptsächlich Kau- und Verdauungsapparat) ist also der Mensch nicht darauf ausgelegt,

Fleisch und Gras zu essen. Vielmehr ähnelt er in fast allen Merkmalen den Menschenaffen, die sich hauptsächlich von Früchten ernähren.

Frische Nahrung in Form von reifen Früchten versorgt den menschlichen Körper optimal mit den lebensnotwendigen Stoffen. Vor allem geht der Fruchtzucker direkt ins Blut und gibt Energie ohne die Verdauung zu belasten. Frische Nahrung in Form von saftigen Früchten enthält viel Wasser – der Mensch besteht zu über 70% aus Wasser.

Rohkost ist die Nahrung, an die der Mensch seit Jahrmillionen angepasst ist. Feuer ist im Verhältnis zur Menschheitsgeschichte erst sehr kurz verfügbar, somit ist die menschliche Genetik nicht an die gekochte Nahrung und die veränderten Moleküle angepasst, was zur Schwächung des Körpers und Immun-Systems führen kann.

Dr. Francis M. Pottenger hat über Jahre in Experimenten an über 900 Katzen die Auswirkungen des Kochens untersucht. Die eine Hälfte der Katzen bekam rohes, die andere Hälfte gekochtes Fleisch.
Die "Kochkost-Katzen" litten an Zahn- und Fellausfall, Lungen-Entzündung, Durchfall, Osteomyelitis, Nieren- und Eierstocks-Entzündungen, Seh- und Augenproblemen, Arthritis und vielen anderen chronisch degenerativen Erkrankungen.

Der menschliche Körper sieht gekochte Nahrung als Fremdkörper an. Beim Verzehr gekochter Nahrung kommt es zum rapiden Anstieg der weißen Blutkörperchen (Leukozyten), um sich von dem "Eindringling" zu befreien.

Der Prozess der Vermehrung der weißen Blutkörperchen wird auch „Verdauungs-Leukozytose" genannt. Es handelt sich also um eine entzündliche Reaktion, die zwar vorübergeht, aber durch die häufige und reichhaltige Zufuhr von Kochkost einen ernstzunehmenden Vorgang darstellt, der auf Dauer verhindert, dass sich die weißen Blutkörperchen auf ihre eigentliche Aufgabe konzentrieren, nämlich den Abbau abgestorbener Zellen, die Beseitigung von Krebszellen usw.

Es gibt Menschen mit chronischen Allergien, Hautproblemen, Rheuma, Diabetes, Burnout-Syndrom, Migräne, Depressionen, Krebs und anderen schweren Erkrankungen, die durch eine Umstellung auf vegetarische Ernährung mit viel Rohkost gesund geworden sind.
Das Kochen verändert die Moleküle der Nahrungsmittel, und es können sich dann Stoffe bilden, die den Körper belasten. Daher empfehlen wir ein schonendes, garendes Kochen.
Man darf gekochte Nahrungsmittel essen und sie genießen, aber wenn man zu viel Gekochtes isst, kann es zur Schwächung der Augen, der Sehleistung und anderen Körperfunktionen führen.

Rohkost – Vitalkost ist gut, aber keine Angst! Sie brauchen nicht alles roh zu essen!
Der Körper kann es gut verkraften, wenn wir ein paar Mal pro Woche warme Nahrung zu uns nehmen. Trotzdem – wenn man Augenprobleme hat, tut es gut, den Frischkost-Anteil in der Ernährung zu erhöhen.

Gesunde Ernährung ist nicht alles. Naturheilkunde beginnt am Tisch mit dem, was wir essen, aber genauso wichtig ist eine gesunde Lebens- und Denkweise.
Viel wichtiger als die Ernährung ist es zu lernen, ein positiver Mensch zu werden, der dankbar ist und bewusst isst.

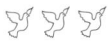

»Wenn ihr eure Nahrung tötet,
dann wird auch eure Nahrung euch töten.
Lasst die Nahrung lebendig,
dann wird auch die Nahrung euch lebendig machen.«

Jesus von Nazareth aus der Apokryphen Schrift
„Das Evangelium des vollkommenen Lebens"

# Biophotonen – Lichtenergie in der Nahrung

Die Sonnenenergie wird in Pflanzen durch die Photosynthese umgewandelt und gespeichert und dadurch zur Lebensnahrung für Menschen und Tiere. Durch biologische Nahrung gelangt die Lichtenergie auch in unseren Körper.

Die Moleküle und Atome in einem Nahrungsmittel senden Lichtteilchen (Photonen) aus. Die Photonenaktivität ist höher, je naturbelassener ein Lebensmittel ist.

Die Nahrungsmittelqualität kann man über die Messung der gespeicherten Lichtintensität, die Biophotonen, ermitteln. Nahrungsmittel liefern über den Umweg Pflanze-Frucht-Obst Sonnenenergie, die letztendlich alle Lebensvorgänge in Gang hält. Diese Form der Ernährung nennt man auch Lichtkost und Sonnenkost:

»Unser Körper braucht frische, nicht erhitzte Nahrungsmittel.«

Am besten gleich vom Baum oder von der Pflanze geerntet, beinhalten sie die höchste Zahl an Biophotonen, Enzymen, Antioxidanzien, Bioflavonoiden und Vitaminen.

Biophotonen befinden sich vor allem in frisch geerntetem Gemüse und in allen Salat- und Obstsorten, Samen und Nüssen.

## Sollen wir Nahrungs-Ergänzungsmittel einnehmen?

Man kann Nahrungs-Ergänzungsmittel für eine Weile einnehmen, aber das Ziel könnte der Satz von Hippokrates sein:

»Eure Nahrungsmittel sollen eure Heilmittel sein.«

Nahrungsergänzungsmittel können eine Hilfe sein, aber oft sind sie zu „einseitig", es fehlen z. B. Ballaststoffe, Chlorophyll, Enzyme und die vielen sekundären Pflanzeninhaltsstoffe.

Sie sind meistens zu hoch dosiert und die Bioverfügbarkeit – also, die Fähigkeit des Körpers, sie aufzunehmen – ist geringer, als die von natürlichen Nahrungsmitteln wie z. B. Vitamin C aus Äpfeln. Aus diesem Grund empfehlen wir, lieber das Geld auszugeben für hochwertige, biologische Nahrungsmittel, frei von Pestiziden, Düngemittel, Mist und Gülle.

# Was ist die beste Ernährungsform für die Augen-Gesundheit?

Um die Sehleistung zu verbessern und Augenkrankheiten vorzubeugen, ist Folgendes zu empfehlen:

»Eine vegetarische Ernährung mit mindestens 50 % frischen, vitalen, rohen Lebensmitteln.«

Weitere allgemeine Ernährungs-Tipps:

- Stark verarbeitete Nahrungsmittel meiden
- So wenig „Chemie" wie möglich in der Nahrung zu sich nehmen, wie Konservierungsstoffe, Farbstoffe, Süßstoffe etc.
- Sparsam sein mit Zucker, Salz, Kaffee, Alkohol und Genussmitteln
- Nicht zu viel Stärke – Getreide, Brot, Nudeln
- Wenig Käse, Joghurt und Milchprodukte
- Das Kochen sollte schonend sein – kein Zerkochen – sonst gehen wertvolle Vitamine, Enzyme, sekundäre Pflanzenstoffe und Biophotonen verloren.
- Täglich 2-3 Liter gutes Wasser, leichte Tees oder Säfte trinken.

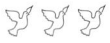

»Deshalb sage Ich zu allen, die Meine Jünger werden wollen: Haltet eure Hände frei vom Blutvergießen und lasset kein Fleisch über eure Lippen kommen; denn Gott ist gerecht und gütig und hat befohlen, dass die Menschen leben sollen allein von den Früchten und den Saaten der Erde«

»Wehe den Starken, die ihre Stärke missbrauchen! Wehe den Schlauen, die die Geschöpfe Gottes verwunden!. Wehe den Jägern! Denn sie sollen selbst gejagt werden«
»Was ihr in diesem Leben euren Mitgeschöpfen antut, so wird es euch ergehen im künftigen Leben«

Jesus von Nazareth aus der Apokryphen Schrift
„Das Evangelium des vollkommenen Lebens"

# Schädliche Nahrungs- und Genussmittel für die Augengesundheit

Viele Menschen sehen schlecht, haben Augenprobleme und wenige kommen auf die Idee, dass ein übermäßiger Konsum von Genussmittel die Augen belasten kann.

Ständige Müdigkeit, Gleichgewichtsstörungen, verschwommen sehen, unreine oder trockene Haut, chronischer Eisenmangel, Juckreiz und vieles mehr kann einen Zusammenhang haben mit übermäßigem Konsum von Zucker, Schokolade, Süßigkeiten, Salz, Kaffee, Nikotin, Süßstoffe, Geschmacksverstärker oder der ganzen „Chemie", der industriell verarbeiteten Nahrungsmitteln.

Es geht nicht darum, alle Genussmittel weg zu lassen, aber in manchen Fällen ist ein Verzicht oder ein „bewusster" Gebrauch wichtig, damit unser Körper nicht leidet.

## Das Rauchen

Der blaue Dunst von Tabak enthält 3000 bis 4000 chemische Substanzen in fester und gasförmiger Form. Nachgewiesen als krebserregend sind davon etwa 400 Inhaltsstoffe.
Eine Zigarette entwickelt beim Abbrennen etwa ein Volumen von zwei Litern Rauch. Dieser enthält neben Nikotin, Kohlenmonoxid und Teer eine Vielzahl chemischer Verbindungen in fester und gasförmiger Form. Viele davon sind krebserregend (oder werden verdächtigt, Krebs zu erzeugen), sind giftig oder zumindest gesundheitsschädlich z. B.: Acetaldehyd, Akrolein, Ammoniak, Anilin, Arsenverbindungen, Benzol, Benzpyrene, Blausäure, Blei, Cadmium, Chrom, Cyanide, Dioxine, Kohlenmonoxid, Formaldehyd, Kresol, Nickel, N-Nitrosamin, Nikotin, 2-Nitropropan, Phenol, Plutonium (radioaktiv), Polonium 210 (radioaktiv), Teer, Thorium, Toluol u.v.m.

Quelle: Bundesgesundheitsministerium für Verbraucherschutz

Eine Vielzahl von Zusatzstoffen werden dem Zigarettentabak von den Herstellern in Deutschland legal zugesetzt. Ziel der Stoffe ist es, das Brennen zu verringern, den strengen puren Tabak-Geschmack zu überdecken, aromatischer zu machen, die Aufnahme von Nikotin zu erleichtern und „abhängig zu machen"!
Zusatzstoffe in Zigaretten: Mischungen aus Aromen, Früchten, Sirupen, Zucker, Kakao und Kakaoprodukten, Lakritz-extrakt, Guarkernmehl, Johannisbrotkernmehl, Pflaumen-extrakt, Menthol, Sorbitol, Harnstoff, Ammoniak, 1,2-Pro-pylenglykol, diversen Aromastoffen, Cellulosefasern, Stickstoff, Ethanol, Glycerin, Magnesiumoxid, Ammoniumhydroxid (wird eingesetzt um die Nikotinaufnahme in der Lunge zu be-schleunigen und so die Abhängigkeit des Rauchers zu erhöhen).

Eine neue Mode bei Jugendlichen ist das Wasserpfeifenrauchen – Shisha – die keine harmlose Alternative zu Zigaretten ist. Wasserpfeifenrauch schmeckt nicht streng nach Tabak, sondern nach Fruchtaromen, und das kann die Gefährlichkeit vertuschen. Bei einer Shisha-Sitzung atmet man so viel Rauch ein wie mit 100 Zigaretten! Da der durch das Wasser gekühlte Qualm zudem nicht im Hals kratzt, inhaliert man tiefer als bei heißem Zigarettenrauch. Die Nikotinkonzentration im Blut ist viel höher als nach dem Konsum von Zigaretten. Nikotin ist verantwortlich für die Suchtwirkung und macht das Shisha-Rauchen als Einstiegsdroge für Jugendliche gefährlich.

# Gesundheitsschäden

Rauchen verursacht oder erhöht das Risiko für folgende Er-krankungen:
- ✓ Allgemein erhöhte Krankheitsanfälligkeit und Übersäuerung
- ✓ Krebserkrankungen: Lunge, Kehlkopf, Blase, Nieren u.a.
- ✓ Herzinfarkt, Schlaganfall, periphere Durchblutungsstörungen
- ✓ Chronische Bronchitis, Emphysem (Lungenblähung), Asthma und Entzündungen der Atemwege
- ✓ Magen- und Darmgeschwüre
- ✓ Osteoporose
- ✓ Demenz
- ✓ Sehschadenrisiko ist erhöht

Bei 20 Zigaretten täglich steigt das Risiko um das 3-fache an, Augen-/Sehstörungen zu erleiden. Rauchen gilt als Risikofaktor bei der altersabhängigen Degeneration der Netzhaut, Grauem Star – Katarakt – und Grünem Star – Glaukom.
Die Folgen sind Lesestörungen, Schwierigkeiten bei der Licht-Dunkelanpassung, Blendempfindlichkeit, Farbsehstörungen, Gesichtsfeldausfälle, Teilblindheit etc.
Rauchen fördert diese irreversiblen Augenprobleme erheblich. Die beste Vorbeugung ist es, mit dem Rauchen aufzuhören.

# Kaffee – Der Muntermacher

**Positive Wirkungen**
Koffein wirkt als „Muntermacher" und kann uns helfen, wach zu werden. Einige Stoffe wie die Melanoidine können uns vor freien Radikalen schützen. Das Atmen von Kaffeedampf kann die Atemmuskulatur entspannen und bei Asthma-Anfall helfen.

### Koffeingehalt in diversen Produkten

|  | Koffeingehalt |
|---|---|
| Tasse Filterkaffee 150 ml | 115 mg |
| Schmerztablette mit Koffeinzusatz | 100 mg |
| Dose Energy Drink 250 ml | 80 mg |
| Tasse angekochter Kaffee 150 ml | 80 mg |
| Tasse Instantkaffee 150 ml | 65 mg |
| Glas Eistee 240 ml | 45 mg |
| Tasse Espresso 30 ml | 40 mg |
| Glas Colagetränk 180 ml | 20 mg |
| Tasse entkoffeinierter Kaffee 150 ml | 3 mg |

**Negative Auswirkungen**
Eine Kaffeebohne enthält bis zu 800 chemisch identifizierbare Verbindungen. Als Gift eingestuft ist Koffein. Der Hauptwirkstoff des Kaffees kann ab einer Dosis von etwa 10 Gramm tödlich sein. Durch Kaffeetrinken allein ist das nicht zu erreichen. Aber bei übermäßigem Konsum von Kaffee oder anderen koffein-

haltigen Getränken können folgende Nebenwirkungen und toxische Symptome auftreten:

Herzrhythmusstörungen, unregelmäßiger Herzschlag, roter Kopf, Fieber, Magenbeschwerden, Sodbrennen, Erbrechen, Durchfall, Unruhe, Zittern, Tremor, Gedankenflucht, Nervosität, Angst-Zustände, Schlaflosigkeit, Konvulsionen, Abhängigkeit, Entzugs-Symptomen wie Kopfschmerzen etc.

Auch bei durchschnittlichem Konsum kann Koffein schaden. Es kann den Augeninnendruck erhöhen und so die Gefahr, an einem Grünen Star – Glaukom – zu erkranken.

Eine Studie aus Skandinavien, Heimat der weltweit intensivsten Kaffeekonsumenten, hat festgestellt, dass das Bohnengetränk die Werte von Cholesterin und anderen Fetten im Blut bis zu 20% erhöhen kann. Und wer täglich mehr als 3-4 Tassen trinkt, hat ein höheres Risiko für Arthritis, Gelenk-Rheuma und In-kontinenz wegen Blasenschwäche.

Koffein kann dazu führen, dass vermehrt Kalzium ausgeschieden wird, was zu Osteoporose führen kann. Außerdem können die Gerbstoffe von Kaffee die Eisenaufnahme stören, Anämie för-dern, die Nierenfunktion beeinträchtigen, zu Schwellungen führen und die Entgiftungsprozesse des Körpers stören.

Bei schwangeren Frauen, die mehr als 2 Tassen Kaffee am Tag trinken, steigt das Risiko einer Fehlgeburt, weil dem Fötus die Enzyme zum Koffeinabbau fehlen.

Wer mehr als 3 Tassen Kaffee am Tag trinkt, belastet seinen Organismus und sein Nervensystem, fördert eine Übersäuerung des Bindegewebes, und kann sogar abhängig werden.

„Kaffee erfüllt, ähnlich wie Kokain, alle Kriterien einer Droge, die abhängig machen kann. Verbrauchsanalysen zeigen, dass die meisten Menschen ihren Kaffeekonsum mit den Jahren steigern. Käme Kaffee heute neu auf den Markt und bräuchte eine lebensmittelrechtliche Zulassung, hätte er wohl keine Chance."

QUELLE: Zeitschrift „Focus" 32/2001

# Alkohol – Volksdroge Nr. 1

16% der Bevölkerung trinken Alkohol in riskanten Mengen. Nach neuesten Untersuchungen trinken zurzeit 10 Millionen Menschen in Deutschland zu viel Alkohol. Ca. 4,3 Millionen Menschen in Deutschland haben eine Alkoholabhängigkeit. Rund 40.000 sterben jährlich an alkoholbedingten Lebererkrankungen. Jeder vierte Erwachsene ist leberkrank, zu 40 % alkoholbedingt. Jährlich geschehen in Deutschland rund 33.000 Verkehrsunfälle unter Alkoholeinfluss. Pro Jahr 5.000 Verkehrstote und 100.000 Verletzte gehen aufs Konto des Alkoholskonsums. Der gesamtwirtschaftliche Schaden aufgrund direkter und indirekter Kosten ist enorm: Er beläuft sich auf rund 20 Milliarden Euro pro Jahr.

Zum Leidwesen der Wein- und Bierliebhaber liegen jedoch die gesundheitsfördernden und schädlichen Alkoholmengen sehr nahe beisammen: Bereits drei Gläser Bier – rund 30 gr. Alkohol – können dem Herzen gefährlich werden.
Trinken bringt keine gesundheitlichen Vorteile! „Ein Gläschen Wein am Tag zur Infarktvorsorge – es wäre ja so schön gewesen. Aber besser vergessen, denn Alkohol ist ein Gift für die Zellen. Einen Nutzen hat er nur in seltenen Fällen", sagt der Alkoholforscher Prof. Dr. med. Manfred Singer.

Das Genussmittel geht an unserem Körper nicht spurlos vorüber. Kaum ein Organ oder Zellsystem bleibt von den schädigenden Einflüssen verschont. Besonders fatal sind die Folgen für unser Nervensystem.

„Es gibt kein Organ- oder Zellsystem im menschlichen Körper, das bei chronischem Alkoholmissbrauch nicht geschädigt wird", gab Professor J. Christian Bode aus Stuttgart auf einem wissenschaftlichen Symposium in Frankfurt zu bedenken. Die Vielfalt der möglichen Organschäden wird oft unterschätzt.

# Was Alkohol im Körper anrichten kann

- Leberzirrhose, Cholestase, Hepatitis und Leberkrebs
- Venenprobleme, Ösophagusvaricen (Speiseröhre), Krampfadern, Hämorrhoiden
- Im Gehirn können Zellen zerstört werden, es kann zu Störungen des peripheren und zentralen Nervensystems, zu Depressionen, Konzentrationsstörungen, Schlafstörungen, Gedächtnisverlust, Persönlichkeitsveränderungen, Polyneuropathie mit chronischen Schmerzen und Nervenschädigungen auch im Augenbereich kommen, z. B. Förderung oder Verschlechterung von Glaukom und Makula-Degeneration.
- Dickdarm- und Brustrisiko kann mit dem Alkoholkonsum steigen! Die Einnahme von einem oder zwei alkoholischen Getränken pro Tag kann das Krebsrisiko für Brustdrüsen bei Frauen, in Mundhöhle, Ösophagus, Rachen, Pankreas, Magen und Dickdarm erhöhen.
- Bluthochdruck, Kardiomyopathie, Herzrhythmusstörungen, Gicht
- Erhöhung der Blutwerte von Triglyceriden und der Aminosäure Homocystein
- Liefert zusätzliche Kalorien, die zu Übergewicht führen können
- Verhindert das Abnehmen durch Blockierung der Fettabbau-Prozesse im Köper
- Gastritis, Magengeschwüre, Pankreatitis, Mangelzustände, Resorptionsstörungen
- Impotenz, Unfruchtbarkeit, Menstruationsstörungen
- Schwangere riskieren bei zu viel Alkoholkonsum eine Missbildung und eine verzögerte Entwicklung des Ungeborenen

Alkohol ist nicht gerade ein Schlankmacher. Bier, Wein & Co. können zwar im Körper nicht in Fett ungewandelt werden, sind deshalb also nicht direkt ein Dickmacher. Aber: Der Organismus hat keine Speicher, in denen er Alkohol ablagern kann. Somit ist er gezwungen, ihn sofort abzubauen. Dadurch wird die Fettverbrennung gestoppt – für Stunden.

Alkoholische Getränke können das Abnehmen besonders erschweren, denn sie haben viele leere Kalorien und können damit ein Feind für jeden Menschen sein, der abnehmen will. Ein Glas Wein oder Sekt beinhaltet 2-3 Würfelzucker! Ein Glas Wein, Sekt oder Bier am Abend liefert dem Körper schnell die Kalorienmenge eines Käsebrotes. Alkohol macht schnell Appetit und verführt dazu, mehr zu essen als man will und soll.

Schwefel – Sulfite – befinden sich in fast allen Weinsorten und können bei übermäßigem Wein-Konsum zahlreiche allergische Reaktionen auslösen, wie z. B. Asthma, Atemnot, Juckreiz, Hautprobleme etc.
Außerdem können Schwefelverbindungen in höheren Dosen giftig sein und zu krankhaften Veränderungen im Körper führen: Zerstörung von Vitamin B, die Wirkung von Enzymen hemmen sowie die Wirkung von krebserregenden Substanzen verstärken.
Schwefelkohlenstoff kann bei akuter Vergiftung zu Erregungszuständen, Bewusstlosigkeit und Atemlähmung führen. Bei chronischer Vergiftung können Schlafstörungen, Reizbarkeit, Sehstörungen und Nierenschädigung auftreten.

Europäische Weine sind stark mit Pestiziden belastet, denn Trauben werden massiv mit Chemikalien gespritzt. Eine Studie des Aktionsnetzwerks gegen Pestizide PAN, fand bei einer Analyse von 40 Weinsorten, 35 davon mit Pestizidrückständen belastet. Auch in einem über 200 € teuren Spitzenwein aus Frankreich befanden sich Pestizide. Bei einer Weinsorte aus Baden wurden Rückstände von 10 verschiedenen Sorten von Pflanzen-Schutzmitteln festgestellt!

Ab und zu Wein trinken schadet nicht – man kann es mit Freude genießen. Den positiven Effekt des täglichen Rotweintrinkens wegen seiner protektiven Wirkung für das Herz ist fraglich, und man hat ihn überbewertet.
Wenn jemand Bioflavonoide und Polyphenole für sein Herz-Kreislaufsystem einnehmen möchte, sollte er lieber biologischen Traubensaft trinken oder vermehrt Obst, Salat und Gemüse essen.

# Zucker – Die weiße Gefahr

Noch vor ein paar Jahren verkündeten die Medien den Slogan:
„Zucker ist Nervennahrung"
In Wirklichkeit ist aber Zucker keine Nervennahrung!
Zahlreiche Studien beweisen, dass zuviel Zucker krank und u.a.
übergewichtig machen kann. Überflüssige Zuckerkalorien wandeln sich in Fett um und können uns dick machen. Der Körper muss seine wertvollen u. a. Vitamin-B- und Mineral-Reserven opfern, um Zucker zu verstoffwechseln.

Zucker ist überall! Ernährungsexperten schlagen Alarm:
Wir werden mir Zucker überfüttert!
Weltweit steigert sich der Zuckerverbrauch: 150 Millionen Tonnen jährlich. Jeder Deutsche verzehrt im Schnitt über 34 kg Zucker pro Jahr, in der Schweiz 42 kg, und in USA sind es 78 kg!

Die „Britisch Medical Journal" warnt vor Zucker, der im Bezug auf Zivilisationskrankheiten und Gesundheitsschäden genauso gefährlich sei wie Tabak und Alkohol. Der Fabrikzucker ist auf seinem Weg von der Zuckerrübe bis zum weißen Kristall so stark chemisch bearbeitet, dass er kaum Vitamine und Mineralstoffe mehr enthält, dafür reichlich Kalorien – ca. 400 sind es auf 100 Gramm weißen Zucker.

In unserem Instinkt steckt die Lust auf Süßes, weil im Laufe der Evolution die süßen Nahrungsmittel wie Obst oder Nüsse ungefährlich waren. Aber dieser Instinkt wird von der Zucker-Lobby und Nahrungsmittelindustrie missbraucht.

Warum zuckert die Nahrungsmittel-Industrie eigentlich unser Essen so stark? Weil Zucker billig ist. Er ist ein genialer Geschmackverstärker und das beste und beliebte Mittel, um die Menge eines Nahrungsmittels zu strecken. So spart man sich das Beimischen teurerer Zutaten!

Wissenschaftler der Universität von Princeton haben herausgefunden, dass man von Zucker auch abhängig werden kann. Die Fastfood-Industrie mischt Zucker mit Glutamat, was den Effekt der Geschmackverstärkung im Gehirn intensiviert. Andere Studien der Universität von Detroit belegen, dass Zucker beim Abnehmen die entscheidende Rolle spielt – er macht sogar dicker als Fett!

Viele Menschen leiden an Übergewicht, schaffen es nicht abzunehmen, trotz Diäten und fettarmer Ernährung. Das Problem liegt oft ganz woanders, in den versteckten Zucker-Kalorien in vielen „harmlosen" Nahrungsmitteln in Form von Saccharose, Fruktose, Maltose, Laktose, Dextrose, Glucosesirup oder Malzzucker.

Der süße Stoff Zucker steckt nicht nur in Süßigkeiten sondern auch dort, wo man ihn gar nicht vermutet, z. B. in sauren Gurken, Salatsoßen, Tütensuppen, Fertiggerichten, Konserven, Senf, Ketchup, Cornflakes, Keksen, Kuchen, Gebäck, Brownies, Donuts, Weißbrot, Pommes, Chips, Spaghetti, Instant-Kartoffelbrei, Kinderschokoriegel, Müsliriegel, Schokolade – auch in dunkler Bitter-Schokolade! –, Honig, Süßwaren, Weingummi, Gummibärchen, Lakritze, Brausestäbchen, probiotischen Drinks und Joghurt, Frucht-Joghurt, Molke, Eis, Karamell, Desserts, Wackelpudding, Bonbons, Pralinen, Marzipan, Panade von Fischstäbchen, Wurst, Salami, Fruchtsäften, Multivitaminsaft, Malzbier, Eiskaffee-Getränken, Eistee, Sportlergetränken, Cola & Limo, Softdrinks, alkoholischen Getränken, Alkopops, Whisky, Wein, Bier, sogar in Zigaretten ...

Heute ist Zucker nicht mehr teuer, aber die Nahrungsmittel-Industrie hat einen billigeren Ersatz gefunden:
Fructose-Glukose-Sirup!

Die künstliche Fruktose ist ein Milliardengeschäft für die Nahrungsmittelindustrie. Aber sie beinhaltet eine Gefahr: Alle Arten von Zucker werden erst einmal zu unserer Leber transportiert. Die Leberhormone steuern die Appetitsteuerung. Durch chemische Fruktose gerät unser Hormonspiegel durcheinander, und die Folge ist, dass man mehr isst.

Studien der University of California in Davis kamen zu der Schlussfolgerung, dass eine Ernährung mit künstlicher Fructose über einen längeren Zeitraum zu einem Gewichtszuwachs und Übergewicht führen kann. Künstliche Fructose kann den Stoffwechsel der Leber stören und der Leber schaden – wie Alkohol. Forscher der University of Florida beobachteten das bei einer Studie mit Patienten, die sich stark fructosereich ernährt haben und eine kranke Leber hatten, ohne Alkoholiker zu sein.

Mit natürlicher Fructose aus Obst oder Früchten hat man dieses Problem nicht! Gorillas und Affen, die viel davon essen, werden dadurch nicht krank.

Zucker sollte in „homöopathischen Dosen" konsumiert werden, denn zu viel kann den Körper stark belasten. Gute Alternativen wären biologischer Honig oder Stevia-Produkte.

Mögliche schädliche Wirkung von übermäßigem Zuckerkonsum

- Müdigkeit, Schläfrigkeit
- Schwindel, Gleichgewichtsstörungen
- Reduzierung des Sehvermögens, trockenes Auge, Konjunktivitis, Augenentzündungen
- Hyperaktivität, Unruhe, Kränklichkeit, Konzentrationsstörungen
- kann die Zähne angreifen und die Ursache für Karies, Zahnschmerzen und Zahnfleischentzündungen sein
- Übergewicht, Fettanteil der Leber erhöhen
- Kann die Bauchspeicheldrüse – Pankreas – überlasten und Diabetes fördern
- Das Gleichgewicht der Mineralstoffe im Körper stören: Mangel an Chrom und Kupfer, die Aufnahme von Kalzium und Magnesium behindern
- Arthritis, Osteoporose
- Kann Entzündungen im Körper fördern
- Trockene Haut, wegen des vom Zucker verursachten Wassermangels im Körper
- Katarakt – Grauer Star

- Kann das Altern beschleunigen, Falten und graue Haare verursachen
- Zucker kann vor allem Schäden an den Kollagen-Fasern des Bindegewebes verursachen, die Elastizität des Bindegewebes vermindern
- Krampfadern, Hämorrhoiden
- Immunschwäche, Anfälligkeit für Infektionskrankheiten, wie z. B. Erkältung, Grippe
- Unreine Haut, Hautpickel, Juckreiz, Hautprobleme, Neurodermitis, Allergien, Asthma
- Die Hormone im Körper ins Ungleichgewicht bringen, hormonelle Störungen, Schmerzen der Menstruation
- Risikofaktor für Krebs: Brust, Prostata, Gallenblase, Dick- und Enddarm
- Erhöhung des Triglyzeridspiegels
- Systolischen Blutdruck erhöhen
- Herzrhythmusstörungen, linksventrikulärer Hypertrophie, was das Infarktrisiko erhöhen kann
- Magenfeind: Reizt die Schleimhaut des Magens, Überproduktion von Magensäure, Sodbrennen
- Gallensteine, Störung der Darmflora, Candidiasis, Verdauungsprobleme, Blähungen, Verstopfung, Durchfall, Reizdarm, entzündliche Darmerkrankungen wie Morbus Crohn, Colitis ulcerosa, Blinddarmentzündung
- Zucker kann süchtig machen, denn er setzt im Gehirn natürliche Opiate und Dopamin frei
- Schmerzen, Nervenprobleme, evtl. auf Grund von Entzündungen oder Vitamin-B-Mangel
- Depressionen
- kann Symptome der multiplen Sklerose verschlimmern
- Es wird vermutet, dass der übermäßige Zuckerkonsum auf Grund der belastenden Wirkung auf das Nervensystem, auch verantwortlich für das Hyperkinetische Syndrom ADS, ADHS sowie für Augenprobleme und Sehverschlechterungen sein kann.

QUELLE: Buch »Zucker, nein danke!« von Pia Nordström und Bitten Jonsson und »Die Geheimen Tricks der Zucker-Mafia« aus Zeitschrift „Wunderwelt Wissen" Nov. 2008

| | Zuckermenge in gr. | Zuckerwürfel |
|---|---|---|
| 1 Tüte Gummibärchen 250 gr. | 190 | 63 |
| 1 Liter Kinderdrink Biene Maja | 132 | 44 |
| 1 Dose Ananas | 90 | 30 |
| 1 Glas Rotkohl | 84 | 28 |
| 300 gr. Ketchup | 69 | 23 |
| 100 gr. Nutella | 60 | 20 |
| 1 Liter Sekt | 45 | 15 |
| 1 Flasche Malzbier | 45 | 15 |
| 200 gr. Eis | 39 | 13 |
| 1 Mars | 39 | 13 |
| 1 Dose Cola | 36 | 12 |
| 1 Snickers | 33 | 11 |
| 1 Vanille-Milch-Shake 0,25 l | 33 | 11 |
| 1 Portion Götterspeise | 32 | 11 |
| 100 gr. Cornflakes | 30 | 10 |
| 1 Tasse Kakao | 30 | 10 |
| 1 Kinderfruchtschnitte | 30 | 10 |
| 1 Glas Limonade 0,2 | 24 | 8 |
| 1 Becher Kinderjogurt | 18 | 6 |
| 1 Portion Heringsalat | 15 | 5 |
| 100 gr. Sojasauce | 15 | 5 |
| 1 Liter Wein | 15 | 5 |
| 1 Glas Pastasauce | 12 | 4 |
| 1 Glas saure Gurken | 12 | 4 |
| 100 gr. Salat-Sauce | 12 | 4 |
| 1 Sekt 0,2 Liter | 9 | 3 |
| 1 Teller Kartoffelsuppe | 6 | 2 |
| 1 Duplo – Schokolade | 6 | 2 |
| 1 Riegel Kinder-Schokolade | 6 | 2 |
| 1 Praline | 6 | 2 |

## Gelatine – Tierkadaver in Gummibärchen?

Die Gummibärchen sind u. a. ein Renner unter den Süßigkeiten und die, die am meisten Zucker beinhalten. Es wird Werbung gemacht mit dem Slogan „ohne Fett", und die meisten Menschen würden nie auf die Idee kommen, dass sie mit den niedlichen Bärchen, Fisch- und Fleischreste und Schlachtabfälle von Tieren essen!

Aus dem Schlachthof ergeben sich kaum Abfälle, denn geschlachtete Tiere werden bis ins Kleinste ausgenutzt.

Gelatine wird aus Bindegewebe (Häuten und Knochen, Rinderspalt) von Rindern, Schweinen, Geflügel oder Fisch hergestellt. Die Endprodukte – Abfälle – von Fisch und Fleisch werden hydrolisiert, gekocht, gelaugt, angedickt, entfärbt, gereinigt und getrocknet – so erhält man Gelatine.

Wieder gefärbt, aromatisiert, mit viel Zucker „gefüttert" und in eine nette Form gepresst, feiert das tote Tier die „Auferstehung" als niedliches Gummibärchen!

## Welche Produkte beinhalten Gelatine aus Tieren?

- Backwaren, in glasierten Kühltorten, Tiefkühlpizzen
- Tortellini und Ravioli, Hühnchen-Nuggets, Hühnerbrühe
- Fleisch-, Fisch-, Wurst- und Wurstwaren wie z. B. Aspik und Sülze
- Halbfettprodukte und Light-Produkte wie Halbfettmargarine, Halbfettbutter und fettreduzierte Käsesorten
- Verdickungsmittel in Milchprodukten – Quark, Käse, Kefir und Joghurt – und Desserts z. B. Götterspeise, Wackelpudding, Mädchenröte, Tortenguss
- Geliermittel zur Herstellung von Süßwaren wie Gummibärchen, Weingummis, Weichkaramellen, Marshmallows, Schaumwaffeln, Schokoküssen, Schokoriegeln, Lakritze, Pfefferminzbonbons, Weihnachtskonfekt
- Schönungsmittel in Getränken wie Wein, Apfelwein, Bier, Essig und in allen nicht naturtrüben Fruchtsäften
- Vitaminzusätze, Hart- und Weichkapseln bei Arzneien, Nahrungsergänzungsmitteln
- Kosmetika, Seife, Zahnpasta
- Medizintechnik zur Beschichtung von Gefäß-Prothesen
- Klebstoffe, Inkjet-Druck- und Fotodruckpapier, Paintball-Munition, in der Maskenbildnerei in Film und Theater ...

## Sind dann Süßstoffe besser als Zucker?

Leider nicht, denn manche können krebserregend sein, andere belasten die Leber. Süßstoffe regen den Appetit an und können eine der schlimmsten Diätfallen sein!
Sie locken die Insulinproduktion an und können Heißhunger-Attacken verursachen. Sie gaukeln dem Körper Zucker vor, er reagiert mit Insulin-Ausschüttung, daraufhin entsteht Hunger-Gefühl und man isst dadurch mehr.

| E-950 Acesulfam | Süßstoff und Geschmackverstärker |
|---|---|
| E-951 Aspartan | Süßstoff und Geschmackverstärker |
| E-952 Cyclamat | Süßstoff 50-mal stärker als Zucker, krebserregend |
| E-954 Saccharin | Süßstoff 500-mal süßer als Zucker, krebserregend |
| E-959 Neohesperidin DC | Süßstoff und Geschmackverstärker |
| E-957 Thaumatin | Süßstoff und Geschmackverstärker, 2500-Mal süßer als Zucker |

Die Süße aus dem Labor steckt in vielen Produkten:
In Nahrungsergänzungsmitteln, Diätdrinks, Vitamin- und Mineral -Tabletten, Magnesium-Präparaten, Zahnpasta, Medikamenten, Light-Produkten, Süßigkeiten, Kaugummis ohne Zucker, Pausen-Snacks, Joghurts, probiotischen Joghurts und Getränken, Desserts, Eiskrem, Fertiggerichten, Salami, Wurst, Käse, Tee, Getränken …

# Schokolade – Die süße Versuchung

Der Kakaobaum ist ein kleiner, hübscher Baum und wächst in den tropischen Regionen. Schokolade ist ein kakaohaltiges Genuss- und Lebensmittel. Die Mayas nannten sie ka-ka-wa, von dem sich das in vielen heutigen Sprachen verwendete „cacao" ableitet. Erst 1528 wurde der Kakao von dem spanischen Eroberer Hernán Cortés nach Europa gebracht. Der Schokoladekonsum in der Welt ist in den letzten Jahren gestiegen und am höchsten in der Schweiz und Deutschland mit über 12 kg pro Kopf im Jahr!

| Zusammensetzung diverser Schokoladesorten pro 100 g | | | | |
|---|---|---|---|---|
| | Zucker | Kakaomasse | Kakaobutter | Milchpulver |
| Bitterschokolade | 48 g | 48 g | 4 g | - |
| Milchschokolade | 48 g | 12 g | 18 g | 22 g |
| Weiße Schokolade | 46 g | - | 28 g | 26 g |

## Positive Wirkungen

Herzschützende Antioxidantien und blutdrucksenkende Wirkung: Schokolade kann in geringem Maße zur Blutdrucksenkung beitragen.

Stoffe im Kakao, die stimmungsaufhellend wirken, sind Phenylethylamin, Anandamid, Theobromin. Schokolade essen kann die Ausschüttung von Glückshormonen – Endorphinen – fördern. Kakao beinhaltet ein Flavonoid namens Epicatechin, das gefäßschützend wirken kann, aber dieser Effekt wird bei gleichzeitigem Genuss von Milch wieder neutralisiert.

Eine stärkere antioxidative Wirkung als Schokolade besitzen Obst, Früchte und Gemüse.

## Negative Auswirkungen

Schokolade besteht zu beträchtlichen Teilen aus Fett und Zucker, und dadurch können viele negative Auswirkungen entstehen wie Übergewicht, Entzündungen, Karies, Hautprobleme etc.

Theobromin ist in Schokolade das Haupt-Methylxanthin und kann das Zentralnervensystem anregen. Diese Wirkung kann verstärkt werden durch den Zuckergehalt der Schokolade.

Häufige Probleme nach dem Konsum von methylxanthinehaltigen Genussmitteln (Kaffee, Tee, Schokolade, Kola) können sein:

- Kopfschmerzen, Gleichgewichtsstörungen, Schlaflosigkeit
- Müdigkeit, allgemeines Unwohlsein, Schwindel
- Herzjagen, Herzklopfen
- Übergewicht, Leberbelastung, Venenprobleme, Hämorrhoiden
- Karies, Zahnschmerzen, Zahnfleischentzündungen
- Hautrötung, Juckreiz in Kopfhaut, Intimbereich, „Pruritus ani"
- Blähungen, Verdauungsstörungen, Gärungsprozesse, Bauchschmerzen, Reizdarm, Candidiasis, Zystenbildung
- Kinder die bettnässen, können mehr Schwierigkeiten bekommen
- Erhöhte Stimmungslage, Reizbarkeit, Händezittern
- Ängstlichkeit und depressive Verstimmungen; einige Menschen erfahren ein unerklärliches Gefühl von Furcht und Angst

Schokolade enthält Oxalsäuren, was zu Nieren- oder Gallen-Steinbildung führen kann.

Die Methylxanthine – Koffein, Theobromin, Theophyllin – befinden sich in Kaffee, Tee, Kola, Kakao und können Schäden in allen Organen und Gewebestrukturen des Körpers verursachen: Sie können das Zellwachstum in bestimmten Drüsengeweben steigern. Sie greifen ein in die normale Tätigkeit bestimmter Enzyme und können wie Gifte wirken. Es sind Zelltoxine, die Enzym-Signale neutralisieren können, und als Folge können sich Zysten und faserige Tumore zu bilden beginnen, besonders in der Brust, die so genannte zystische Fibrose.

Viele Brustbeschwerden und Brustknoten bei Frauen können verschwinden, wenn man die Einnahme von Zucker, Kaffee, Tee, Kola und Schokolade einstellt.

Anderen Studien zeigen, dass die Wirkung auf die männliche Prostata ähnlich sein kann wie auf die weibliche Brust, mit Prostata-Vergrößerung als Folge.

**Andere Nebenwirkungen**

Ein Problem sind die Zusätze, die notwendig sind, um die Bitter-stoffe zu überdecken. Der bittere, unangenehme Geschmack von Kakao kann nur mit einer großen Menge Zucker überdeckt werden. Dazu werden Öle, Milch oder Sahne beigegeben, die aus

Schokolade ein kalorienreiches Nahrungsmittel machen. Satte 500 Kalorien drängeln sich in einer 100-Gramm-Vollmilchtafel. Schokolade ist eines der wenigen Lebensmitteln, die gleichzeitig **viel Fett** – Kakaobutter – und **viel Zucker** enthalten.

Eine Untersuchung der Zeitschrift Ökotest hat in bestimmten Bitterschokoladen eine erhöhte **Cadmiumbelastung** gefunden, was zu zahlreichen Symptomen führen kann: Durchfall, Magen-Schmerzen, Erbrechen, Nierenschädigung, Knochenbrüche, Schäden am Zentralnervensystem und am Immunsystem, psychische Störungen, DNA-Schäden, Krebs-Entstehung, Störungen in der Fortpflanzung, Unfruchtbarkeit.
Eisen- und Calciummangel können die Aufnahme von Cadmium im Körper erhöhen. Die Benützung von Kunstdüngern in der konventionellen Landwirtschaft ist auch ein Grund, warum so viele Menschen eine Cadmium-Intoxikation haben.
Viele Schimmelpilze produzieren **Aflatoxine**, die eine lebertoxische Wirkung haben können. Bei aktuellen Untersuchungen der Uniklinik in Kiel fanden sich in allen untersuchten Proben von dunklen Schokoladen Spuren des Schimmelgiftes Ochratoxin A.

Die Fermentation und Vergärung in der Schokoladenproduktion sind notwendig, damit das Schokoladenaroma sich entwickeln kann. Und da kann eine natürliche **Verunreinigung** der Schokolade-Schoten mit kleinen Insekten, Bakterien, Hefen und Schimmel-Pilzen stattfinden.
Eine Broschüre von „United States Department of Health, Education and Welfare" mit dem Titel „The Food Defect Aktion Levels" zeigte die Grenzwerte der Mängel in Schokolade durch „Insekten, Nagetiere und andere natürliche Verunreinigungen auf, die von der Überwachungsbehörde FDA zugelassen sind. In Schokolade sind bis zu 120 **Insektenteile** oder zwei Haare von Nagetieren pro Tasse (235 ml) erlaubt. 4% der Kakaobohnen können durch Insekten verseucht sein und von der FDA ohne Beanstandung durchgehen. Viele Personen die meinen, auf Schokolade allergisch zu reagieren, sind in Wirklichkeit auf die Tierteile in Schokolade allergisch.

QUELLEN: „Inhaltsstoffe und Wirkungsweise von Schokolade" von Dr. med. Agatha Thrash
„FDA Guidelines and Compliance Branch, Bureau of Foods"

# Salz – Das weiße Gold?

In den Industrieländern wird zu viel Salz konsumiert, denn es ist überall „versteckt" z. B. in Brot, Butter, Käse, Chips, Erdnüssen, Pistazien, Salzgebäck, Konserven, Suppen, Soßen, Fertig-Gerichten, Fleisch- und Fischgerichten, Wurst ...

»Das handelsübliche Kochsalz bindet ungesunde Mengen von Flüssigkeiten in den Geweben und ist eine der Hauptursachen von Rheumatismus.« Are Waerland

Die Natrium-Kalium-Pumpe reguliert den Wasserhaushalt im Körper. Kalium reguliert das Wasser im Zellinneren und Natrium reguliert die Wassermenge, die außerhalb der Zellen steht. Beide Mineralien müssen mit ihren Konzentrationen in einem bestimmten Gleichgewicht bleiben. Durch einen übermäßigen Salzkonsum (auch Zucker) trocknen unsere Körperzellen allmählich aus, obwohl der Körper mit Wasser geradezu überschwemmt ist.

Der Mensch braucht nur ein Quäntchen Salz, und viele wissen nicht, dass sie täglich bis zu 20 g Natriumchlorid einnehmen. Das ist zu viel, denn die Nieren können nur 5 bis 7 Gramm innerhalb von 24 Stunden ausscheiden.
Die Überflutung des Körpers mit Salz hat schwerwiegende Folgen. Für jedes Gramm Natriumchlorid, das nicht ausgeschieden wird, benötigt der Körper die 23fache Menge an Zellwasser.
Notlösung der Zellen: Durch chemische Reaktionen mit Harnsäure bilden sich Re-Kristallisationen, die sich in Knochen und Gelenken ablagern. Der Körper ist immer bestrebt, sich zu schützen und verbindet es mit nicht abbaubaren tierischen Eiweißbausteinen, die für den Körper wertlos sind und die er ohnehin entsorgen muss.

# Was kann Kochsalz in unserem Körper anrichten?

- Augenprobleme, wie Grauer Star – Katarakt, Trockenes Auge
- Augenlidschwellungen, Wasseransammlungen, Schwellungen, Ödeme
- Cellulite in Oberschenkeln, Gesäß und Beinen, dicker Hals, geschwollenes Gesicht
- Übergewicht
- Störungen der Kapillarfunktion, Arterienverkalkung, erhöhter Blutdruck, vermehrtes Risiko für Herzinfarkt und Schlaganfall
- Störungen der Fließeigenschaften des Blutes, dickes Blut, Venenprobleme, Besenreiser, Krampfadern, Hämorrhoiden, Neigung zu Thrombose
- Nieren- und Gallensteinbildung
- Gicht, hohe Harnsäurewerte, was zu Entzündungen und Schmerzen führen kann
- Kann das Tumorwachstum und das Entstehen von Krebserkrankungen begünstigen
- Trockene Haut, vermehrte Faltenbildung
- Mineralmangelzustände, Haarausfall
- Chronifizierung von Schleimhautproblemen, z. B. Sinusitis, Erkältung, Grippe, Bronchitis etc. weil der Schleim ständig sich verdickt und die Entsorgung blockiert wird.
- Rückenschmerzen, Fibromyalgie, Rheuma, Arthritis, Arthrose, Knochenverschleiß
- Sodbrennen, Gastritis, Mangel an Vitamin B12: Salz reizt die Schleimhäute chronisch und kann die Aufnahme von Vitaminen stören. Was passiert, wenn wir Salz auf eine Wunde streuen? Unsere Schleimhaut im Magen-Darm-Bereich leidet auch, wenn wir zu viel Salziges z. B. Chips, salzige geröstete Erdnüsse, Salzgebäck etc. essen.

## Salz und Magengeschwüre

Während des 107. Treffen der Amerikanischen Gesellschaft für Mikrobiologie wurden neue Erkenntnisse aus Studien über Salz-Konsum vorgestellt: Eine Ernährung mit erhöhtem Salzgehalt fördert nicht nur Bluthochdruck und Arteriosklerose, sondern unterstützt auch das gefürchtete Bakterium Helicobacter pylori bei seiner Entfaltung im Magen. Denn die genetische Aktivität des Keims wird durch das Salz angeregt und löst bei den Betroffenen häufig schwere Magenerkrankungen und Magen-Geschwüre aus.

Das Bakterium sondert ein Enzym namens Urease ab, das im Magensaft Harnstoff in Bikarbonat und Ammoniak aufspaltet. Hierdurch entsteht ein stark alkalisches Milieu (pH-Wert über 7), das sich wie eine schützende Blase um den Keim legt. Eine Ursache, warum so viele Menschen dieses Bakterium im Magen haben, ist eine Ernährung mit viel Salz und tierischem Eiweiß: Fisch, Fleisch, Wurstwaren, insbesondere Geflügel – Hühnchen, Pute, Ente, Gans ...

## Zusatzstoffe in Kochsalz

Außerdem enthält Kochsalz oft nicht deklarierungspflichtige Konservierungsstoffe wie Kalziumcarbonat, Magnesiumcarbonat, E535, E536, E540, E550, E551, E552, E553b, E570, E572, sowie Aluminiumhydroxid, um die Streu- und Rieselfähigkeit zu verbessern.

Ärzte vermuten, dass Aluminium in Nahrungsmittelverpackungen (Getränkedosen etc.) einer der Gründe ist, warum immer mehr Menschen an Alzheimer erkranken.

Steinsalz, Kristallsalz, Himalaja-Salz sind besser als raffiniertes Kochsalz. Aber trotzdem sollte man nicht zu viel davon nehmen, denn sie können auch zu einigen der oben genannten Symptomen und Krankheiten führen.

Salz allgemein sollte man nur sparsam verwenden, da der hohe Natriumgehalt Flüssigkeit im Körper bindet: Stoffwechsel-Produkte und Giftstoffe werden in der Folge nicht optimal ausgeschieden, sondern sitzen im Körper fest. Das lässt die Haut und viele Gewebestrukturen im Körper manchmal regelrecht aufgeschwemmt aussehen (Cellulite).

Bio-Nahrungsmittel sind zu empfehlen, denn sie haben einen besseren Geschmack, und man braucht sie deshalb weniger zu salzen.
Wer salzen will, sollte das sparsam tun, und kein raffiniertes Salz verwenden.

Der Mensch kann sehr gut ohne von außen zugefügtes Salz leben, so wie die meisten Tiere in der Natur.
Wenn man Sport treibt und schwitzt, sollte man nicht unbedingt mehr Salz zu sich nehmen, denn das kann die Niere noch zusätzlich belasten.
Das beste Salz das es gibt, ist in allen Gemüse Sorten drin. Sie beinhalten alle Mineralien und Elektrolyten, die unser Körper braucht.

# Geschmacksverstärker Glutamat und Augenschäden

Die Nahrungsmittel-Industrie verbraucht pro Jahr über 1,5 Millionen Tonnen Natriumglutamat. Diese unglaublichen Mengen werden mit gentechnisch veränderten Bakterien erzeugt.

Glutamat befindet sich in vielen Fertigprodukten wie Chips, Suppen, Pizza und kann viele verwirrende Namen haben wie z. B. Natriumglutamat, Glutaminsäure, Würze, Speisewürze, Soja-Würze, gekörnte Brühe, Brühwürfel, fermentierter Weizen, Hefe-extrakt.

Hohe Dosen Natriumglutamat können toxisch auf Nervensystem und Nervenzellen wirken, auch für den Sehnerv und die Netzhaut des Auges, denn sie besteht – als ein Teil des Gehirns – aus 125 Millionen Nervenzellen.

Geschmacksverstärker Natrium-Glutamat kann nach Erkenntnissen des Forscher-Teams um Dr. Hiroshi Ohguro von der Hirosaki Universität in Japan zu irreversiblen Augenschäden führen, Sehnerv- und Netzhauterkrankungen, Grüner Star, Glaukom –, und sogar Blindheit verursachen.

Die Wissenschaftler untersuchten die Auswirkungen des Glutamats an Ratten, die sich einer speziellen Glutamat-Diät unterzogen. Die Sehkraft der Tiere, die über einen Zeitraum von sechs Monaten Futter mit einem hohen Glutamat-Anteil verabreicht bekamen, nahm deutlich ab. Zugleich entwickelten die Tiere wesentlich dünnere Netzhäute als die einer Kontrollgruppe, denen die Forscher weiterhin normales Futter gaben.

Mit diesen Erkenntnissen glaubt Dr. Ohguro eine Erklärung für eine in Ostasien weit verbreitete Form des Grünen Stars – Glaukom – gefunden zu haben.
Der Wissenschaftler führt dies auf den hohen Anteil von Natriumglutamat zurück, der den meisten asiatischen Gerichten hinzugefügt wird.

Glutamat kann das Chinarestaurant-Syndrom auslösen mit diversen Symptomen, wie allergische Reaktionen, Kopf-Schmerzen, Übelkeit, Schwitzen und Nackensteifigkeit. Außerdem weckt es Hungergefühle, fördert Übergewicht und Alzheimer und kann gefährlich für schwangere Frauen und ihr ungeborenes Kind sein.

# Augenerkrankungen durch Fisch-Konsum?

In Fischen und Schalentieren können sich extrem hohe Mengen an Giftstoffen ansammeln, wie PCB, Dioxin, Quecksilber, Blei und Arsen, wodurch Gesundheitsprobleme von Nierenschäden über gestörte geistige Entwicklung und Krebs bis hin zum Tod entstehen können. Auch Fischölkapseln mit Omega-3-Fettsäuren können schädliche Substanzen enthalten.

Weltweit stammen etwa 50 Millionen Tonnen Fisch und Meeresfrüchte aus Aquakulturen – Fischfarmen. Die Fischerei liefert (noch) etwa 90 Millionen Tonnen. Davon ist ein Drittel wertloser Beifang. Dieser wird umgehend an die Futtermittelbetriebe weitergereicht. Die verarbeiten ihn zu Fisch-Futter und reichern ihn mit Antibiotika, Wachstums-Hormonen, Farbstoffen und Nahrungsergänzern an.
Dann wird es in die Tanks oder Schwimmnetze gekippt, als Futter für die Zuchtfische, z. B. Lachs. Die Chemie gelangt so unweigerlich in die Ozeane und von dort in die Nahrungskette – ein geschlossener Giftkreislauf.
Drei Schadstoffe stecken in Surimi, das als eine besondere Form des Sushi verkauft wird: Formaldehyd (schadet Atemwegen), Sorbit (führt zu Augenerkrankungen) und Olyphosphat (kann im schlimmsten Fall zum Herzinfarkt führen).

QUELLE: Zeitschrift „Welt der Wunder" 5/08

Fischverzehr bewirkt keine Reduzierung des Sterblichkeits-Risikos: In Studien wurde die Wirkung der Omega-3-Fettsäuren auf Herz, Kreislauf, Krebs und Gesamt-Sterblichkeit untersucht. Ein Forscherteam der englischen Universität East Anglia in Norwich stellte fest: Es gibt keinen schlagkräftigen Beweis dafür, dass Omega-3-Fettsäuren das Sterblichkeits-Risiko oder das Risiko für Herz-Kreislauf-Erkrankungen reduzieren.
Ein Epidemiologe vom University College in London fand sogar deutliche Hinweise darauf, dass tierische Omega-3-Fettsäuren unter bestimmten Bedingungen Herzrhythmus-Störungen fördern könnten.

Eine Meldung der kroatischen Zeitung (Vecernij List) zeigte das Ergebnis einer Studie über die Belastung mit krebserregenden chemischen Stoffen im Lachs. Die Forscher führten die hohen Werte darauf zurück, dass die Lachse in Fischfarmen vielfach mit Fischmehl aus ihren eigenen Artgenossen gefüttert, also zum Kannibalismus gezwungen werden. Dadurch summieren sich die ohnehin hohen Belastungswerte an Umweltgiften, PCB, Dioxinen und Schwermetallen im „Schadstoff-Endlager" Fisch.

Farbstoffe werden Zuchtslachsen ins Futter gemischt, damit ihr Fleisch trotz Turbowachstum den gewünschten rosa Farbton annimmt. Canthaxanthin (E161g) steht neuerdings im Verdacht, Augenerkrankungen negativ zu beeinflussen.

QUELLE: Zeitschrift „Welt der Wunder" 5/08

Anisakis ist ein Fisch-Parasit, der in der jetzigen Zeit mehr als 56% der Bevölkerung in Spanien befällt und ein großes Risiko für Touristen birgt. Denn dieser Parasit ist sehr widerstandsfähig und kann mehr als 20 Tage in Salz oder Essig überleben. Man findet ihn in Meeres-Fischen, sowie in Fischfarmen. Die Ärzte sind ratlos, und oft dauert es lange, bis man im Krankenhaus auf die Idee kommt, dass der Patient von dem Fisch-Parasit Anisakis befallen ist, weil die Symptome sehr vielseitig sein können: Muskelschmerzen mit brennendem Gefühl, Atemnot und Engegefühl, Augen-Allergien, Hautauschläge und Schwellungen. Er kann sogar Blinddarmentzündung auslösen. Manche Menschen in Spanien musste man notoperieren und mehrere Meter Darm entfernen.
Die spanischen Behörden kennen seit langem die Verseuchung von Fischen und Muscheln mit Hepatitis Viren und mit dem Parasit Anisakis, aber es wird nichts unternommen, wahrscheinlich aus Angst vor Panik und die wirtschaftlichen Folgen für die Nahrungsmittelindustrie und Touristenbranche.

Fischkonsum erhöht Brustkrebsrisiko: Im November 2003 wurde im Journal of Nutrition eine dänische Studie veröffentlicht, in der der Einfluss des Fischkonsums auf das Brustkrebsrisiko untersucht wurde. Teilnehmer der Studie waren über 23.000 Frauen. Dabei zeigten sich folgende Ergebnisse: Der tägliche Verzehr von mindestens 25 Gramm magerem Fisch erhöhte das Brust-krebsrisiko um 13%, bei fetten Fischsorten stiegt das Risiko um 11%.

Wurde täglich mehr Fisch konsumiert, z. B. die zwei oder drei-fache Portion, stiegt auch proportional das Brustkrebsrisiko.

Das Ergebnis dieser Studie zeigt deutlich, dass die weit verbreitete Einstellung zu dem „doch so gesunden Fisch" eben nur ein Mythos ist.

Referenzen: Connie Stripp et al: Fish Intake Is Positively Associated with Breast Cancer Incidence Rate. 2003 The American Society of Nutritional Schiences J. Nutr. 133: 3664

Oft liest oder hört man in den Medien immer wieder von Omega-3-Fettsäuren, die gegen Augen- und Herzkrankheiten helfen sollten und in Fischen vorkommen – ohne zu erwähnen, dass solche Nahrungsbestandteile auch in pflanzlichen Lebensmitteln zur Genüge vorhanden sind: Leinsamen, Leinöl, Walnüsse, Sojabohnen, Weizenkeime, Rapsöl, Schwarzkümmelöl.

Raps- oder Leinöl, Walnüsse, Postelein, Keimlinge und dunkel-grünes Blattgemüse enthalten Alpha-Linolensäure, den pflanzli-chen Vorläufer der Omega-3-Fettsäuren...

In der Ernährungs-Wissenschaft wird oft propagiert, dass man 2 bis 3-mal pro Woche Fisch essen sollte. Dahinter stecken wirtschaftliche Interessen einer europäischen Lobby, die mit Werbe-Maßnahmen den Fischkonsum wegen des Omega-3-Fett-säure-Bedarfs erhöhen will.

Menschen, die viel Fisch essen, haben oft starke Schwer-Me-tallbelastungen u.a. Quecksilber (Nervengift), sowie Umwelt-Gifte wie Dioxine (krebserregend), was Augenkrankheiten nega-tiv beeinflussen kann.

Fisch und Fleisch sind Produkte, die dazu neigen, sehr schnell zu verderben. Beim Essen kann sich die Darmflora in Richtung Fäulnisprozess verändern, so dass alle Körperausscheidungen – Urin, Stuhl, Schweiß – stärker nach Harnstoff und Ammoniak riechen. Die Folge kann Übersäuerung des Körpers sein, sowie schlechter Körper- und Mundgeruch.

Außerdem belastet der Konsum von tierischem Eiweiß den Körper mit Harnsäure und Arachidonsäure, die Entzündungsprozesse aller Art im Körper auslösen können – Rheuma, Gelenkschmerzen, Fibromyalgie, Allergien, Haut-Probleme etc.

Sie können bei uns eine Broschüre bestellen, »Fisch essen macht krank – Das Leiden der Fische«, die alle Fragen über die Nachteile des Fischkonsums mit wissenschaftlichen Studien belegt.

## Fische möchten unsere Freunde sein und kein Nahrungsmittel

Fisch ist schon lange nicht mehr gesund, ja sogar zum Teil hochgradig gesundheitsschädlich, wenn man neueste wissenschaftliche Studien hinsichtlich der Schadstoffbelastung von Meerestieren berücksichtigt.
Fische sind tatsächlich kommunikative und sensible Tiere. Sie können Schmerzen und Leiden empfinden so wie wir, denn sie haben ca. 60 Schmerzrezeptoren im Gehirn.
Der Fisch-Konsum hat keine gesundheitlichen Vorteile und ist genauso schädlich wie der Fleisch-Konsum.
Fische sind auch Tiere! Die Menschen sollten ihr Mitgefühl vom eigenen Haustier auf alle Tiere ausdehnen und somit aufhören, sie zu essen, in diesem Fall auch die Fische.
Wer ein Herz für die Tiere hat, kann keinen Fisch essen.

»Fisch essen macht krank – Wer gesund bleiben will,
lässt die Fische im Meer.«

# Fleisch – Das schädlichste Genussmittel

Augenkrankheiten können auf Grund einer Fehl-Ernährung mit vielen tierischen Produkten, wie Fleisch- und Fisch-Konsum entstehen:

- Durch eine gestörte Durchblutung; Thrombosen, Blutungen, Makula-Degeneration
- Eiweiß-Ablagerungen in der Linse bei Grauem Star (Katarakt)
- Entzündliche Zusammensetzung des Augen-Liquors bei Grünem Star (Glaukom) ...

Vielleicht wundern Sie sich, dass man Fleisch als Genussmittel bezeichnet. Aber der Konsum von tierischen Produkten – Fleisch und Fisch – ist das Genussmittel, was die Menschen und die Natur am meisten belastet und was die größten Schäden und Kosten verursacht.

Krankheiten auf Grund der krebserregenden Stoffen, Durchblutungsstörungen auf Grund von Cholesterin, gesättigten Fettsäuren, Homocystein oder der Entzündungsfaktoren (Purine, Harnsäure, Arachidonsäure etc.), die viel Schmerz, Leid und Geld kosten.

Es handelt sich um astronomische Zahlen, wenn man die Kosten summiert, die die Zivilisationskrankheiten verursachen, auf Grund dieses Fleisch-Genusses: Krebs, Diabetes, Übergewicht, Fettstoffwechselstörungen, Allergien, Asthma, Rheuma, Arthritis, Arthrose, Osteoporose, Bluthochdruck, Alzheimer, Demenz, Durchblutungsstörungen, Arteriosklerose, Herzinfarkt, Schlaganfall, BSE, Grippe-Pandemien (Vogel, Schweine) ...

Zusätzlich wird unser Gesundheitssystem mit hohen Kosten belastet, die entstehen, durch teure Diagnose-Verfahren, Medizintechnik, Forschung, Therapien, Krankenhausaufenthalte u.v.m., sowie den Medikamentenverbrauch, um diese Zivilisations-Krankheiten zu bekämpfen.

»Ein Großteil dieses Leids und die hohen Kosten
hätte man sich durch eine vegetarische Ernährung
ohne Fleisch und Fisch sparen können!«

**Fleischessen verursacht Umweltschäden und globales Leid**

Viele wissen es nicht, aber das Fleischessen und die Massentierhaltung belasten die Umwelt und schädigen das Klima stärker, wie der gesamte Autoverkehr!

21 Prozent der gesamten $CO_2$-Emission, die auf menschliche Aktivität zurück zu führen ist, stammen von Tieren der Massentierhaltung. Außerdem sind sie eine der Hauptursachen für die Erwärmung der Erde, Ozonschicht-Zerstörung und Schädigung der Atmosphäre durch Methan – Treibhaus-Effekt, den Klimawandel und die Klimakatastrophen, sowie immensen Umweltschäden und globales Leid: Bodenerosionen durch das Abholzen und Zerstören der Regenwälder, Grundwasser-Belastungen, Luftverschmutzungen und Waldsterben durch Ammoniak und Nitrat, Energie-Missbrauch (Rohstoffe, Strom, Wasser), Hungersnöte, Wassermangel, Kriege u.v.m.

### Tierleid durch Massentierhaltung und Schlachtung!
Weltweit werden jedes Jahr 45 Milliarden Tiere
für den menschlichen Verzehr getötet.

# Zitate bekannter Vegetarier

**Pythagoras**: »Alles, was der Mensch den Tieren antut, kommt auf den Menschen zurück.«

**Mohammed** (Begründer des Islam)
»Unser Bauch soll nicht zum Friedhof der Tiere werden.«

**Leonardo da Vinci**: »Ich habe schon in jüngsten Jahren dem Essen von Fleisch abgeschworen, und die Zeit wird kommen, da die Menschen, wie ich, die Tiermörder mit gleichen Augen betrachten werden wie jetzt die Menschenmörder.«

**Georg Bernhard Shaw**
»Tiere sind meine Freunde, und ich esse meine Freunde nicht!«

**Paul McCartney**: »Man darf nicht essen, was ein Gesicht hat«
»Wenn die Schlachthöfe Wände aus Glas hätten, wäre jeder längst Vegetarier!«

**Xavier Naidoo**
»Dank eines Raps von Kool Savas bin ich Vegetarier geworden.«

**Dalai Lama**: »Ich sehe keinen Grund, warum man Tiere schlachten und deren Fleisch essen soll, da man doch so viel anderes essen kann. Der Mensch braucht kein Fleisch.«

**Franz Kafka**: (beim Betrachten von Fischen in einem Aquarium) »Nun kann ich euch in Frieden betrachten; ich esse euch nicht mehr.«

## Alec Baldwin

»Jedes Mal, wenn wir uns zum Essen zu Tisch setzen, treffen wir eine Wahl. Bitte wählen Sie etwas Vegetarisches. Tun Sie es für die Tiere, für die Umwelt und für Ihre Gesundheit.«

**Martina Navratilova**: »Ich bin ein Beispiel dafür, dass gute Kondition nichts mit Fleischessen zu tun hat.«

**Juliette Schoppmann**: »Ich ernähre mich seit vielen Jahren vegetarisch und spüre täglich, wie gut dies meinem Körper tut. Außerdem leben die Tiere, die für die Fisch- und Fleisch-Produktion gezüchtet und geschlachtet werden, unter qualvollen Bedingungen, und dies möchte ich nicht unterstützen.«

**Dr. Janez Drnosek**: Staatspräsident der Republik Slowenien sagte zum Osterfest und zu Weinachten: »Wahrscheinlich würde sich Jesus im Grabe umdrehen, wenn er wüsste, dass in seinem Namen ein Massenmord an Tieren stattfindet. Die Botschaft des Jesus von Nazareth beruht auf dem absoluten Respekt vor dem Leben, und es ist schwer vorstellbar, dass es Jesus annehmen würde, dass ihm zu Ehren Millionen von lebenden Wesen geopfert werden.
Tiere sind Lebewesen, und sie als solche zu schlachten und zu jagen ist unmenschlich, unethisch und grausam.«

**Pink**: »Ich habe schon immer gefühlt, dass Tiere die reinsten Seelen dieser Welt haben. Sie verfälschen oder verstecken ihre Gefühle nicht, und sie sind die treuesten Geschöpfe auf dieser Erde. Und irgendwie glauben wir Menschen, wir seien schlauer – was für ein Witz.«

**Kim Basinger**: »Wenn Sie das Leiden fühlen oder sehen könnten, würden Sie es sich zweimal überlegen«, »Geben Sie Leben zurück – Essen Sie keinen Fisch und kein Fleisch«, »Ich würde einfach alles für Tiere tun.«

# Ein Auge für die Tiere haben

Aktuelle Umfragen zeigen, dass in Deutschland mehr als 15 % Vegetarier leben (Tendenz steigend). Dies wird nur noch von Indien und England übertroffen.

Für den Menschen muss kein Tier sterben. Der Mensch braucht weder Fleisch, Wurst noch Fisch, um stark und gesund zu sein. Man kann sogar sehr gut ohne Fleisch leben, weil sich viele pflanzliche Eiweiße und Aminosäuren auch in Obst, Gemüse, Getreide, Hülsenfrüchten, Nüssen und Samen befinden.

Eine vegetarische Ernährung hat sowohl für den Menschen als auch für die Umwelt viele Vorteile. Man kann die hohen Kosten in unserem Gesundheitssystem senken und vielen Zivilisations-Krankheiten vorbeugen.

Fleisch, Wurst oder Fisch essen bedeutet, "blind sein" für den Schmerz und das Leid der Tierwelt und unserer Mutter Erde.

Immer mehr Menschen öffnen die Augen, werden sensibler, denken an das Leid der Tiere und hören auf, Fleisch und Fisch zu essen. Viele Menschen von heute fühlen intuitiv, dass Tiere keine Sachen sind, sondern beseelte Wesen, die ähnlich fühlen wie wir Menschen und deshalb nicht mehr auf unseren Speiseplan gehören.

Kaum jemand würde sagen, er tötet gerne Tiere. Aber viele essen Fisch und Fleisch. Um einen Braten auf dem Teller zu haben, muss aber vorher ein Tier getötet worden sein. Auch wenn man es nicht selber tut, gibt man als Fleisch- oder Fischesser durch seinen Konsum den Auftrag zum Töten! Das entspricht nicht der Lehre der Liebe des Jesus von Nazareth.

Das 5. Gebot: „Du sollst nicht töten" gilt auch für die Tiere !
Wer Fleisch oder Fisch isst, gibt den Auftrag zum Töten und schadet auch seiner Gesundheit.
Wer ein Herz für die Tiere hat, kann weder Fleisch noch Fisch essen. Wer sein Herz für die Bilder vom Leid der Tiere öffnet, müsste eigentlich dadurch schon zum Vegetarier werden.

> »Eine vegetarische Ernährung ist ein guter Beitrag,
> damit diese Welt besser wird!«

# Teil II

## Augenkrankheiten naturheilkundlich behandeln

# Augenkrankheiten
# naturheilkundlich behandeln

Unsere Augen sind „nicht allein im Kopf", sie sind eng verbunden mit dem ganzen Körper, d. h. sie spiegeln unseren allgemeinen Gesundheitszustand. Bereits vor 100 Jahren wies Sebastian Kneipp – der Wasser-Doktor – darauf hin:

> » Ein gesunder Körper hat auch ein gesundes Auge.
> Fehlt es an den Augen, so fehlt es auch am Körper.«

Die Ursachen der Augenkrankheiten/Fehlsichtigkeiten sind oft nicht im Auge selbst zu finden, sondern im ganzen Körper – ebenfalls im seelischen Bereich, denn unsere Augen sind auch der "Spiegel der Seele".
Auch so genannte „unheilbare" Augen-Krankheiten kann man in vielen Fällen positiv beeinflussen, evtl. den Krankheits-Verlauf aufhalten und die restliche Sehkraft erhalten oder verbessern.
Es kann hilfreich sein, die Faktoren zu finden, die zu dieser Krankheit geführt haben, und die Selbstheilungskräfte des ganzen Menschen mit naturheilkundlichen Therapien und inneren und äußeren Veränderungen zu unterstützen.

Auch die vielen Hinweise in den Kapiteln „Der Weg zur Sehverbesserung und Augengesundheit" können Augenprobleme positiv beeinflussen.

## Augenmüdigkeit

Augenmüdigkeit deutet oft auf körperliche Müdigkeit hin und kann mit Energiemangel, aber auch mit Verschlackung des Körpers zusammenhängen.
Man sollte in diesem Fall die Faktoren finden, die zu dieser Müdigkeit geführt haben und bestrebt sein, sie zu ändern.
Die Augen sind ein Teil des Gehirns, was bedeutet, dass in manchen Fällen die Augenmüdigkeit auftreten kann, wenn viel

Energie verloren geht durch ständige negative Gedanken, Sorgen, Grübeln, Problemgespräche, Streitigkeiten etc.

Falls die Augenmüdigkeit von stundenlanger Computerarbeit herrührt, dann sollten wir in der Freizeit den Kontakt mit der Natur suchen, denn die Augen sind für die Natur geschaffen und können sich dort am besten entspannen.

Siehe Kapitel „Hausmittel bei Augenleiden".

# Licht-Überempfindlichkeit

Ein bisschen Lichtempfindlichkeit ist normal, insbesondere beim Autofahren oder an sonnigen Tagen, wenn man aus geschlossenen Räumen plötzlich ins Freie geht.

Wer von früh bis spät eine Sonnenbrille tragt, schwächt damit seine Augen, und sie werden mit der Zeit noch licht- und blendempfindlicher. Besser ist es, die Sonnenbrille nur bei Bedarf zu tragen.

Nervliche Anspannung, Müdigkeit und Augen-Überlastung sind meistens die Hauptursachen. Wenn die Lichtempfindlichkeit zu stark ist, kann dies ein Begleit-Symptom für andere systemische Erkrankungen sein.

Empfehlungen: Vitaminreiche Kost mit viel rohem Obst und Gemüse essen, Genussmittel meiden, so gesund wie möglich leben, sich öfter draußen aufhalten, z.B. im Wald, um sich ans Tageslicht zu gewöhnen.

HOMÖOPATHISCHE MITTEL
**Lavandula siccata D6 aa** Augentropfen
1 bis 3-mal täglich 1 Tropfen in den Bindehautsack träufeln.

Selbstverständlich sollte man immer auf die Ursachen eingehen, die zur Lichtempfindlichkeit geführt haben.

Siehe Kapitel „Hausmittel bei Augenleiden".

Bei starken Augenbeschwerden sollte man den Augenarzt kontaktieren.

# Nachtblindheit

Sie kann auf Mangelzustände – z. B. Vitamin A –, Belastung durch Drogen, Nikotin, Alkohol etc. oder auf eine körperliche Schwäche hindeuten.
Man sollte so gesund wie möglich leben und essen.
Siehe Kapitel „Auge und Ernährung".

# Farbsehstörungen

In 5% der Fälle können sie genetisch bedingt sein. Insbesondere wenn sie phasenweise auftreten, können sie auf Mangelzustände des Körpers hindeuten, und auch bei Menschen vorkommen, die sehr ungesund leben, z. B. bei Medikamenten-, Alkohol- oder Nikotin-Abusus. Siehe Kapitel „Augen-Vitalstoffe".

# Gerstenkorn – Hordeolum

Symptomatisch für das Gerstenkorn ist ein unbeschreiblicher Druckschmerz am Lid. Es handelt sich um eine akute Infektion oder bakterielle Entzündung, meist mit Staphylokokken, vorwiegend im Bereich der Talg- oder Schweißdrüsen des Lidrandes (Moll- und Meibom-Drüsen).
Es zeigen sich Rötung, kugelige Schwellung an der Lidkante und an den Ausführungen zu einer Lidranddrüse. Der Eiterdurchbruch des Entzündungsprozesses erfolgt meistens im Bereich des Lidrandes. Bei starken Augenbeschwerden sollte man den Augenarzt aufsuchen.

Ein Gerstenkorn ist zwar schmerzhaft, bildet sich aber ansonsten innerhalb von Tagen meistens spontan selbst zurück. Trockene Wärme kann Schmerzlinderung bringen.
Eine Fehl-Ernährung kann Augenentzündungen auslösen, z. B. viel Zucker, Schokolade, Süßigkeiten, tierisches Eiweiß (Fleisch, Wurst, Geflügel, Fisch, Käse, Milchprodukte) und zu wenig pflanzliche Nahrungsmittel wie Obst, Salat und Gemüse.

HOMÖOPATHISCHE MITTEL
**Calendula D4** Augentropfen
2 bis 4-mal täglich 1 Tropfen in den Bindehautsack träufeln.
**Euphrasia comp.** Augensalbe
Tagsüber auf das Gerstenkorn am Lidrand geben, zur Nacht wenig in den Bindehautsack.

**Heilanwendungen und Hausmittel**
Hitze und Kräuteressenzen können die Reifung und die Entleerung des Gerstenkorns beschleunigen.

- Warme Leinsamenkompresse
- Kräuterumschlag mit Erdrauchkraut, Petersilienblättern und Birkenblättern.
- Kamillenauflage
- Huflattichauflage

Auch die Sonnenblumen-Öl-Therapie nach Dr. Karach – Ölzieh-Kur – mehrmals am Tag, 2 Wochen lang, kann den Heilungs-Prozess unterstützen.
Siehe auch „Hausmittel bei Augenleiden"

WEITERE EMPFEHLUNGEN
Vitaminreiche Kost mit viel rohem Obst und Gemüse essen.
Genussmittel, tierisches Eiweiß und zuckerhaltige Nahrungsmittel meiden, so gesund wie möglich leben. Bei starken Augenbeschwerden sollte man den Augenarzt kontaktieren.

# Hagelkorn – Chalazion

Das Hagelkorn ist im Gegensatz zum Gesternkorn in der Regel schmerzlos. Die Entzündung verläuft chronisch und meistens ohne Beteiligung von Bakterien. Die Ursache des Chalazions ist eine entzündete, verhärtete oder verstopfte Konjunktivaldrüse (Meibom-Drüse) mit anschließender Bildung von Granulations-Gewebe unter der Lidhaut. Es kommt zu einer Verdickung im

Bereich dieser Drüse innerhalb der Lidkante. Diese Veränderung kann wochenlang ohne größere Beschwerden bestehen bleiben. Es gibt Menschen, bei denen es vermehrt vorkommt, z. B. nach ausschweifenden Wochenenden mit üppigen Mahlzeiten mit Fleisch, Wurst, Fisch, Käse, Süßem etc.

HOMÖOPATHISCHE MITTEL
**Euphrasia comp.** Augensalbe
Tagsüber dünn auf die äußere Lidkante geben, zur Nacht auf den Lidrand.

WEITERE EMPFEHLUNGEN
Trockene Wärme mit Rotlicht auf das Lid, sanftes Schwitzen mit Bio-Sauna oder Infrarot-Kabine, Bewegung.
Antibiotika helfen wenig in diesem Fall. Wenn es stört und sich nach ein paar Monaten nicht zurückgebildet hat, kann es operativ entfernt werden.
Siehe Kapitel „Hausmittel bei Augenleiden".
Bei starken Augenbeschwerden sollte man einen Augenarzt aufsuchen.

# Augenlidschwellungen – Lidödem

Lidschwellung entsteht leicht wegen des lockeren Aufbaues des subkutanen Lidgewebes und dessen Neigung zur Flüssigkeits-Durchtränkung. Es kann zahlreiche Ursachen haben. Bei starken Augenbeschwerden sollte man den Augenarzt aufsuchen.
Eine Schwellung im Bereich Oberlid kann auf eine Herzschwäche hindeuten.
Ist die Schwellung im unteren Augenlid, kann dies auf Körpermüdigkeit oder Nieren-Schwäche hindeuten.
Wenn es beide Augen betrifft, wäre es gut, Herz und Nieren-Funktion untersuchen zu lassen.

Eine bewusste, tiefe Atmung sowie Bewegung in der Natur, z. B. wandern, schwimmen etc., kann den Kopfbereich entlasten und den Lymphkreislauf aktivieren.

Auch Kopf-, Gesicht- und Hals-Massage oder Lymphdrainage könnten hier eine Unterstützung sein.

Zu viel Eiweiß – Fleisch, Wurst, Geflügel, Fisch, Käse, Getreide, Nüsse, Hülsenfrüchte – oder Salz kann das Drainagesystem des Körpers – Niere und Lymphsystem – belasten und zu Schwellungen im Körper führen.

Hier kann auch eine gesunde Ernährungs- und Lebensweise eine große Hilfe sein. Siehe Kapitel „Hausmittel bei Augenleiden".

# Lidödem ohne Entzündung

Ein nicht entzündliches Lidödem ist blass, kühl und schmerzlos.

Einseitig ist es nur bei lokalen Prozessen. Ein beidseitiges Lidödem kann Symptom eines Grundleidens sein, z. B. Nierenerkrankung, Stoffwechselstörung, Allergie, Stauung der Lymphabflusswege nach Entzündungen oder nach Operationen.

Hierbei ist die Therapie, die Behandlung der auslösenden Erkrankung. Siehe Kapitel „Hausmittel bei Augenleiden".

HOMÖOPATHISCHE MITTEL
**Euphrasia D3** Augentropfen
3-mal täglich 1 Tropfen in den Bindehautsack träufeln.
Bei starken Augenbeschwerden sollte man den Augenarzt aufsuchen.

# Lidödem mit Entzündung

Entstehen durch Entzündungen der Lider, der Augen oder durch Entzündungsprozesse in der Nachbarschaft der Augen (Sinusitis, Nasennebenhöhlen-Entzündungen, Phlegmone, Zahnprobleme, Tränenwegs-Entzündungen). Diese sind dann gesondert zu behandeln. Bei starken Augenbeschwerden sollte man den Augenarzt aufsuchen.

HOMÖOPATHISCHE MITTEL
**Calendula D4** Augentropfen
3-mal täglich 1 Tropfen in den Bindehautsack träufeln.

# Fliegende Fliegen – Mouches volantes

Mouches volantes – fliegende Mücken oder Fliegen – sind kleine Flecken, schwarze Punkte oder fadenartige Strukturen im Gesichtsfeld, die sich gemeinsam mit der Blickrichtung bewegen.
Mouches volantes nimmt fast jeder Mensch im Laufe seines Lebens kurzfristig mal wahr. Dies ist aber kein Grund zur Sorge.
Sie fallen ganz besonders dann auf, wenn man helle Hintergründe betrachtet, z. B. gestrichene Wände, blauer Himmel oder weiße Seiten eines Buches beim Lesen.

Wenn sie nur ab und zu sichtbar sind, kann es sein, dass die Tränenflüssigkeit nicht „sauber" ist, z. B. auf Grund von Staubpartikeln oder Schlacken. Oft tritt dieses Problem auf, wenn man sich über längere Zeit fehlernährt hat oder zu viel gegessen hat - zu viel Süßes, zu viel Stärke – Nudeln, Brot, Kartoffeln etc. – oder zu viel Eiweiß – Fleisch, Fisch, Käse, Soja.
Die Tränenflüssigkeit, so wie alle Körperflüssigkeiten (Urin, Schweiß), reagiert auf das, was wir essen.
Probleme mit der Tränenflüssigkeit können auch auf einen energetischen Stau im Augenbereich hindeuten, basiert auf negativen Emotionen, Gefühlen und Gedanken.

Mouches volantes können auch feine Trübungen im Glaskörper sein, was viele Menschen haben und was ganz normal ist. Sie entstehen durch die physiologische Kondensation von Collagenfibrillen oder Teilen von kleinen, alten Blutgefäßen, die in der gelartigen Grundsubstanz zu mikroskopisch kleinen Klümpchen und Fädchen gelöst sind.
Glaskörpertrübungen können auch Abfallprodukte vom Stoffwechsel – „Schlacken" – sein, deren Entsorgung das Blut- und Lymphsystem des Auges nicht schafft.

Mögliche Hilfen bei Mouches volantes: Kopflymphdrainage, Gesichtsmassage, Heilfasten oder naturheilkundliche Therapien, die den Körper entgiften und entschlacken.
Siehe Kapitel „Hausmittel bei Augenleiden".

Wenn plötzlich viele tiefschwarze Flecken auftreten, wie ein „Rußregen", kann dies durch eine Blutung im Glaskörperraum verursacht worden sein.

Eine plötzliche Zunahme der Mouches volantes in Verbindung mit Blitzen kann ein Symptom der physiologischen „hinteren Glaskörperabhebung" oder beginnender Netzhauteinriss sein, was zur Netzhautablösung führen kann. Diese Sehstörungen sollten immer Anlass sein, sofort zu einer augenärztlichen Untersuchung zu gehen.

# Glaskörpertrübungen

Der größte Teil des Augeninneren ist der Glaskörper, eine durchsichtige, wegen ihres hohen Hyaluronsäuregehaltes stark viskose, gallertige Masse mit Stützfasern.

Die Trübungen, die sich bilden, wenn die umliegenden Strukturen – Aderhaut, Netzhaut oder Ziliarkörper – belastet sind.

Wir kennen Menschen, bei denen die Glaskörpertrübungen verschwunden sind durch Umstellung der Ernährungs- und Lebensweise, Heilfasten oder mit naturheilkundlichen Therapien, die den Körper entgiften, entschlacken sowie mit Gesichts- und Kopfmassagen, die den Augenbereich entlasten.

Siehe Kapitel „Hausmittel bei Augenleiden".

HOMÖOPATHISCHE MITTEL

**Argentum – Corpus vitreum D6** Augentropfen bei primären Veränderungen
3-mal täglich 1 Tropfen in den Bindehautsack träufeln.

**Corpus vitreum D6 / Succinum D6 aa** Augentropfen
3-mal täglich 1 Tropfen in den Bindehautsack träufeln.

**Belladonna / Betula / Formica** Augentropfen bei sekundär bedingten Veränderungen
Morgens und abends 1 Tropfen in den Bindehautsack träufeln.

Bei starken Augenbeschwerden sollte man den Augenarzt aufsuchen.

# Blitze sehen

Plötzliche Lichter oder Blitze sehen, können ein Zeichen von gestauter nervlicher Anspannung sein und sind meistens harmlos. Es kommt oft nach belastenden Situationen und starkem Stress.
Das Erlernen von Maßnahmen zur Stressbewältigung sowie Massagen und Therapien zur Entspannung können hier eine Hilfe sein.

Bei Blitzen ist zu empfehlen, auch wenn sie oft harmlos sind, zum Augenarzt zu gehen um Netzhaut und Sehnerv untersuchen zu lassen, denn manchmal kann dies ein Begleit-Symptom für Netzhautablösung oder eine Netzhauterkrankung sein.
Bei Netzhautablösung sieht man plötzlich einen schwarzen Schleier vor den Augen. Mit einer Notoperation kann man das Augenlicht noch retten.

# Augenzittern – Nystagmus

Nervöser Tick: Wenn dieses Zittern nur gelegentlich und ober- oder unterhalb des Auges auftritt, kann es auf seelischen Stress und gestaute nervliche Anspannung hindeuten.
Es ist nicht direkt das Auge, das zittert, sondern ein bestimmter Nerv oder ein Hautareal.
Nystagmus ist ein eher stärkeres Augenzittern, das sich mit unkontrollierbaren, rhythmischen Bewegungen von einem oder von beiden Augen äußert.

MÖGLICHE URSACHEN:
- Als Symptom eines Schwindels
- Eine Fehlkoordination zwischen zwei wichtigen physiologischen Sinnen: dem Gleichgewichtssinn und dem Sehsinn
- Auf Grund von Störungen in der Augenkontrolle bei Erkrankungen im Hirnstamm und Kleinhirn oder im vestibulären System

- Eine Schädigung des Gleichgewichtsorgans (Vestibularorgan) oder des Nervus vestibulocochlearis (VIII. Hirnnerv)
- Der zentrale Nystagmus kann die Folge einer Schädigung im Gehirn sein.
- Der Konsum von bestimmten Drogen wie Ecstasy kann einen Nystagmus auslösen.

BEHANDLUNG:
Das Nervensystem entspannen, unterstützen und aufbauen.
Diverse Massagen und Entspannungs-Behandlungen z. B. die Cranio-Sacral-Therapie, können hier eine gute Hilfe sein.

Die Kombination von:
- Sich eine tiefe und bewusste Atmung angewöhnen
- Bewegungs-Therapie
- Meditation und das Erlernen, ruhiger zu werden
- Das Lösen der seelischen Konflikte durch psychologische Gespräche kann helfen, dieses Augenzittern zu beseitigen.

# Blutungen des Auges – Hyposphagma

Blutungen unterhalb der Bindehaut (Hyposphagma) zeigen sich durch eine lackrote Fläche und relative Schmerzfreiheit. Meistens sind sie harmlos und heilen von allein. Die Blutung ist oft begrenzt und resorbiert sich von selbst nach 1-2 Wochen.
Blutungen innerhalb der Vorderkammer oder des Glaskörpers und der Netzhaut können eine deutliche Sehverschlechterung verursachen. Mögliche Ursachen:
- Unfall, Trauma
- Starke Hitze oder Helligkeit
- Hoher Blutdruck
- Erhöhte Blutungsneigung, z. B. wegen Aspirin ASS, Marcumar
- Starke Anstrengungen: Wehen, Erbrechen, Husten, Verstopfung
- Entzündungen
- Burnout-Syndrom, Körpermüdigkeit, Schwächezustand
- Beruflicher oder familiärer Stress und seelische Belastungen
- Nach Operationen am und im Auge können Blutungen auftreten

HOMÖOPATHISCHE MITTEL
**Arnica, Planta tota Rh D3** Augentropfen
3-mal täglich 1 Tropfen in den Bindehautsack träufeln.
Bei Blutung nach Bindehautwunden oder nach Katarakt-OP zunächst zweistündlich, später 2 bis 3-mal täglich 1 Tropfen in den Bindehautsack träufeln.
**Argentum – Corpus vitreum D6** Augentropfen
1 bis 3-mal täglich 1 Tropfen in den Bindehautsack träufeln.

Siehe Kapitel „Hausmittel bei Augenleiden".
Bei allen Arten von Augenblutungen sollte man vorsorglich immer den Augenarzt aufsuchen.

# Keratokonus

Die Augenkrankheit Keratokonus ist eine fortschreitende Ausdünnung und kegelförmige Verformung der Hornhaut des Auges (Kornea). Als Ursache wird eine Abweichung der chemischen Zusammensetzung der Hornhaut oder eine Schwächung des Collagens in der Hornhaut vermutet.
Die Erkrankung kann schubweise verlaufen und betrifft meistens die zentrale Hornhaut.
Ungesunde Ernährung- und Lebensweise, starker Stress können den Ausbruch oder eine Verschlechterung begünstigen oder beschleunigen.
Keratokonus geht oft zusammen mit einer Kurzsichtigkeit, die sich nicht so einfach mit einer Brille korrigieren lässt.
Symptome: Verzerrungen, Doppelkonturen, Lichtphänomene, ständig gerötete Augen, extreme Licht- und Blend-Empfindlichkeit. Die Hornhaut ist sehr empfindlich auf Sauerstoff oder Vitamin-Mangel-Zustände. Menschen mit Augenkrankheiten sind „gezwungen", so gesund wie möglich zu leben und zu essen, z. B. viel Obst, Früchte, Salat, nicht rauchen ...
Siehe auch Kapitel „Auge und Ernährung" und „Der Weg zur Sehverbesserung und Augengesundheit".

# Conjunctivitis – Bindehautentzündung

Die Ursachen der Konjunktivitis sind vielfältig, z. B. Bakterien, Viren und Pilze, aber auch Allergene und andere äußere chemische oder physikalische Reize wie UV-Licht, Verätzung oder Tumorbestrahlung.

Ebenso kann eine Konjunktivitis als Ausdruck einer dauerhaften Überanstrengung, z. B. der Sehkraft oder des gesamten Organismus, erscheinen.

Symptome: Rötung, Tränen, Kratzen, stechende Schmerzen, Sandkorngefühl und Brennen, Lidrandverkrustungen, Schwellung oder Rötungen des Lidrandes – Blepharitis.

HOMÖOPATHISCHE MITTEL
**Euphrasia D3** Augentropfen
3-mal täglich 1 Tropfen in den Bindehautsack träufeln bis die Beschwerden abklingen.
Bei starken Augenbeschwerden sollte man den Augenarzt aufsuchen.

# Conjunctivitis infektiosa

Bakterielle Konjunktivitis wird oft durch Pneumokokken ausgelöst. Symptome: Rötung und eitrige Sekretion der Bindehaut, Schmerzen, Schwellung der Lider.

HOMÖOPATHISCHE MITTEL
**Calendula D4** Augentropfen
In den ersten 3-5 Tagen 3-mal täglich 1 Tropfen in den Bindehautsack träufeln.
**Echinacea angustifolia Rh D3** Augentropfen
In den ersten 3-5 Tagen 3-mal täglich 1 Tropfen in den Bindehautsack träufeln.

Bei starken Augenbeschwerden sollte man den Augenarzt aufsuchen, denn in manchen Fällen sind Augen-Tropfen oder Salben mit Antibiotika notwendig.

# Allergische Bindehautentzündung
## Conjunctivitis allergica

Erscheinungsbild: Reizung, Schwellung, Tränenfluss, Lichtscheu, Jucken und Brennen.

Eine Allergie zeigt auf, dass der ganze Körper belastet und verschlackt ist. Man sollte sowohl auf die Lebens- und Ernährungsweise als auch auf den Genussmittel-Konsum achten.

Die naturheilkundlichen Hinweise, die man im Kapitel „Trockenes Auge" und „Augen und Ernährung" findet, helfen auch bei Allergien.

HOMÖOPATHISCHE MITTEL
**Euphrasia D3** Augentropfen
Zunächst stündlich jeweils 1 Tropfen in den Bindehautsack träufeln, bei abklingenden Beschwerden 2 bis 4-mal täglich.

Bei starken Bindehautbeschwerden sollte man den Augenarzt aufsuchen.

# Tränenträufeln – Epiphora

Als Epiphora (griechisch „Tränenträufeln") bezeichnet man das Auslaufen von Tränenflüssigkeit über die Lidränder. Es kann ein Ausdruck eines Missverhältnisses zwischen der Tränenproduktion in den Tränendrüsen und des Abflusses über die ableitenden Tränenwege sein. Tränenträufeln kann ein Symptom zahlreicher Augenerkrankungen sein: Hypertrophie der Tränendrüse, eine gesteigerte Produktion – Dakryorrhö – der Tränenflüssigkeit auf Grund mechanischer Reizung der Hornhaut (Fremdkörper) oder Bindehaut, eine Reizung des Nervs Trigeminus, oder Sinusitis – Nasennebenhöhlenerkrankungen.

Unser Körper ist immer bestrebt, zu entsorgen, was er nicht will oder was ihn belastet. Dafür benützt er die Ventile des Körpers: Haut, Nasen-Schleimhaut und Atemwege, Darm-Schleimhaut, Niere und Harnwege etc.

Augen und Tränen-Flüssigkeit können in manchen Fällen ein Ventil des Körpers sein, genauso wie Nasenbluten, Erkältung, Grippe, Durchfall, Hautauschlag oder Monatsblutung bei Frauen.

Zu viel Tränen-Flüssigkeit kann kommen, wenn wir die Tage vorher Nahrungsmittel mit „zu viel" Zucker oder Stärke gegessen haben, z. B. Getreide, Brot, Nudeln, Kartoffeln, Kuchen, Schokolade und Süßigkeiten. Man kann es bei sich selber beobachten.

In den kalten Wintertagen kann es vermehrt vorkommen, weil die Kälte ein zusätzlicher Reiz ist.

Manchmal können die Probleme der Tränen-Flüssigkeit mit gestauten Emotionen und Gefühlen in Verbindung stehen, z. B. Traurigkeit, Trauer, aber auch mit Freude. Erwachsene Männer neigen dazu, ihre Gefühle zu unterdrücken; Kinder und auch Frauen hingegen sind eher spontan. Bei manchen Menschen haben sich die Augenprobleme, auch Augen-Schmerzen, verbessert und seelische Blockaden gelöst, wenn sie ihre Gefühle geäußert und geweint haben.

Alle Hinweise in den Kapiteln „Der Weg zur Sehverbesserung und Augengesundheit" können Augenprobleme positiv beeinflussen.

# Ablagerungen am Irisrand und der Sklera

**Gelbe** oder **weiße Ablagerungen** sind oft Fett oder Protein (Amyloidablagerungen), die den Hinweis geben, dass durch die Ernährung dem Körper zu viel tierisches Eiweiß und tierische Fette zugeführt wurden z. B. aus Fleisch, Wurst, Geflügel, Fisch oder Milchprodukten (Käse, Joghurt, Quark, Butter, Molke, etc.). Auch zu viel pflanzliches Eiweiß aus Soja, Tofu, Hülsenfrüchten, Nüssen, Samen, Getreide. Ein gelber **Lipoidhügel** kann ein Hinweis auf Fehlernährung, Fettstoffwechselstörungen, Hypercholesterinämie und Leberdysfunktion sein.

**Pterygium** ist ein gutartiger degenerativer Prozess im Bindegewebe der Konjunktiva. Die Ursachen sind noch unbekannt, aber man vermutet, dass zu viel Sonne und eine Ernährung mit zu viel tierischem Eiweiß eine Rolle spielen könnten.

**Braune** „Staketen" und „Dachziegel" sind braune Gebilde, die den Hinweis auf bestehende oder abgelaufene Leber-Gallenwegs-Erkrankung mit Gelbsucht (Ikterus) sowie Neigung zu Fettleber (Steatosis hepatis) und Leberzirrhose.

# Hausmittel bei Augenleiden

Wir leben in einer Zeit, in der die Menschen wenig Zeit für Hausmittel haben und nach schnellen Lösungen suchen. Aus diesem Grund geben wir keine genauere Beschreibung von den vielen Hausmitteln für die Augen.

Man sollte auch berücksichtigen, dass man, um die Augen ganzheitlich zu behandeln, den ganzen Körper behandeln müsste. Man kann nicht erwarten, gesunde Augen zu haben, wenn man ungesund lebt und isst. Ein Augenleiden ist nur ein Symptom, das uns vielleicht zeigt, dass wir etwas ändern sollten, evtl. auch in unserer Gedankenwelt.

Wenn wir die Natur als Vorbild nehmen, beobachten wir, dass sich kranke Tiere zurückziehen, sich ausruhen und wenig essen. Wenn man wenig isst, können sich die Selbstheilungskräfte des Körpers – der innere Arzt – besser auf den Heilungsprozess konzentrieren. Praktisch kann das in Form von Heilfasten sein, jedoch kann eine „Null-Diät" für Menschen, die nicht vorbereitet sind, zu nervlicher Anspannung führen.

## Obst- und Gemüse-Kur

Um Schmerzen zu lindern und Entzündungen zu hemmen hat sich eine vegetarische Ernährung mit viel Rohkost bewährt:

- Obstkur, z. B. mit 5 bis 15 Äpfeln, Birnen, Mandarinen, Orangen am Tag oder anderen Bio-Obstsorten (keine Bananen)
- Obst- oder Gemüse-Tage, 2 bis 3-mal pro Woche (aus biologischen Quellen)
- Getreidefreie Tage oder Woche; nur Gemüse, Salat oder Obst

Die sekundären Pflanzeninhaltsstoffe von Obst und rohem Gemüse haben einen „pharmakologischen Effekt".
Siehe auch Kapitel „Auge und Ernährung"

# Sonnenblumenöl-Therapie nach Dr. Karach

Ölziehkur zur Entgiftung und Entschlackung des Körpers

## Warum ist sie so wirksam?

Durch die Bewegungen der Gesichtsmuskulatur unterhalb des Auges, bewegt man auch den Lymphabfluss des Auges und entschlackt damit die Augen-Zone über die Schleimhaut des Mundes. Wenn Sie es 30 Minuten lang durchführen, ist es wie 30 Minuten Selbstmassage mit Gesichts-Lymphdrainage.

## Welche Krankheiten kann man therapieren?

Im Prinzip hilft diese einfache Therapie bei allen Krankheiten, denn sie entgiftet den Körper auf eine intensive Art. Während des Saugens und Schlürfens wird der Stoffwechsel unseres Organismus verstärkt und wirkt bei:
Entzündungen, Schmerzzuständen, Infektionen, Kopfschmerzen, Migräne, chronischen Blutkrankheiten, Augenkrankheiten, Trockenem Auge, Zahnschmerzen, Mundgeruch, Zahnfleisch-Entzündungen, Allergien, Sinusitis, Erkältung, Grippe, Bronchitis, Hautkrankheiten, Gelenkschmerzen, Nervenkrankheiten, Frauen-Krankheiten, Lebererkrankungen, Reizdarm, Magen- und Darm-Erkrankungen, Quecksilber- und Schwermetallbelastung u.v.m.

Besonders geeignet ist diese Kur für Menschen mit Trockenem Auge, Grauem Star – Katarakt – Glaskörpertrübungen und bei fast allen Augenproblemen, denn über die Schleimhaut von Mund und Lymphsystem des Gesichts kann man die Augen therapieren.

Einmal oder mehrmals pro Woche ist die Ölziehkur auch eine gute Ergänzung zur Mund- und Zahnpflege, denn sie reinigt die Zahnzwischenräume, verhindert die Bildung von Zahnstein, und die Zähne werden weißer!

## ANWENDUNG

Zu empfehlen ist ein biologisches Sonnenblumenöl, naturbelassen und kaltgepresst. Damit die Gesichtsmuskulatur nicht zu schnell müde wird, empfehlen wir mit 1 Teelöffel Sonnenblumenöl zu beginnen. Wenn jemand geübt ist, kann er 1 Esslöffel Öl verwenden. Man kann es mit anderen Öl-Sorten machen, und wenn jemand den Geschmack von Öl nicht verträgt, kann es auch mit Wasser oder mit Tee durchgeführt werden.

Das Öl wird dann ohne Hast und Mühe im Mund gesaugt, gespült, durch die Zähne gezogen, bis zu 30 Minuten. Die Spülung wird am besten morgens vor dem Frühstück vorgenommen. Um den Heilungsprozess bei akuten Augenproblemen zu beschleunigen, kann der Vorgang dreimal täglich vor dem Essen auf nüchternen Magen wiederholt werden. Dadurch wirkt das Heilverfahren schneller und intensiver.

Das Öl ist zuerst dickflüssig, dann aber wird es dünnflüssiger, wonach es ausgespuckt werden sollte. Die ausgespuckte Flüssigkeit sollte so weiß wie Milch sein.

Ist sie noch gelb, ist es ein Zeichen, dass das Spülen von zu kurzer Dauer war. Da die ausgespuckte Flüssigkeit mit Giften und Schlacken (Stoffwechselabfällen) des Körpers belastet ist, sollte das Restöl in den Restmüll entsorgt werden, nicht in das Spülbecken oder in die Toilette. Das Öl darf auf keinen Fall hinuntergeschluckt werden! Nach dem Ausspucken muss die Mundhöhle gründlich mehrmals mit Wasser gespült und die Zähne mit der Zahnbürste gereinigt werden.

# Magnetfeld-Therapie mit Augen-Maske

( z. B. Kenko Sleep Mask – Nikken)

Wirkt sehr wohltuend und entspannend bei müden oder strapazierten Augen. Es ist zu empfehlen, die Maske 30 Min. oder länger auf die Augen zu legen, einmal oder mehrmals täglich – oder auch über Nacht. Nach dem ähnlichen Prinzip wie das Palmieren – Augen-Abschirmen – von Dr. Bates, wird den Augen eine Dunkel-Erholung angeboten. Magnetfeld-Therapie wirkt sich positiv auf alle Heilungsprozesse des Körpers aus – auch auf Augenprobleme.

# Diverse Hausmittel bei Augenleiden

- Augentrost-Auflage und Augentrost-Tee
- Kompresse mit Rosenblättern, Kamillen oder Ringelblumen
- Kornblumenauflage
- Kühlung mit Gurken- oder Kartoffelscheiben, Kohlblättern
- Petersilien-Tee
- Kamillen-Tee
- Brennessel-Tee
- Birkenblätter-Tee
- Spitzwegerich-Tee
- Teemischung mit Tausendgüldenkraut, Fenchel und Spitzwegerich

# Heilwolle-Wickel für die Augen

Reine Wolle von gesunden Schafen, insbesondere aus artgerechter Tierhaltung, hat eine Heilwirkung. Man kann sie als unterstützende Maßnahme bei allen Augenleiden verwenden, denn sie hat viele positive Wirkungen:

- Entspannend
- Entzündungshemmend
- Entgiftend
- Heilungsfördernd
- Immunstärkend und antimikrobiell
- Schützend vor schädlichen Strahlen
- Hautpflegend mit dem vollen Gehalt an Lanolin (Schafwollfett)

Wenn man im Bett liegt, kann man eine Wollfliese auf die Augen legen und 30 bis 60 Minuten oder länger wirken lassen.

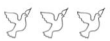

# Das Trockene Auge
## Keratoconjunctivitis sicca

Das Trockene Auge kann paradoxerweise auch „naß" sein! Eigentlich ist die Bezeichnung „Trockenes Auge" nicht korrekt. Es gibt Patienten, die haben einen übermäßigen Tränenfluss. Aber weil hier die Zusammensetzung gestört ist, kullern sie einfach heraus. Korrekterweise müsste man das Trockene Auge als „Benetzungsstörung des vorderen Augenabschnittes" bezeichnen.

Vor 30 Jahren war das Trockene Auge noch eine Rarität. Heute zählt es zu den häufigsten Augenerkrankungen. Mindestens 8 Millionen Menschen leiden allein in Deutschland darunter. Die Krankheit entwickelte sich zu einer Zivilisations-Krankheit. Nahezu jeder fünfte bis sechste Patient, der sich in Deutschland bei einem Augenarzt vorstellt, leidet darunter. Es ist die medikamentös am meisten behandelte Augenerkrankung.

Sei Jahren herrscht Rätselraten um das Trockene Auge. Viele Augenärzte sprechen deshalb von einer „unheilbaren Krankheit". Neueste Erkenntnisse aus der Ganzheitsmedizin rücken das Trockene Auge in ein neues Licht:

»Es ist keine „isolierte" Krankheit,
sondern lediglich die sichtbare Spitze eines „Eisbergs",
der sich im Körper aufgebaut hat.
Das Trockene Auge ist heilbar, wenn dieser belastende „Berg"
im Körper abgebaut wird.«

# Der Tränenfilm – Aufbau und Funktion

Das Auge ist ein ganz besonderes Organ. Es ist das Fenster zwischen unserem Körper und der Umwelt. Und da es im direkten Kontakt zur Außenluft steht, besitzt das Organ Auge einen zuverlässigen und wirksamen Schutz: den Tränenfilm.
Er ist unverzichtbar für ein reibungsloses, schmerzfreies und klares Sehen. Bei der Krankheit „Trockenes Auge" ist diese Schutzfunktion reduziert oder gestört.

Der Tränenfilm dient dem Schutz vor Staub und Fremdkörpern und bildet eine Gleitschicht für das obere Augenlid. Seine Bestandteile sorgen für die Ernährung der vorderen Schichten der Hornhaut (Cornea), die keine Blutgefäße enthält und somit über Diffusion ernährt wird. Durch seine antimikrobiellen Bestandteile schützt der Tränenfilm den vorderen Augapfel vor Infektionen. Schließlich sorgt er für eine glatte und glänzende Hornhautoberfläche und ist damit wesentlich an der optischen Funktion der Hornhaut beteiligt.

Bei jedem Blinzeln zieht das Augenlid einen neuen Tränenfilm über das Auge. Auch wenn es so aussieht, ist der Tränenfilm alles andere als nur eine einfache Wasserschicht. Insgesamt sind es 3 Schichten, die den Tränenfilm bilden.
Sie müssen exakt aufeinander abgestimmt sein, damit er überhaupt seine vielen Aufgaben erfüllen kann. Der Tränenfilm versorgt das Auge mit den Vitaminen A, C und E.

Der Tränenfilm ist auch wichtig für die Sehschärfe. Er wirkt wie eine Linse, die das einfallende Licht in der nötigen Weise bricht.

»Die Tränenproduktion wird auf sehr komplizierte Weise
neurovegetativ gesteuert!«

# Die Produktion und Aufgaben der Tränen-Flüssigkeit

| Schicht | Herstellung | Zusammensetzung | Aufgabe |
|---------|-------------|-----------------|---------|
| UNTERE SCHICHT | Einzellige Drüsen, die Becherzellen | Muzin ist ein Schleim, der aus verschiedenen Zuckern besteht. | Diese Schleim- oder Muzinschicht glättet die Augenoberfläche und bildet das „Fundament" für den gesunden Tränenfilm. Ohne den Muzinschleim wäre das Auge gar nicht benetzbar. Die Träne würde einfach abperlen. Das Muzin erfüllt gleichzeitig einen weiteren Zweck: All die unerwünschten Fremdstoffe, die ins Auge gelangen, wie beispielsweise Staub, werden von dem Schleim ummantelt und unschädlich gemacht. |
| MITTLERE SCHICHT | Tränendrüse und Nick-Hautdrüsen, die über die Bindehaut verstreut liegen | Ein Wasserfilm mit einer Reihe wichtiger Bestandteile: Elektrolyte, Glukose, Harnstoff, oberflächenaktive Biopolymere und etwa 30 verschiedene Proteine. | Diese Wasserschicht hat die Aufgabe, das Auge vor Austrocknung und vor Infektionen durch ihre Bakterien abtötenden Bestandteile zu bewahren. Weiter versorgt sie das Auge mit Sauerstoff aus der Luft und spült es frei von Fremdkörpern und Abfallprodukten des Augengewebes. Neben Wasser enthält die wässrige Schicht Glucose, Sauerstoff und weitere Nährstoffe für die Hornhaut. Lysozym hat eine antibakterielle Wirkung. Laktoferrin spielt auch hier eine wichtige Rolle in der Immunabwehr. Außerdem enthält die wässrige Schicht Immunglobuline (vor allem IgA), Vitamin A und Wachstumsfaktoren. |
| OBERE SCHICHT | Meibom-Drüsen, an Ober- und Unterlidrand | Fettmoleküle (Lipide), Cholesterin, Cholesterinester, Triglyceride und Phospholipide. | Die Fettschicht verhindert ein rasches Verdunsten der Wasserschicht. Zudem ist sie relativ stabil und glatt, so dass kleinere Fremdteilchen an ihr einfach abprallen können. |

Man sieht, wie kompliziert der Tränenfilm aufgebaut ist. Deutlich wird nun, welch große Bedeutung er für das Auge hat. All diese Funktionen kann er nur richtig erfüllen, wenn alle Bestandteile in der nötigen Menge zur Verfügung stehen.

# Symptome des Trockenen Auges

Gerötete Augen, Trockenheitsgefühl und „Sandkorngefühl" sind charakteristisch für diese Krankheit. Begleitet werden die Beschwerden in den meisten Fällen von: Druckgefühl in, hinter und neben dem Auge, verklebte Augenlider (morgens), Kopfschmerzen (vor allem an der Stirn), Augenbrennen, Stechen in den Augen, Augenjucken, Lidrandentzündung, Müdigkeit, Schweregefühl in den Lidern, Lichtempfindlichkeit, Lichtscheu, Sehschärfeminderung, vermehrtes Blinzeln, Schaumbläschen auf dem Unterlidrand.

Die chronischen Schmerzen und Beschwerden schaffen ein Gefühl von Hilflosigkeit, Verzweiflung, Frustration, Gereiztheit, Unwohlsein. Man reagiert genervt und verliert die Lebensfreude.
Die immer geröteten Augen können ein kosmetisch störendes Problem sein, man kann auch Probleme im Beruf haben wegen verschwommenem Sehen und Müdigkeit der Augen. Autofahren nachts (mit Gegenverkehr) fällt schwer, Lese- und Schreibarbeit ebenfalls. Manche können nur 20 Min. schmerzfrei lesen, und in vielen Fällen kann all dies zu Arbeitsunfähigkeit führen.

# Verstärkende Faktoren

## Warme Heizungsluft
Sehr warme Luft kann zu einer schnelleren Verdunstung des Tränenfilms führen. Das gilt aber nur für einen bereits kranken Tränenfilm!
Ein gesunder Tränenfilm ist von einer stabilen Fettschicht geschützt, die die Verdunstung verhindert.

## Staub
Staub wirkt sich auf einen labilen Tränenfilm ebenfalls negativ aus. Besonders problematisch können Räume sein, die mit Radiatoren (Heizkörpern) oder Klimaanlagen ausgestattet sind, denn die wirbeln Staub und Schadstoffe auf.

## Giftige Dämpfe

Alle Luftschadstoffe, inklusive Tabakrauch, wirken mehr oder weniger negativ auf den kranken Tränenfilm. Je wärmer es ist, desto intensiver dämpfen Kunststoffe schädliche Gase aus, zum Beispiel Farben, Lacke, Tapeten oder Teppiche.

## Ozon

Eine ganz besondere Gefahr für die Trockenen-Auge-Patienten stellt Ozon (Sommersmog) dar, da man ihm kaum ausweichen kann. Dieses Reizgas entsteht, wenn auf bestimmte Schadstoffe (v.a. aus dem Straßenverkehr) bei warmen Temperaturen das UV-Licht der Sonne trifft. Im Flugzeug (Langstreckenflüge) und unter Hochspannungsleitungen herrscht oft eine erhöhte Ozonkonzentration. Ozon wird auch in den meisten Büros durch viele Laserdrucker und Kopiergeräte gebildet.

## Psyche

Die Intensität der Beschwerden kann auch durch psychische Faktoren beeinflusst werden. Trauer, Stress oder Kummer rauben Energie, wodurch u.a. auch die Tätigkeit der Drüsen beeinträchtigt wird. In Zeiten der Freude hingegen ist der Körper belebter, vitaler und leistungsfähiger und die Augensymptomatik kann verschwinden.

# Ursachen für Trockenes Auge aus der naturheilkundlichen Sicht

Die Ursachen sind nicht allein bei den Augen zu finden, sondern im ganzen Körper und in der Umwelt. Die Verschlackung des Körpers, nervliche und seelische Belastungen, sind die Hauptursachen für fast alle Krankheiten, auch für das Trockene Auge.

Die Ursachen des Trockenen Auges = Der Körper ist aus dem Gleichgewicht geraten, er ist belastet mit Abfallprodukten des Stoffwechsels und Säureablagerungen (Schlacken).

Im menschlichen Organismus existiert ein Säure-Basen-Gleichgewicht. Wie in einer elektrischen Batterie der Säuregrad über die Leistungsfähigkeit entscheidet, so entscheidet der Säuregrad in unserem Organismus über unser Körpermilieu und unseren Gesundheitszustand. Wenn die Säuren überhand nehmen, kommt es zu Störungen in den Stoffwechselabläufen und im Immunsystem.

## Wodurch übersäuert der Organismus?

Hauptsächlich durch flaches Atmen, Gifte in der Nahrung, falsche Lebens- und Ernährungs-Gewohnheiten, sowie negative Gedanken.

Kurze und flache Atmung kann zur Übersäuerung des Körpers führen, denn im Körper sammeln sich dann zu viel $CO_2$ und Abfallprodukte des Stoffwechsels.

Der Tränenfilm wird auch durch unsere Ernährung negativ beeinflusst durch Säure bildende Nahrungsmittel: Fleisch, Fisch, Käse, Zucker, Süßigkeiten, Schokolade, Alkohol, Kaffee, raffinierte Produkte etc.

Selbst im Schnitzel oder Steak befinden sich oftmals gefährliche Rückstände. Sie stammen von Tierarzneimitteln, die legal oder illegal in der Massentierhaltung eingesetzt werden, zum Beispiel Wachstums-Hormone (Östrogene, Androgene, Clenbuterol), Antibiotika, Beruhigungsmittel (Beta-Blocker) oder Leistungsförderer, die bei kürzeren Mastzeiten zu einer höheren Ausbeute führen.

Zucker in der gebräuchlichen Form ist eine Konzentratnahrung, die nur „leere" Kalorien zuführt. Unsere Verdauung ist auf solch einen „Kunststoff" in keiner Weise eingestellt.

Dem Zucker fehlen nämlich die Begleitstoffe, die ihm bei der Herstellung genommen wurden; nicht nur Ballaststoffe, sondern auch Vitamine, Mineralien und Spurenelemente. Für die Verdauung benötigt der Körper aber Vitamine, und da der Zucker keine mitbringt, werden nun dem Organismus diese Stoffe entzogen.

Auf diese Weise verarmt der Körper an Vitaminen. Das schwächt nicht nur das Immunsystem, sondern den ganzen Verdauungsapparat, das Nervensystem, die Zähne und das Knochengerüst. Ähnliche Schadwirkung haben all die anderen veränderten Nahrungsmittel, z. B. raffiniertes Salz, „verkochte" Nahrung, bestrahlte Lebensmittel (zur Konservierung), Fertigprodukte oder Auszugsmehl.

Nikotin, Alkohol, Drogen und Medikamente können ebenfalls eine negative Auswirkung auf den Tränenfilm haben; ferner die Konservierungs- und Zusatzstoffe in der Lebensmittelindustrie, z. B. E-250 = Natriumnitrit. Besonders gefährlich für Kinder ist dieser Konservierungsstoff, wenn er in der Fleisch- und Wurstindustrie verwendet wird. Er behindert den Sauerstofftransport im Blut, und im gepökelten Fleisch können sich die krebserregenden Nitrosamine bilden.

E-407 steht für das Verdickungs- und Geliermittel Carrageen, welches das Immunsystem schwächt, Allergien, Entzündungen und Geschwüre im Darm verursachen kann.

Pestizide, Schädlingsbekämpfungsmittel und die ganze Chemie in der konventionellen intensiven Landwirtschaft: Die Gifte reichern sich in der Frucht oder im Gemüse an. Bei einer bundesweiten Untersuchung fand man in mehr als 50 % der Kopfsalate Pestizidrückstände.

Es ist paradox: Normalerweise nimmt ein Mensch Nahrung auf, um seine Gesundheit zu erhalten. Der Mensch hat es geschafft, die Nahrung so zu manipulieren, dass sie die Ursache von Krankheiten wird!
Nach Schätzungen der amerikanischen Food and Drug Administration (FDA) nimmt jeder Bürger in den Industrienationen jährlich etwa 5 Pfund Chemikalien mit der Nahrung auf.

Die Nahrung als Treibstoff unseres Körpers muss rein sein und zwar so rein, wie es der „Motor" verlangt. Verschmutztes Benzin führt bei einem Auto zur Verstopfung des Treibstoff-Filters, weshalb der Wagen an Kraft verliert.

Ist unsere Nahrung „unrein", ist das der erste Schritt, unseren „Motor" langfristig lahm zu legen. Wenn unser „Treibstoff" also unrein ist, übersäuert das den Organismus und schädigt das Immunsystem.

## Gifte über die Haut

Was wir direkt auf der Haut tragen, ist nicht selten ein „Chemiekonzentrat". Rund 8000 Chemikalien werden in der Textilherstellung verwendet!

Der Stern (18/03) schrieb: „Wollte man alle in einem Bikini verwendeten Farben und Hilfsstoffe auflisten, wäre das Etikett größer als das Höschen."

Nicht minder bedenklich können Kosmetika oder Haarshampoos sein, z. B. Moschus-Xylol (krebsverdächtig), Moschus-Ambrette (nervenschädigend) und Formaldehyd (allergieauslösend).

## Gifte über die Atemluft

Im Rahmen der Studie der Universität Marburg mit Trockenen-Auge-Patienten fand man bei 47 % eine chronische Vergiftung, vor allem durch Lindan, PCP, Formaldehyd und Blei. Gifte lauern in unserer Gesellschaft praktisch überall:

- Teppiche werden mit Pyrethroiden gegen Motten behandelt.
- Matratzen sind in der Regel mit einem chemischen Flammschutzmittel behandelt.
- Spanplatten der Möbel werden mit Formaldehyd behandelt.
- Insektenmittel werden eingesetzt in Flugzeugen, Krankenhäusern, Hallenbädern, Supermärkten, Bäckereien, Kuhställen etc.
- An Bananen- oder Orangenschalen haften Thiabendazol oder Diphenyl (Gifte gegen Schimmelpilz).
- Viele CD-Players und Fernseher enthalten Dioxine und Furane.
- PCP (Pentachlorphenol) befindet sich in Tapetenklebern,
- PCB (polychlorierte Biphenyle) in Farben, Papieren und Imprägnierungsmitteln.

PCP und PCB sind zwar in Deutschland seit 1989 wegen ihrer hohen Giftigkeit verboten, jedoch dämpfen sie Jahrzehnte lang in die Raumluft aus, so dass noch heute zahlreiche Wohnungen und Schulen durch sie belastet sind.

Die Abgasmenge, die wir jährlich in unsere Atemluft stoßen, überschreitet jedes Vorstellungsvermögen: mehr als 3 Millionen Tonnen Stickstoffoxide, 6 Millionen Tonnen Methan, 9 Millionen Tonnen Kohlenmonoxid, 1,5 Millionen Tonnen Staub, 3 Millionen Tonnen flüchtige, organische Verbindungen, Diesel-Russpartikel u.v.m.

In diesem Zusammenhang spielt auch die durch Straßenverkehr, Industrie und Haushalte verschmutzte Luft eine bedeutende Rolle. Sie greift nicht nur den Tränenfilm von außen an (z. B. Ozon), sondern sie belastet den Körper innerlich über die Lunge und schwächt ebenso das Immunsystem.

Gifte im Mund – Amalgam – Zahnplomben aus Quecksilber: Auch wenn Sie momentan keine Amalgamplomben in den Zähnen tragen, muss das nicht heißen, dass Sie nicht durch Quecksilber vergiftet sind. Vielleicht hatten Sie in früheren Jahren dieses Füllmaterial in den Zähnen. Der Körper speichert das Quecksilber über viele Jahre hinweg. Oder Ihre Mutter hatte während der Schwangerschaft Amalgamplomben im Mund.

Problematisch bei Amalgamplomben im Mund ist, dass Quecksilber schon bei 20 Grad Celsius verdampft und in dieser Form als Dampf sehr giftig ist. Da im Mund manchmal sogar Temperaturen von 40 Grad herrschen, wird kontinuierlich aus den Plomben Quecksilberdampf frei und vom Körper aufgenommen. Verstärkt wird die Quecksilber-Freisetzung auch durch festes Kauen, fluorhaltige Zahnpasten, heiße und saure Getränke und Speisen, Rauchen oder Kaugummi-Kauen.
Amalgamplomben müssen in jedem Fall beseitigt werden mit evtl. anschließender Entgiftungstherapie.
Ähnliches gilt für Palladium-Kupfer oder Kobalt-Chrom- und Nickellegierungen.

## Fischkonsum macht krank und hat keine gesundheitlichen Vorteile

Die Hauptursache für Schwermetallbelastungen im Körper ist meistens das Essen von Fisch und Meeresfrüchten.

Das Ergebnis einer Studie der Universität Marburg zeigte, dass 83% der Trockenen- Auge-Patienten eine Quecksilbervergiftung haben. Siehe Kapitel „Augenerkrankungen durch Fisch-Konsum?"

## Medikamente

Viele Medikamente können das Immunsystem und die Entgiftungsorgane des Körpers belasten:

Aspirin, Antidepressiva, Migränemittel, Beruhigungsmittel, Antiepileptika, Morphin, manche Schlafmittel, manche Blutdruck senkende Mittel, Glaukompräparate, Antihistaminika, Anti-Baby-Pille, Konservierungsstoffe in Impfungen.

Quelle: NOJ 3/94; Mag. pharm. Ilse Stockinger

## Psychische Vergiftung

Das Trockene Auge hat in der Regel nicht nur materielle Ursachen. Genauso wie die Umweltgifte schwächen auch psychische Ursachen das Immunsystem und können das Säure-Basen-Gleichgewicht aus dem Lot bringen.

Es besteht kein Zweifel daran, dass durch negative Empfindungen, wie Ängste, Pessimismus, Trauer, Misstrauen, Neid, Schwermut, Zukunftsängste, Groll oder Hass, die Chemie des Körpers verändert werden kann und die körperliche Abwehr geschwächt wird. Ein Problem ist, dass viele Patienten vor allem durch ihre Beschwerden an Depressionen leiden und somit einen Teufelskreis in Gang setzen.

ZUSAMMENGEFASST:

Das Symptom „Trockenes Auge" ist also nur die kleine sichtbare Spitze eines großen, verborgenen Eisbergs.

All die oben genannten Faktoren, die den Organismus belasten und das Immunsystem schwächen, können die Ursachen für Trockenes Auge sein.

# Naturheilkundliche Behandlung
# bei Trockenem Auge

## Ernährungs-Therapie

- Sorgen Sie dafür, dass Ihre Nahrungsmittel keine oder so wenig wie möglich chemische Zusatzstoffe haben.
- Die Ernährung sollte mengenmäßig mehr basenbildende Lebensmittel (Obst, Gemüse, Salat) enthalten als Säurebildner.
- Vitaminreiche vegetarische Ernährung mit einem Rohkost-Frischkostanteil von mindestens 50 %. Die Nahrung möglichst schonend kochen.
- Reduzieren oder meiden Sie während der ersten Wochen Getreide und Milchprodukte, um den Heilungsprozess zu unterstützen.
- Ballaststoffreiche Nahrungsmittel, um den Darm zu „reinigen".
- Langsam essen, ausgiebig kauen, da die Verdauung bereits im Mund beginnt.
- Verzichten Sie möglichst auf konservierte Nahrung, raffinierte Produkte und Auszugsmehle, Fertigprodukte und „tote" Lebensmittel.
- Ein Auge für die Tiere haben – Essen Sie keine Tiere: Fleisch, Wurst, Geflügel, Fisch und Meeresfrüchte ...
- Genügend Flüssigkeit pro Tag: 2-3 Liter stilles Wasser, Tee oder natürliche Säfte.
- Salz- und Zuckerkonsum meiden oder reduzieren.
- Bevorzugen Sie unveränderte, natürliche Nahrung aus biologischem Anbau.

## Weitere Empfehlungen

- Kleidung und harmonisches Umfeld: Die Kleidung ist in der Regel sehr chemiebelastet. Wählen Sie Kleidung aus reinen

Naturfasern (Baumwolle, Leinen, Schafwolle) ohne chemische Behandlung.

- Wählen Sie Naturkosmetik. Über die Haut können Sie Schadstoffe genauso aufnehmen, wie über die Lunge. Deshalb ist es sehr wichtig, dass Ihre Kosmetik frei von schädlichen Zusatzstoffen ist.
- Putz- und Reinigungsmittel können ebenfalls giftige Inhaltsstoffe besitzen, die die Gesundheit und die Umwelt belasten. Greifen Sie auch hier zu den Alternativen aus Naturstoffen.

HOMÖOPATHISCHE MITTEL
Sie sind nur eine symptomatische Hilfe bei Trockenem Auge. Man sollte bestrebt sein, die Ursachen zu finden und zu beheben, denn nur das kann dauerhafte Besserung der Symptome des Trockenen Auges bringen.

**Chelidonium Rh D4** Augentropfen
Bei vermindertem Tränenfilm
Zunächst stündlich, ab dem 2./3. Tag 2 bis 4-mal täglich 1 Tropfen in den Bindehautsack träufeln.
**Cineraria maritima D3** Augentropfen
Bei leicht entzündlicher Komponente und Bindehautrötung
3-mal täglich 1 Tropfen in den Bindehautsack träufeln
**Euphrasia D3** Augentropfen
Bei Lidödem
3-mal täglich 1 Tropfen in den Bindehautsack träufeln, bis zu 10 Tage lang.


Siehe auch „Hausmittel bei Augenleiden" und
„Der Weg zur Sehverbesserung und Augengesundheit".

# Trockenes Auge und Gefühle

Ein anderer Bereich, den man auch in jedem Fall beleuchten sollte, ist das seelische Befinden. Wie erwähnt, kann das Trockene Auge neben den körperlichen Ursachen auch geistige haben. Man könnte sich fragen:

- Sind Sie zufrieden mit sich selbst?
- Sind Sie oft glücklich?
- Sind Sie aggressiv?
- Sind Sie Optimist oder Pessimist?
- Haben Sie Freude am Leben oder ist Ihnen alles gleichgültig?
- Leiden Sie unter Ängsten?
- Fühlen Sie sich enttäuscht oder verletzt?
- Sind Sie ausgeglichen oder oft unruhig?
- Gönnen Sie sich ausreichende Entspannungsphasen?
- Fühlen Sie sich in Ihrer Umgebung wohl?
- Haben Sie einen regelmäßigen Lebensrhythmus?
- Bewegen Sie sich öfter in der Natur?

»Wer eine positive Einstellung zum Leben hat,
der verfügt über einen besseren Schutz gegen Krankheiten.«

Die Bereitschaft, etwas im Leben zu ändern, ist sehr wichtig. Es ist eine Hilfe, sich selber zu beobachten, wann die Augen-Krankheit begonnen hat und evtl. Tagebuch zu führen mit den Erinnerungen und Gefühlen, die hoch kommen – immer mit dem Ziel, die Botschaften zu ergründen und sich ein neues, positives Programm zu erarbeiten.

Viele Menschen erahnen, dass die Krankheit eine seelische Ursache haben kann. Daher könnte es immer eine Hilfe sein, sich selber zu erforschen, was die Ursache eines Problems oder einer Krankheit sein könnte.
Je mehr Positives sich in uns entwickelt, desto besser ist es für unsere Augen und für unsere Seele, denn "die Augen sind der Spiegel der Seele".

# Grauer Star – Katarakt

Grauer Star, beziehungsweise Katarakt, ist ein Durchsichtigkeits-Verlust der Linse. Der Graue Star ist eine Linsentrübung. An den Stellen, an denen die Linse Ablagerungen ansammelt, verliert sie ihre Durchsichtigkeit.

Beim Grauen Star handelt es sich um eine Störung des Stoffwechsels der Linse. Die Ansammlung von Ablagerungen in der Linse zeigen an, dass der Stoffwechsel des Auges nicht ausreichend funktioniert. Die Linse wird falsch oder mangelhaft ernährt. Es befinden sich Stoffwechselreste, Natrium, Salze, Abfallprodukte des Eiweißstoffwechsels, Eiweißablagerungen in der Linse. Auch zu viele freie Radikale, Genussmittel, Medikamente, dauerhafter Vitamin- und Sauerstoffmangel, können das Fortschreiten der Linsentrübung beschleunigen.

Die Krankheit bildet sich über Jahre aus, manchmal auch in wenigen Monaten. In seltenen Fällen kann sie angeboren sein. Die Krankheit kann ganz plötzlich bei erschreckenden Ereignissen oder mit dem Besuch unerwünschter Personen auftreten und ebenso plötzlich wieder verschwinden.
Der Graue Star legt sich wie Schuppen vor die Augen – er kann bis zur Erblindung führen – wenn man nichts dagegen unternimmt.
In den Industrieländern haben immer mehr Menschen über 50 Jahre beginnenden Katarakt, oft ohne Symptome und ohne Sehstörungen. Wenn sie zur Augenuntersuchung gehen, kann das ein Zufallsbefund sein, und sie bekommen als Antwort: „Lassen Sie es nochmals in 6 Monaten oder 1 Jahr untersuchen; wir warten, bis es reif ist." Das bedeutet einfach, warten bis die Linsentrübung voranschreitet, die Mitte der Linse ganz zu ist und die Operation notwendig wird. Aber statt Nichtstun und Abwarten, ist es viel besser, so gesund wie möglich zu leben, um dieses Voranschreiten der Linsentrübung zu verhindern.
Viele Menschen denken, dass man bei Grauem Star – Katarakt (Linsentrübung) – nichts verbessern könne und dass die einzige Alternative eine Augenoperation sei.

Unsere Erfahrung zeigt jedoch, dass man gerade im An-fangsstadium den Linsentrübungs-Prozess stoppen oder even-tuell rückgängig machen kann. Das geht mit Lebens- und Er-nährungs-Umstellungen, sowie mit naturheilkundlichen Thera-pien, die die Augenzone entlasten und sowohl die Durchblu-tung als auch den Stoffwechsel im Auge verbessern kön-nen.

Bei einigen unserer Patienten ist die Linsentrübung zum Still-stand gekommen oder hat sich zurückgebildet, was die Augenoperation erspart hat, weil der Betreffende wieder klar sehen konnte.

FALLBEISPIEL: Ein 80-jähriger Mann kam zu uns wegen Linsen-trübung (Grauem Star). Seine Linse war so getrübt, dass der Augenarzt ihm das Autofahren verboten hatte. Weil er wieder Autofahren wollte und Angst vor Augenoperationen hatte, suchte er nach einem naturheilkundlichen Weg. Er hat seine Ernährung und Lebensgewohnheiten umgestellt und mehr Kontakt mit der Natur gepflegt.

Mit speziellen Gesichtsmassagen und anderen naturheilkund-lichen Therapien haben wir ihn 3 Monate lang therapiert. Als er zur Untersuchung vor dem Operationstermin ging, fragte ihn der Augenarzt: Was haben Sie gemacht? Die Linsentrübung ist verschwunden.

Der Patient war danach total glücklich, weil er wieder Autofahren durfte und sich die Augenoperation erspart hatte.


»Zahlreiche Heilpraktiker und Ärzte der Naturheilmethode haben herausgefunden, dass Entzündungen an den Augen, wie etwa an Bindehaut, Regenbogenhaut und Hornhaut (Konjunktivitis, Iritis, Keratitis) nicht als Erkrankungen zu betrachten sind, die lediglich die Augen und nichts sonst betreffen (wie die Ärzte noch all-gemein glauben), sondern als bloße Symptome eines ganz allgemeinen, vergiftungsartigen Zustandes des Körpers infolge von zu viel Stärke-, Zucker- und Protein-Verbrauch usw.

Gleichzeitig haben diese Mediziner erkannt, dass der Graue Star – Katarakt – nur ein Ausdruck einer tiefer sitzenden und daher chronischen Manifestation desselben Grund-Zustandes des Körpers ist.« QUELLE: Buch »Ohne Brille bis ins hohe Alter« von Harry Benjamin

# Ursachen von Grauem Star – Katarakt

- Ablagerungen oder schlechte Nährstoffversorgung der Linse (häufigste Ursache)
- Virusinfektion der Mutter während der Schwangerschaft: Masern, Röteln, Mumps, Windpocken (Varizellen), Hepatitis, Herpes-Virus, Syphilis, Toxoplasmose, Poliomyelitis
- Diabetes, Vitiligo (Weißfleckenkrankheit)
- Erbkrankheiten: Galactosämie, Trisomie 21, Trisomie 13
- Fehlernährung (besonders in den Ländern Afrikas sind aufgrund von Mangelernährung viele Kinder von der Krankheit betroffen)
- Bewegungsmangel, immer in kleinen Räumen leben (Haus, Wohnung, Büro, Auto)
- Starke Kurzsichtigkeit oder Weitsichtigkeit
- Jahrelanges Brilletragen, was die Beweglichkeit und Durchblutung des Auges verringern kann
- Überernährung: Übermäßiger Konsum von tierischem Eiweiß wie Fleisch, Wurst, Fisch, Geflügel, Käse und anderen Milchprodukten
- Übermäßiger Salzkonsum aller Arten: raffiniertes Salz, Meersalz, Himalaya-Salz
- Vitamin-C-Mangel, Galaktokinasemangel
- Augenverletzungen, Trauma, Starkstromunfall, Blitzschlag
- Toxische Einwirkung: z. B. Rauchen oder die jahrelange Einnahme von Medikamenten gegen Gicht, Cholesterinsenker, Antibiotika, Diuretika, Steroide (Cortison) und ca. 200 andere verschreibungspflichtige Medikamente sind dafür bekannt, Grauen Star zu begünstigen oder zu verursachen
- Chemotherapie
- Radioaktive Strahlung, Strahlentherapie, Röntgenstrahlung. Übermäßige Sonnenbestrahlung, z. B. am Strand sich stundenlang sonnen, Seefischer (Wasser reflektiert), Bergsteiger (Schnee reflektiert stark), Landwirte ... Man sollte es meiden, mit offenen Augen direkt in die Sonne zu schauen!
- Ultraviolettes Licht, Infrarot-Strahlung in Berufen, die mit sehr heißen Materialien arbeiten (Hochofen-Arbeiter, Glasbläser)

# Symptome des Grauen Stars – Katarakt

- Hauptsymptom ist ein schmerzloser Sehverlust, mit langsam fortschreitender Sehverschlechterung. Es kommt zum „Verschwommensehen" und zur Blendung, da durch die Linsentrübung eine diffuse Brechung auftreten kann.
- Ebenfalls kann sich das Sehvermögen bei geringem Kontrast reduzieren, sodass die Patienten die Welt „wie durch einen Nebel" wahrnehmen.
- Gelegentlich werden auch Doppelbilder wahrgenommen, die beim Schließen des anderen Auges nicht verschwinden.
- Es werden um Lichtquellen Halos oder Lichthöfe wahrgenommen.
- Die Hell-Dunkel-Adaptation des Auges ist behindert (verlangsamt).
- Die Fähigkeit, räumlich zu sehen, wird mehr und mehr eingeschränkt.

Begleitsymptom des Kernstars ist häufig Kurzsichtigkeit, die dazu führen kann, dass alterssichtige Menschen wieder ohne Brille lesen können. Bei besonderen Unterformen des Grauen Stars kann es jedoch zu einer Verbesserung der Sehfähigkeit im Nah- oder Fernbereich eines zuvor kurz- oder weitsichtigen Auges kommen. Diese Visusverbesserungen sind in den meisten Fällen jedoch nur von kurzer Dauer (Monate).

# Formen des Katarakts

Nicht alle Linsentrübungen beeinträchtigen das Seh-Vermögen gleichermaßen. Im Allgemeinen wird der Katarakt nach der Lage der Trübung eingeteilt.

**Cataracta corticalis**: Trübungen in der Linsenrinde durch sog. Wasserspalten. Ca. 50 % der Grauen Stars haben dieses Muster.

Die **Cataracta nuclearis** (Kernkatarakt) ist langsam fortschreitend. Es kommt zu einer Trübung und einer Zunahme der Brechkraft. Im Verlauf können monokulare Doppelbilder auftreten. War ein Patient zuvor alterskurzsichtig, so kann er nun vorübergehend wieder ohne Brille gut sehen.

Die **Cataracta subcapsularis posterior** (hinterer subkapsulärer Katarakt) macht etwa 20 % der Altersstare aus. Man leidet an starker Blendempfindlichkeit, was zu Sehstörungen führen kann, vor allem beim Sehen in die Nähe.

# Klarer Blick mit vitaminreicher Ernährung

Menschen, die an Bewegungsmangel leiden, ungesund leben, sich fehlernähren und alles gekocht essen, leiden vermehrt an Augenkrankheiten, wie Katarakt, Makula-Degeneration, Netzhautablösung, Glaukom ...

Das Augengewebe und die Augenflüssigkeit enthalten im Gegensatz zu anderen Körperteilen eine außergewöhnlich hohe Konzentration an Vitamin C (Ascorbinsäure) und haben einen sensiblen Stoffwechsel.

Vitamin C ist sehr hitzeempfindlich und geht zum großen Teil verloren beim Kochen. Deswegen ist zu empfehlen, vermehrt Vitalkost / Rohkost zu essen.

Eine gute Hilfe für die Augen ist der tägliche Konsum von Obst, Salat und Gemüse.

Siehe auch Kapitel: „Auge und Ernährung"

## VITAMIN C

| ASCORBINSÄUREGEHALT IM GEWEBE | mg/kg |
|---|---|
| Herz | 21 |
| Leber | 95 |
| Gehirn | 110 |
| Kammerwasser | 200 |
| Hornhaut | 240 |
| Linse | 250 |
| Glaskörper (Flüssigkeit) | 360 |

Quelle: Das Buch "Vergiss deine Brille" von Leo Angart

# Salzarme Ernährung:
# Auch die Augen profitieren davon

Zu stark gesalzenes Essen kann der Entstehung einer speziellen Form der Linsentrübung, dem hinteren subkapsulären Katarakt, Vorschub leisten und zur Erblindung führen.

Umgekehrt könnte man demnach einer Linsentrübung vorbeugen, indem man sich salzarm ernährt, resümieren R.G. Cumming und Kollegen von der Universität Sydney. Die Australier hatten 3.000 Erwachsene im Alter zwischen 49 und 97 Jahren augenärztlich untersucht und einen Erfahrungs-Fragebogen ausfüllen lassen.

Von 160 Untersuchungs-Teilnehmern, denen nur stark Gesalzenes mundete und die am meisten Salz ins Essen kippten, waren doppelt so viele von dieser Spezialform des Grauen Stars betroffen als Personen, die sparsam mit Salz umgingen.

Auch andere Katarakt-Risikofaktoren wie Diabetes, Hypertonie und/oder die Einnahme von Kortikoiden wurden bei den Teilnehmern mit hohem Salzverbrauch festgestellt. Die Beziehung zwischen Salzkonsum und Linsentrübung blieb allerdings auch dann noch bestehen, nachdem man diese Faktoren korrigiert hatte.

QUELLE: American Journal of Epidemiology 151 (2000) 624-626

# Katarakt-Operation?

Jedes Jahr werden in Deutschland ca. 700.000 Operationen durchgeführt, bei denen die getrübte Linse durch ein künstliches Linsenimplantat (IOL) ersetzt wird.

Der Patient muss sich vor der Operation nur entscheiden, ob er nach den Eingriffen lieber ohne Fernbrille, aber mit einer Lesebrille leben möchte oder umgekehrt, damit die geeignete Stärke der Kunstlinse ausgewählt werden kann.

Die meisten Menschen sind nach der Operation zufrieden, jedoch gibt es auch Ausnahmen mit folgenden Nebenwirkungen:

- Intraokulare Infektionen (Endophthalmitis) und Blutungen (im Augeninneren)
- Wundheilungsstörungen der Hornhaut (büllose Keratopathie) und als Folge Hornhautverkrümmung und Bildverzerrungen
- Verschiedene Lichtwahrnehmungen, erhöhte Lichtempfindlichkeit
- Tockenheitsgefühl, Störungen der Lidbewegungen
- Verletzung der Linsenhinterkapsel mit nachfolgendem Glaskörpervorfall
- Schwellung der Netzhautmitte – „zystoides Makulaödem" – mit Sehverschlechterung
- Kapselrupturen und Risse oder Löcher in der Netzhaut
- Spätere Netzhautablösung
- Erhöhtes Risiko an Makula-Degeneration zu erkranken
- IOL-Dislokation: Die neue Linse kann sich verschieben und ist nicht mehr zentriert
- „Nachstar" – eine Eintrübung der hinteren Linsenkapsel als Spätfolge

Katarakt-Operationen können eine gute Hilfe im fortgeschrittenen Stadium sein, wenn die Ablagerungen der Linse starke Trübungen und Sehbehinderungen verursachen.

Alternative: Siehe die Hinweise in den Kapiteln „Der Weg zur Sehverbesserung und Augengesundheit" und über die „Atmung" als Behandlung von Grauem Star – Katarakt.

# Naturheilkundliche Behandlung bei Katarakt

Die Augen sind nicht isoliert vom Körper: kranke Augen = kranker Körper ...
Bei beginnendem Katarakt – Grauem Star – kann man in manchen Fällen das Fortschreiten der Linsentrübung stoppen oder evtl. rückgängig machen.

Wichtig wäre es, so gesund wie möglich zu leben und zu essen:

- Vegetarische Ernährung mit wenig Käse, Joghurt und anderen Milchprodukten
- Frischer Rohkost-Anteil in der Ernährung erhöhen: täglich Obst, Früchte und Salate
- Ein Auge für die Tiere haben – kein Tier essen: Fleisch, Wurst, Fisch, Geflügel meiden
- Salz-Konsum reduzieren, denn Natrium kann zu Ablagerungen in der Linse führen
- Genügend Flüssigkeit am Tag trinken: 2-3 Liter – Kaffee und Alkohol zählen nicht!
- Bei starker Mittags-Sonne die Augen mit Sonnenbrille und Hut schützen
- Bewegung in der Natur kann die Kopfzone entlasten: wandern, Nordic Walking, schwimmen, Rad fahren etc.
- Massage, um Augen- und Kopf-Zone zu entlasten: Gesichtsmassage, Lymphdrainage
- Eine tiefe und bewusste Atmung versorgt die Augen mit aufbauendem Sauerstoff. Der über 100-jährige japanische Arzt Dr. Nobuo Shioya beschreibt in seinem Buch »Die Kraft strahlender Gesundheit«, wie er sich durch eine bewusste tiefe Atmung, von Katarakt – Grauem Star – und anderen Krankheiten selber geheilt hat.

# Katarakt und Gefühle

So wie bei jeder Krankheit, kann Grauer Star – Katarakt – einen seelischen Anteil haben. Deswegen kann es eine Hilfe sein, seine Gefühls- und Gedanken-Welt zu erforschen, um ein positiver Mensch zu werden. Wer an Grauem Star leidet, sollte sich einmal fragen, wie er sein Leben empfindet.

Ein Auge für die Tiere haben: Bei Grauem Star ist eine Umstellung auf vegetarische Ernährung hilfreich, mit pflanzlichem statt tierischem Eiweiß. Weiter ist es erforderlich, den Bewegungsmangel zu beseitigen und damit auch geistig-seelisch wieder beweglicher zu werden, damit wir nicht in bestimmten Ansichten erstarren – und als Folge auch mit den Augen starren.

Beim Grauen Star trübt sich die Linse und somit auch der Blick. Man sieht die Dinge nicht mehr scharf. Der Graue Star ist wie eine Jalousie, die man herunterlässt, um nicht sehen zu müssen, was man nicht sehen will. Der Mensch müsste wieder Anteil nehmen an der äußeren Welt – zumindest mehr als bisher.

»Die Gesundheit der Augen hängt vom Stoffwechsel ab, und die Blutzirkulation wird in hohem Maß vom Gedankenleben beeinflusst. Bei gestörtem Gedankenleben ist auch die Zirkulation gestört; die Blutversorgung der Netzhaut, des Sehnervs und der Sehzentren leiden Schaden, und die Sehfähigkeit wird herabgemindert«.

Aus dem Buch des Augenarztes Dr. med. W. H. Bates „Rechtes Sehen ohne Brille"

Folgende Fragen könnten eine Hilfe sein:
- Rauche ich? Esse ich Nahrungsmittel, die meiner Gesundheit schaden? Esse ich zu viel Salz oder zu viel Eiweiß?
- Esse ich zu wenig Vitamin-C-haltiges Obst und Gemüse?
- Bewege ich mich zu wenig?
- Bin ich innerlich müde? Ist mir alles zu anstrengend?
- Habe ich mich von der Umwelt distanziert?
- Was (be)trübt mich im Leben? Was will ich nicht sehen?
- Gibt es Aspekte in meinem Leben, die ich nicht sehen will und vermeide?
- Befinde ich mich in einer Beziehung, in der das Feuer erloschen ist und in der ich festsitze?
- Bin ich unfähig, freudig vorauszublicken?
- Sehe ich nur eine dunkle Zukunft?

QUELLE: Forschungsergebnisse von Dr. Roberto Kaplan, Kurt Tepperwein, Louise L. Hay, Rüdiger Dahlke, Thorwald Dethlefsen

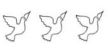

# Grüner Star – Glaukom

Das Glaukom, auch Grüner Star genannt, ist eine der häufigsten Erkrankungen des Sehnervs. In Deutschland sind ca. eine Million Menschen betroffen.

Charakteristisch ist ein kontinuierlicher Verlust von Nerven-Fasern, was am Sehnervkopf (Papille) bei fortgeschrittenem Krankheitsverlauf als zunehmende Aushöhlung (Exkavation) sichtbar wird. Als Folge können Sehverluste entstehen, Gesichtsfeldausfälle (Skotome) und im Extremfall eine Erblindung des Auges.

Als Ursache für das Glaukom vermutete man bis jetzt Durchblutungsstörungen von Netzhaut und Sehnerv auf Grund von erhöhtem Augeninnendruck, was zum Absterben der Nervenzellen in diesem Bereich führte, mit der Folge von Gesichtsfeldausfällen.

Der normale Augeninnendruck beträgt zwischen 10 und 20 mmHg. Für viele waren bis jetzt die Glaukome fast ausschließlich über den Augeninnendruck definiert worden: Ein Intraokulardruck (IOD) von „über 22 mmHg gleich krank – und unter 21 mmHg gleich gesund".

## Formen des Glaukoms

**Primär chronisches Glaukom** mit IOD über 21 mm Hg, mit oder ohne Symptome wie Gesichtsfeldausfällen.

**Normaldruckglaukom** mit IOD unter 20 mmHg bei 40 bis 60 % der Fälle. In Japan 90 %! Bis vor kurzem ein Rätsel, warum diese Menschen mit normalem Augeninnendruck eine Sehnerv-Degeneration – Glaukom – entwickelten.

**Glaukomanfall**: Augeninnendruck über 60 mm Hg = starke Schmerzen im Auge, an der Stirne und im Oberkiefer. Der Augapfel erscheint „steinhart". Bindehaut gerötet mit lichtstarrer Pupille, Übelkeit und Erbrechen.

Das wichtigste Symptom ist der tastbare harte Augapfel. Bei hohem Augeninnendruck können durch ein so genanntes Epithelödem farbige Ringe oder Höfe um Lichtquellen auftreten.

Im späteren Verlauf kommt es zu Gesichtsfeld-Defekten bis hin zur völligen Erblindung. Das ist immer ein Notfall, der in einer Augenklinik behandelt werden soll!

**Angeborenes Glaukom**: lichtscheue, tränende Augen und Lidkrampf bei Säuglingen und Kindern z. B. nach einer Infektion mit Röteln.

**Engwinkelglaukom**: bei höherer Weitsichtigkeit, fortgeschrittenem Grauem Star

**Sekundärglaukom**: bei Verletzungen oder Entzündungen des Auges, Augentumoren, Diabetes

# Normaldruck-Glaukom
# Entzündungen als Ursache?

Aktuelle Studien zeigen, dass 40 – 60 % der Glaukom-Patienten einen „normalen" Augeninnendruck haben. Seit mehreren Jahrzehnten war es ein Rätsel in der Augenheilkunde, warum sich bei so vielen Patienten ein Glaukom entwickelt mit normalem Augeninnendruck, z. B. in Japan in bis zu 90 % der Fälle.

Die alte Theorie vom „erhöhten Augeninnendruck" konnte auch nicht erklären, warum so viele Patienten eine Verschlechterung der Glaukom-Symptomatik, Sehnerv-Degeneration und des Gesichtsfeldbefunds erlitten, wenn der Augeninnendruck „im sicheren Bereich" war, dank Therapie mit drucksenkenden Augentropfen oder nach einer Operation z. B. Kanaloplastik.

Eine Arbeitsgruppe von Ophthalmologen aus der Schweiz und der USA haben überraschende und revolutionäre Ergebnisse aus Studien mit Glaukompatienten gefunden: Die Ursache für Glaukom – die Zerstörung des Sehnervs – ist nicht so wie man bis jetzt dachte, der erhöhte Augeninnendruck, sondern

> »eine gestörte, entzündlich veränderte Zusammensetzung
> des Liquors (Augenflüssigkeit), die verantwortlich ist
> für die Optikus-Neuropathie – Sehnerv-Degeneration.«

QUELLE: Aus dem 106. Kongress der Deutschen Ophthalmologischen Gesellschaft in Berlin. Artikel vom Deutschen Ärzteblatt /Jg.105/Heft 38/19.September.2008

Trotz dieser revolutionären Entdeckungen schreibt man am Ende dieses Artikels, dass sich „an der Therapie des Normaldruck-Glaukoms und anderen Glaukomen zunächst nichts ändern wird."

## Was können die Ursachen für diese „entzündlichen Veränderungen" im Auge sein?

Aktuelle wissenschaftliche Studien haben herausgefunden, dass eine Ernährung mit viel Fleisch und tierischem Eiweiß, sowie Genussmitteln, die Entstehung von Entzündungen fördern kann, was der Boden für viele Zivilisationskrankheiten sein kann, z. B. Rheuma, Arthritis, Allergien, Psoriasis, Diabetes, Arteriosklerose, Herzinfarkt – und in diesem Fall auch Glaukom.

# Ursachen

- Entzündungsfördernde Fehlernährung mit viel tierischem Eiweiß und Zucker
- Genussmittel: Rauchen, Alkohol, Kaffee, Drogen
- Medikamente: Steroide (Cortison), Antidepressiva, Antiemetika
- Übersäuerung des Körpers
- Stress
- Hyperthyreoidismus (Schilddrüsen-Überfunktion)
- Übergewicht
- Diabetes
- Schwankender Blutdruck, Herzkreislauferkrankungen
- Bei starker Fehlsichtigkeit besteht ein höheres Risiko, ein Glaukom zu entwickeln

# Symptome des Glaukoms

- Meistens ist nur ein Auge betroffen
- Schleier vor den Augen
- Starke Augenschmerzen
- Unscharfe, matte, verschleierte und verzerrte Umwelt
- Unscharfe Kontraste, Farben ohne Leuchtkraft

- Starke Blendung durch Sonne oder Gegenlicht
- Pupille ist mittelweit und reagiert nicht auf Lichtstrahlung
- Doppelbilder
- Zeitweilige Sehverschlechterung und Sehen von Farbringen
- Augen- und Kopfschmerzen
- Farbringe, Regenbogen-Halos um Lampen herum
- Übelkeit und Erbrechen
- Plötzlicher Sehverlust des betroffenen Auges

# Naturheilkundliche Behandlung bei Glaukom

Oft wird angenommen, dass man bei Grünem Star – Glaukom nichts machen könne und dass die einzige Alternative eine Augenoperation oder Augentropfen seien.
Bei einem Glaukom-Anfall oder wenn der Augeninnendruck sich im gefährlichen Bereich befindet, muss man mit Medikamenten oder evtl. mit Operationen schnell eingreifen.
Aber trotzdem sollte man sich fragen, was können die Ursachen sein?

Viele Menschen leiden unter den Unverträglichkeiten oder Nebenwirkungen der Augentropfen, und der Sehverlust schreitet fort trotz Augentropfen und Augenoperationen.

Wenn man den Augen helfen will, sollte man den Menschen als Ganzes behandeln. Die Ursachen von Glaukom sowie bei allen Augenkrankheiten sind nicht bei den Augen allein zu finden, sondern im ganzen Körper.
Die Augen sind nicht isoliert vom Körper: kranke Augen = kranker Mensch

Glaukom naturheilkundlich behandeln bedeutet, bestrebt sein, auf die Ursachen der Krankheit einzugehen z. B. den Entzündungszustand des Körpers zu beheben. Parallel kann man die Augentropfen anwenden, bis die Augeninnendruckwerte sich normalisiert haben.
Bei Glaukom – Grünem Star – so wie bei allen anderen Augen-Krankheiten ist man „gezwungen", sich so gesund wie möglich zu ernähren und zu leben:

- Vegetarische Ernährung mit wenig Käse, Joghurt und anderen Milchprodukten
- Anti-Entzündungsdiät: Frisch-Roh-Kost-Anteil in der Ernährung erhöhen: täglich Obst, Früchte, Salate
- Ein Auge für die Tiere haben – kein Tier essen: Fleisch, Wurst, Fisch, Geflügel
- Genussmittel-Reduktion: Kaffee, Alkohol, Nikotin, Zucker, Salz
- Aufbau des Nervensystems z. B. mit Vitamin-B-Komplex und Magnesium
- Bei starker Mittags-Sonne die Augen mit Sonnenbrille und Hut schützen
- Bewegung in der Natur kann die Kopfzone entlasten: Nordic Walking, wandern, schwimmen, Rad fahren etc.
- Massagen, um Augen- und Kopf-Zone zu entlasten: Gesichtsmassage, Lymphdrainage ...
- Eine tiefe und bewusste Atmung versorgt die Augen mit aufbauendem Sauerstoff und wirkt beruhigend.
- Entspannung des Nervensystems mit Massagen und Entspannungs-Behandlungen, Meditation, psychologischen Beratungs-Gesprächen, Atem-Therapie in der Natur, Bewegungs-Therapie etc. Alles was entspannt und die Nervenregeneration unterstützt, hilft bei Glaukom

Die Augen sind ein Teil des Gehirns und des Nervensystems. Aktuelle medizinische Studien haben festgestellt, dass der Sehnerv kein normaler Nerv ist, sondern mehr wie ein Gehirn-Areal. Wenn man die Augen behandeln will, sollte man das Nervensystem behandeln.

Auch wenn jemand schon Gesichtsfeldausfälle hat und schwarze Punkte oder Felder sieht, sollte man nicht aufgeben. Sowohl unser Körper als auch unser Gehirn besitzen eine große Regenerationsfähigkeit.

Das sieht man z. B. bei Sehstörungen nach einem Schlaganfall. In manchen Fällen ist es möglich, dass andere Sehzellen die Funktionen der kranken Bereiche übernehmen.

Es ist auch möglich, dass durch positive Veränderungen im Äußeren und im Inneren das Fortschreiten der Krankheit gestoppt werden kann. Nichts ist unmöglich!

# Glaukom und Gefühle

Glaukom-Ursachen können z. B. seelischer Stress sein, ein Gefühlsstau – oder eine Gefühlsblockade durch ungelöste Ängste, fehlende "Ent-Spannung", Sorge oder Trauer.

Der Umgang mit Stress ist ein wesentlicher Faktor bei der Behandlung und Vorbeugung des Grünen Stars. Es ist wichtig, die Ursachen zu erkennen, die zu der Gefühlsblockade geführt haben, sich mit ihnen auseinander zu setzen und sie "aufzuarbeiten". Oft findet man versteckte Depressionen oder seelische Verletzungen.

Alle Hinweise in den Kapiteln „Der Weg zur Sehverbesserung und Augengesundheit" können Grünen Star – Glaukom – und Sehnervkrankheiten positiv beeinflussen.

Die Augen sind nicht nur ein Spiegel des Körpers, sondern auch ein Spiegel der Seele. Augenprobleme basieren oft auf Problemen im Leben des Betreffenden. Deshalb ist es wichtig, dass der Arzt sich die notwendige Zeit nimmt, um zusammen mit dem Patienten zu ergründen, was zu dieser Augenkrankheit geführt hat, um gemeinsam Lösungsmöglichkeiten zu finden.
Entzündungen im Körper können auch eine Verbindung haben mit bestimmten negativen Gefühlen wie Zorn, Wut, Groll, Aggressionen etc., die man auch anschauen und beheben sollte.

Diese positive Umwandlung z. B. durch Vergeben, um Vergebung bitten, Versöhnung ... kann helfen, dass die Selbstheilungskräfte den Heilungsprozess im Auge aktivieren.

Wenn man die Verantwortung für die Gesundheit selber in die Hand nimmt, kann eine Augenkrankheit sogar eine Hilfe sein, um gesünder leben zu lernen und die Augen zu öffnen für „das Wesentliche" im Leben.

# Makula-Degeneration

In Deutschland leiden ca. 2 Millionen Menschen an Makula-Degeneration – Tendenz steigend. Jeder Fünfte zwischen 65 und 75 Jahren ist betroffen, aber auch jüngere Menschen.
Die Netzhaut ist ca. ein Viertel Millimeter dick und ist ein Teil des Gehirns. Sie wird zwar früh in der Entwicklung von ihm abgesondert, bleibt jedoch durch ein Faserbündel – den Sehnerv – mit ihm verbunden. Ihre Aufgabe ist es, Lichtimpulse in Nervensignale umzuwandeln.
Wenn das Auge geradeaus blickt, ist die Makula jener Punkt der Netzhaut, auf den das von der Hornhaut und der Linse fokussierte Bild fällt. Die Makula ist wichtig für die Wahrnehmung der Dinge, die direkt vor uns liegen, für die Wahrnehmung von kleinen Details und für die Farbwahrnehmung. Jede Zapfenzelle in der Makula kommuniziert direkt mit dem Gehirn über eine eigene Nervenfaser. In den peripheren Bereichen der Netzhaut teilen sich mehrere Fotorezeptorzellen eine Nervenfaser.

In der Makula finden wir nicht nur die größte Dichte der Zapfenzellen, sondern auch eine große Menge an Farb-Pigmenten. Diese schützenden Pigmente werden hauptsächlich aus zwei Karotinoiden (Lutein und Zeaxanthin) gebildet und verhindern Lichtschäden an der Netzhaut, indem sie das blaue Licht filtern und die Pigmentschicht hinter der Netzhaut stabilisieren.

Die Makula hat einen Durchmesser von 2,5 mm. Das Auge bündelt alle Lichtstrahlen genau auf diesen Punkt. Während die restliche Netzhaut nur ein schemenhaftes Erkennen zulässt, ist in der Makula eine genügend hohe Dichte von Lichtrezeptoren vorhanden, um wirklich scharf zu sehen.

Makuladegeneration bezeichnet eine Gruppe von Erkrankungen des menschlichen Auges, die die Makula lutea oder „den Punkt des schärfsten Sehens" – auch „Gelber Fleck" genannt – der Netzhaut betreffen, was sich mit einem allmählichen Funktions-Verlust der Gewebe-Strukturen äußern kann.

Die Makula-Degeneration (MD) ist auch unter der Bezeichnung „Durchblutungsstörung der Netzhaut„ bekannt. Es handelt sich um degenerative Veränderungen (d.h. Abbauprozesse) der Netzhaut im Bereich der Stelle des schärfsten Sehens (= Makula), wie z. B. durch Ablagerungen – „Zellschutt", Ödeme und Blutungen.

Eine Makula-Degeneration beginnt oft mit Flecken auf der Netzhaut, die Drusen genannt werden und mit Altersflecken vergleichbar sind. Glücklicherweise beeinträchtigen sie das Sehvermögen normalerweise nicht. Man geht davon aus, dass es sich bei den Drusen um Ablagerungen handelt, die sich auf Grund eines Mangels an reinigenden Antioxidanzien ansammeln können.

Ausgangspunkt der Makuladegeneration ist nicht das Nerven-Gewebe der Netzhaut – Retina –, sondern die Unterstützungs-Strukturen, die Bruch-Membran, das retinale Pigmentepithel und die Aderhaut. Bei fortschreitender Makuladegeneration wird durch Absterben von Netzhautzellen die Sehfähigkeit im zentralen Gesichtsfeld beeinträchtigt.

# Trockene Makula-Degeneration

Dabei kommt es zu Ablagerungen unter der Netzhaut und zu einem schleichenden Verlust an Lichtrezeptoren.
Bei der trockenen Makuladegeneration (MD) und altersbedingten Makuladegeneration (AMD), die etwa 80 % aller Fälle ausmacht, sterben lichtempfindliche Netzhautzellen ab, wodurch das „direkte" Sehvermögen beeinträchtigt wird. Das häufigste Symptom der trockenen MD ist ein leicht verschwommenes Sehen. Die trockene MD schreitet meist nur langsam voran.

# Feuchte Makula-Degeneration

Bei dieser Erkrankung wachsen neue krankhafte Gefäße in die Netzhaut ein. Diese Adern verdrängen die Lichtrezeptoren. Zusätzlich dringt aus diesen Gefäßen Flüssigkeit ins umliegende Gewebe, was ebenfalls zur Zerstörung der lichtempfindlichen Rezeptoren beiträgt. Dadurch kommt es zu einer Schädigung der für den Bereich des schärfsten Sehens (Makula) notwendigen Sinneszellen und zu einem Sehverlust.

Die feuchte Form der Makuladegeneration kann innerhalb von wenigen Monaten zu einer starken Sehbehinderung führen. Die Folge ist, dass das zentrale Blickfeld beeinträchtigt wird, während das äußere vergleichsweise unverändert bleibt.

## Ursachen

Die Ursachen für eine Makula Degeneration sind noch nicht eindeutig geklärt.
Medizinische Studien haben Folgendes ergeben:
»Jahrzehnte. vor dem Auftreten erster Symptome wird der Grundstein der komplexen Erkrankung gelegt, in Form einer molekularen Störung in der Grenzschicht zwischen retinalem Pigmentepithel und Choriocapillaris, die die Blutversorgung der äußeren Retina sicherstellt.
Das retinale Pigmentepithel hat eine wichtige Funktion: Es transportiert Nährstoffe zu den Photorezeptorzellen, sorgt maßgeblich für das Recycling des Sehpigments und beseitigt phagozytotisch (durch die weißen Blutkörperchen) die permanent anfallenden Bestandteile der Photorezeptoren, welche diese im Zuge ihrer kontinuierlichen Erneuerung abstoßen.
Infolge der hohen Stoffwechsel-Aktivität in der Macula lutea (höchste Dichte an Photorezeptoren) fallen hier besonders viele Abbauprodukte des Sehprozesses an. Werden diese nicht mehr im erforderlichen Umfang abtransportiert, kommt es zur Akkumulation dieses „Zellschutts", in Form so genannter Drusen, die mittels Fundoskopie nachweisbar sind. Die Ablagerungen ent-

halten das toxische Pigment Lipofuszin. Epithelzellen und Photorezeptoren gehen im Laufe der Jahre oder Jahrzehnte zu Grunde.

Der Visusverlust bei der trockenen Degeneration schreitet sehr langsam voran, und es muss bei Weitem nicht jeder Betroffene mit einem kompletten Verlust der Lesefähigkeit rechnen. Im fortgeschrittenen Stadium kann der Zustand allerdings in einen flächigen Zelltod (geografische Atrophie) übergehen.«

QUELLE: Aus „MMW – Fortschritte der Medizin 3" – 18. Januar 2007

# Risikofaktoren

- Freie Radikale durch Rauchen und ungesunden Lebensstil
- Bewegungsmangel
- Unausgewogene oder einseitige Ernährung
- Brillenträger mit starker Fehlsichtigkeit haben ein höheres Risiko für  Netzhauterkrankungen
- Verdauungsprobleme und ein Nährstoffmangel: Zink, Taurin, essentielle Fettsäuren, Vitamin-B-Komplex und Antioxidantien
- Starke Sonnenlichteinstrahlung, UV-Strahlung
- Hoher Cholesterinspiegel verursacht Ablagerungen von Lipiden und Stoffwechsel-Abbauprodukten, abnormale Kollagenbildung und Verkalkung
- Arterienverkalkung, arteriosklerotische Durchblutungs-störungen
- Nach Schlaganfall
- Seelischer Stress, Fehlhaltungen, ständige negative Gedanken und Gefühle
- Medikamente: z. B. Arzneimittel gegen hohen Blutdruck können dem Körper wichtige Mineralstoffe und wasserlösliche Vitamine rauben und können zu einem schnelleren Fortschreiten der Makula-Degeneration beitragen.
- Medikamentöse Rheuma- oder Malaria-Therapie mit Chloroquin

# Symptome

Ein sehr häufig auftretendes, wichtiges Symptom der Makula-Degeneration ist das Verzerrtsehen gerader Linien.
In vorgeschrittenen Stadien kann sich ein Verlust der zentralen Sehfähigkeit zeigen:

- Man kann seine Uhr sehen, aber die Uhrzeit nicht erkennen.
- Man kann einen Gesprächspartner sehen, aber nicht seine Gesichtszüge.

In den meisten Fällen bleibt das periphere Sehen erhalten und man kommt einigermaßen zurecht. Nur in seltenen Fällen geht sowohl das Detail-Sehen (makulares Sehen) als auch das periphere Sehen verloren. Die Makuladegeneration kann sich äußern mit:

- Verminderung der Sehschärfe und der Lesefähigkeit
- Verminderung des Kontrastempfindens und des Farbensehens
- Verminderung der Anpassungsfähigkeit an veränderte Lichtverhältnisse mit Erhöhung der Blendempfindlichkeit

# Prävention

Bei der Vorbeugung der AMD spielt eine gesunde Ernährung eine wichtige Rolle.
Da das schützende Lutein von unserem Körper nicht selbst gebildet wird, müssen wir es mit der Nahrung aufnehmen.

- Gesunde, vitaminreiche Frischkost mit vielen sekundären Pflanzeninhaltsstoffen
- Bewegung in der Natur
- Senkung eines erhöhten Blutdrucks
- Auf Rauchen verzichten
- UV-Schutz für die Augen

Bei Makuladegeneration konnte man nachweisen, dass die Konzentration von Lutein und Zeaxanthin in der Makula lutea viel zu niedrig war. Umgekehrt nimmt die Pigmentdichte im „gelben Fleck" durch die Zufuhr dieser beiden Substanzen zu. Ob dadurch allerdings die Häufigkeit der AMD abnimmt, ist noch nicht bewiesen.

Jahrzehnte lang dachte man, dass ein Fortschreiten der Makuladegeneration durch die Gabe von hochdosierten Vitaminen gehemmt werden könne. In manchen Fällen hat man festgestellt, dass eine längerfristige Einnahme solch hoher Vitamindosen das Risiko für bestimmte Krebsarten erhöhen kann.

Menschen, welche die Diagnose "Makula-Degeneration" bekommen haben, leben oft mit Verzweiflung, Hilflosigkeit und mit der Angst, irgendwann blind zu werden. Vor allem auch, weil keine befriedigenden Therapien bekannt sind:
- die Einnahme von teuren Nahrungsergänzungsmitteln und Vitaminpräparaten
- die teuren Augenspritzen mit Gefäßwachstumshemmer oder
- die modernen retinale Mikrochipsimplantate

### Kann die UV-Strahlung der Sonne Makula-Degeneration auslösen?

Amerikanische Forscher der Universität Wisconsin in Madison berichten über ihre Studie, an der mehr als 2.500 Menschen teilnahmen, in der Fachzeitschrift „Archives of Ophthalmology" (Bd. 122, S. 750), dass viele Menschen, die sich häufig in ihrem Leben dem Sonnenlicht (mehr als 5 Stunden am Tag) aussetzten, ein erhöhtes Risiko für eine Makuladegeneration im Alter entwickeln.

Viele Makuladegeneration-Patienten haben große Angst und Panik vor der Sonne und gehen selten raus. Nun kann man aber nicht die ganze Schuld der Sonne geben, denn in den Industrieländern erkranken jedes Jahr Tausende von Menschen an

Makula-Degeneration, die den ganzen Tag in ihrer Wohnung verbringen und die Sonne kaum sehen.

>>Eine Augenkrankheit hat nicht nur eine Ursache,
sondern es sind mehrere, die sich summieren.<<

Makuladegeneration kommt häufig vor in Industrieländern.
Ein ungesunder Lebensstil, Fehlernährung und Entfernung von der Natur spielen eine wichtige Rolle bei der Entstehung dieser Krankheit.
Eine Alternative könnte sein, durch Lebens-Veränderungen wieder zur Augengesundheit zurück zu finden.

# Naturheilkundliche Behandlung
# bei Makula-Degeneration

So wie wir bei den anderen Augenkrankheiten beschrieben haben, sind die Ursachen nicht allein in den Augen zu finden, sondern im ganzen Körper und im seelischen Bereich.
Wenn man den Augen helfen will, sollte man den Menschen als Ganzes behandeln.
Im Anfangsstadium der Makuladegeneration kann man mehr erreichen als im stark fortgeschrittenen.

Viele Augenkrankheiten lassen sich positiv beeinflussen mit einer Lebens- und Ernährungsumstellung oder mit naturheilkundlichen Therapien.
Wenn aktuelle Studien zeigen, dass sich bei Makula-Degeneration in der Netzhaut Abfallprodukte – Zellschutt – ansammeln, könnte es eine Hilfe sein, diesen Zellschutt (Ablagerungen, Schlacken) zu reduzieren, die Entstehung zu verhindern und die Entsorgung zu unterstützen.

Ziel der Behandlungen könnte sein, die Selbstheilungs-Kräfte – den inneren Arzt – zu aktivieren, die das Gewebe im Augen-Bereich von diesem „Zellschutt" befreien können und parallel

dazu mit naturheilkundlichen Methoden die Regeneration zu unterstützen.
Gute Erfahrungen haben wir gemacht mit folgenden Ansatzpunkten:

- Entgiftung und Entschlackung des Körpers mit naturheilkundlichen Therapien
- Ein Auge für die Tiere haben – kein Tier mehr essen: Fleisch, Wurst, Geflügel, Fisch
- Durchblutungsfördernde vegetarische Ernährung (vegane Ernährung, terrane Ernährung, Rohkost, Vitalkost) um auch Mangelzustände und Entzündungen zu beheben
- Nahrungs-Ergänzungsmittel
- Durchblutung im Auge- und Kopfbereich verbessern, evtl. mit Infusions- und Sauerstofftherapie
- Entlastung der Kopfzone zur Verbesserung von Abfluss und Entsorgung von Stoffwechselabfällen in der Netzhaut, z. B. Kopf-, Gesichts-Massagen und spezielle Augenbehandlungen
- Entspannung des Nervensystems, denn das kann die Selbstheilungskräfte im Körper aktivieren: Durch Massagen aller Art, auch mit Entspannungs-Cranio-Sacral-Therapie
- Meditation
- Farbtherapie
- Kontakt mit der Natur
- Bewegungs-Therapie und Sport
- Beratungsgespräche, um zusammen mit dem Patienten die möglichen Ursachen, auch die seelischen Aspekte zu finden, die zur Makula-Degeneration geführt haben könnten.

# Geben Sie nicht auf!

„Für ihre Augenkrankheit gibt es keine Lösung, sie werden früher oder später blind ...“
Mit dieser und ähnlichen Aussagen werden viele Patienten mit Augenkrankheiten und Makula-Degeneration konfrontiert. Es gibt aber diverse Grade von Netzhaut-Degeneration. Ob die Makuladegeneration wieder rückgängig zu machen ist oder nicht,

hängt vom Stadium, dem Zustand des Körpers, der Art der gewählten Therapie und von der Motivation des Patienten ab.

Falls der Prozess stark fortgeschritten ist, könnte man das Ziel anstreben, die Degeneration zu stoppen. Denn unser Körper und auch unser Gehirn besitzen eine große Regenerationsfähigkeit. Das sieht man z. B. bei Sehstörungen nach einem Schlaganfall. In manchen Fällen ist es möglich, dass andere Sehzellen die Funktionen der kranken Bereiche übernehmen.

Im Anfangs-Stadium, wenn noch viel gesundes Gewebe da ist, und der Mensch noch keine Gesichtsfeldausfälle hat, kann man viel erreichen, z. B. mit Ernährungs-Umstellung und positiven Veränderungen im Äußeren und im Inneren.

Betroffene mit Makula-Degeneration aus Selbsthilfegruppen berichten, dass sogar bei "aufgegebenen" bzw. "austherapierten" Fällen die Augenkrankheit sich zurückgebildet hat und sie wieder richtig sehen konnten.
Selbsthilfegruppen geben den Tipp, egal in welchem Stadium der Krankheit sich der Mensch befindet:

>>Nehmen Sie Ihr Schicksal in die eigene Hand.
Geben Sie nicht auf!<<

>>In unseren ständigen Kontakten mit Makula-Betroffenen wurde regelmäßig von Schwankungen in der Sehleistung gesprochen. Fast immer wird dies subjektiv mit der jeweiligen Situation in Verbindung gebracht. Augenkranke berichten auch auffallend häufig von seelischen Belastungen als Auslöser einer Sehverschlechterung.
Drastisch erlebt wird dies offenbar, wenn die Augenkranken mit weiteren schweren Krankheiten konfrontiert werden oder wenn unerwartet zusätzliche Stress-Situationen auftreten.<<

QUELLE: Auszug aus dem Buch "Makuladegeneration", der Selbsthilfegruppe SOS Augenlicht E.V.

# Makuladegeneration und Gefühle

Die Makula des Auges ist die Barriere zwischen Innen- und Außenwelt und repräsentiert den zentralen Teil des Lebens, die Ausrichtung mit dem Lebenssinn des Menschen.

Oft stehen die Menschen, die unter Makula-Degeneration leiden, kurz vor ihrer Pensionierung und fürchten sich vor möglicher Einsamkeit. Ein zentraler Abschnitt ihres Lebens, ihr Berufsleben, neigt sich dem Ende entgegen – ein Umstand, der in vielen Menschen, oft unbewusst, große Ängste auslösen kann.

## Mögliche seelische Ursachen für Netzhautprobleme

- unerwartete Stress-Situationen
- wenn alles im Leben zu viel wird
- das Sterben von Angehörigen
- seelische „Verletzungen"
- jahrelange Unzufriedenheit
- anderen die Schuld geben
- sich in seine Gedankenwelt zurückziehen
- gestaute, negative Gefühle wie Groll und Hass
- Ängste
- extrem belastende Sorgen
- Mangel an Liebe zu sich selbst und zu anderen Menschen

Ein Teil der Patienten findet keinen Zusammenhang mit Situationen oder negativen Erlebnissen und ihrer Augen-Krankheit. Evtl. kann die Erinnerung oder Belastung im Unterbewusstsein gespeichert sein.

Die Bereitschaft, etwas im Leben zu ändern, ist sehr wichtig. Es ist eine Hilfe, sich selber zu beobachten, wann die Augenkrankheit begonnen hat und evtl. Tagebuch zu führen mit den Erinnerungen und Gefühlen, die hoch kommen. Aber man sollte nicht in der Vergangenheit graben.

Folgende Fragen könnten eine Hilfe zur Selbsterkenntnis sein:

- Bewege ich mich zu wenig? Leide ich an Bewegungsmangel?
- Fehlt mir der Kontakt mit der Natur und der frischen Luft?
- Habe ich mich in den letzten Jahren fehlernährt mit wenig Obst, Salat, Gemüse?
- Trage ich ständig eine Brille?
- Habe ich mich innerlich oder äußerlich zurückgezogen?
- Bin ich zu sehr mit mir selbst beschäftigt?
- Lebe ich zu sehr nach meinen Vorstellungen und ignoriere andere Menschen?
- Bin ich oft verletzt, frustriert oder unzufrieden?
- Bedrückt mich eine lang bestehende Verletztheit?
- Ist die Kommunikation mit anderen Menschen gestört?
- Sind meine Gedanken destruktiv oder einschränkend?
- Beschäftige ich mich ausreichend mit meinen Gefühlen und damit, wie ich es „sehe"?
- Hat mein Leben einen Sinn?
- Habe ich eine Motivation und Ziele für mein Leben gefunden?
- Bin ich „blind" für das Wesentliche im Leben?
- Befinde ich mich in einer Beziehung, in der das Feuer erloschen ist und in der ich festsitze?
- Kann ich mich mit der Tatsache abfinden, dass ich älter werde?
- Habe ich Angst vor dem Tod?

QUELLE: Forschungsergebnisse von Dr. Roberto Kaplan, Kurt Tepperwein, Louise L. Hay, Rüdiger Dahlke, Thorwald Dethlefsen

Alles was hier über Makuladegeneration geschrieben wurde, gilt auch für andere Netzhauterkrankungen wie diabetische Retinopathie, Macula-Dystrophie, Morbus Stargardt, Retinitis pigmentosa, Usher-Syndrom u.v.m. Auch die Hinweise in den Kapiteln „Der Weg zur Sehverbesserung und Augengesundheit" können Netzhauterkrankungen positiv beeinflussen.

Jede Krankheit hat auch eine seelische Ursache. Was wir hier gesammelt haben sind nur Hinweise. Es kann vielleicht eine Hilfe sein, sich selber zu erforschen und zu ergründen, was die Ursache der Krankheit sein könnte.

# Hilfen für teilblinde und blinde Menschen

Nicht jeder blinde Mensch ist 100% blind. Es gibt verschiedene Grade von Sehbehinderung:
- Ganz-Blinde besitzen gar kein Sehvermögen.
- Teil-Blinde gelten offiziell als blind, können aber noch zwischen hell und dunkel differenzieren, z. B. helles Licht wahrnehmen und zwischen Tag und Nacht unterscheiden.

Menschen mit Augenkrankheiten fallen oft auf Grund der Diagnose „Sehbehinderung" in eine große Hoffnungslosigkeit, aber bei vielen Teilblinden besteht die Möglichkeit, die Sehfähigkeit zu stabilisieren oder sogar zu verbessern mit folgenden Tipps:

## Die Restsehfähigkeit fördern

Im Leben sollte man bestrebt sein, aus jeder Situation das Beste zu machen.
Mehrere Studien der Sehtrainerin Clara Hackett in den 50er- und 60er-Jahren zeigen, wie teilblinde Menschen ihre Restseh-Fähigkeit so verbessern konnten, dass manche nicht mehr als blind eingestuft wurden.

## Die innere Intuition einschalten – Vertrauen

Der berühmte blinde Jacques Lusseyran (hatte sein Augenlicht als Kind bei einem Schul-Unfall verloren) berichtet in seinem Buch »Das wieder gefundene Licht«, wie er mit einer positiven Entwicklung im Leben durch eine hohe Ethik und Moral, durch Friedfertigkeit und eine innige Beziehung zu Gott, viel mehr wahrnehmen konnte.
Jacques Lusseyran: »Mein Freund Jean und ich waren so sehr eins, dass wir uns telepathisch verständigen konnten.«
»Ich war noch nicht 10 Jahre alt, da wusste ich schon – und mit welch vertrauensvoller Gewissheit –, dass alles in der Welt ein

Zeichen von allem ist, dass jedes Ding allzeit bereitsteht, den Platz eines anderen einzunehmen, falls dieses ausfällt.
Vollkommener Ausdruck für dieses ständige Wunder der Genesung war für mich das „Vaterunser", das ich jeden Abend vor dem Einschlafen aufsagte.«

# Die anderen Sinne aktivieren: Geruchssinn, Gehörsinn, Tastsinn

Tast- und Gehörsinn sind bei Blinden häufig überdurchschnittlich ausgeprägt. Mit dem Gehörsinn kann man lernen, sich im Raum und im Haus zu orientieren.
Man kann „trainieren" bewusst zu leben, z. B. die Musik von Instrumenten nicht nur zu hören, sondern mit dem ganzen Körper zu fühlen.

Jacques Lusseyran: »Sechs Jahre lang holte mich mein Vater von Oktober bis Mai jeden Samstag am Ausgang des Gymnasiums ab, rief ein Taxi herbei und führte mich in eines der Konzerte, die von den großen Symphonieorchestern in Paris gegeben wurden.
Der Eintritt in den Saal war die erste Episode einer Liebes-Geschichte.
Das Stimmen der Instrumente war meine Verlobung.
Danach stürzte ich mich in die Musik wie einer, der sich im Glück wälzt.
Die Welt der Violinen und Flöten, Hörner und Celli, der Fugen, Scherzos und Gavotten, gehorchen so schönen und klaren Gesetzen, dass mir jegliche Musik von Gott zu sprechen schien.

Mein Körper lauschte nicht, er betete. Mein Geist hatte keine Grenzen mehr. Und wenn mir Tränen in die Augen stiegen, spürte ich sie nicht herabrollen, sie waren außerhalb von mir. Ich weinte jedesmal vor Dankbarkeit, wenn das Orchester zu spielen begann. Die Welt der Töne – welch eine unerwartete Gnade für einen Blinden!
Die Musik ist für einen Blinden eine Nahrung, wie es für die, die sehen, die Schönheit ist.

Ich habe Mozart so sehr geliebt, ich habe Beethoven so sehr geliebt, dass sie letztlich das aus mir gemacht haben, was ich bin. Sie haben meine Emotionen geformt und meine Gedanken geleitet.

Heute hängt für mich die Musik an einem goldenen Nagel, der den Namen „Bach" trägt.
Aber nicht mein Geschmack hat sich geändert, sondern meine Bekannten. In meiner Kindheit lebte ich mit Mozart, Beethoven, Schumann, Berlioz, Wagner und Dvorak, weil sie die waren, denen ich jede Woche begegnete.
Mein Vater hatte die Gewohnheit, vom Konzert zu Fuß nach Hause zu gehen; er schenkte mir damit einige der schönsten Stunden meiner Kindheit.«

## Das Verborgene in den Worten hören

Jacques Lusseyran hatte keine sehenden Augen, aber er konnte „hören", was sich hinter den Worten der Menschen versteckte, das Verborgene, das sie nicht sagten:
»Wenn sich die Leute an mich, den kleinen Blinden wandten, waren sie nicht auf der Hut. Sie waren überzeugt, dass ich die Worte vernähme, die sie sagten, dass ich ihren Sinn verstehe. Sie ahnten nie, dass ich in ihrer Stimme wie in einem Buch lesen konnte.
Ich konnte schließlich, ohne es zu wollen, ohne daran zu denken, so vieles in den Stimmen lesen, dass sie mich mehr interessierten als die Worte, die sie formulierten.«

»Was die Stimmen mich lehrten, lehrten sie mich fast immer sofort. Unsere Gelüste, unsere Launen, unsere heimlichen Laster und selbst unsere sorgsam gehüteten Gedanken übertrugen sich auf den Klang der Stimme, wurden offenbar in ihrer Modulation, in ihrem Rhythmus.«

## Farben und Formen „erspüren"

Der Tastsinn ist bei blinden Menschen hoch entwickelt und hilft ihnen wahrzunehmen, wo sich Gegenstände im Raum befinden.

Insbesondere die Fingerspitzen sind sehr sensibel für Energien. Man kann lernen, mit den Händen die Energien zu erspüren, die verschiedene Objekte und Farben ausstrahlen.

Man kann versuchen wahrzunehmen, wie sich der Unterschied zwischen der Farbe Schwarz und Weiß anfühlt und auch mit anderen Farben, z. B. mit farbigen Karten, weiter probieren und experimentieren.

## Innere Objektwahrnehmung entwickeln

Ähnlich wie mit den Farben man kann mit diversen Gegenständen zu Hause versuchen, sich mit der Energie der Materie durch positive Kommunikation zu verbinden.

Jacques Lusseyran beschreibt weiter in seinem Buch, dass er sich an Tagen, an denen er ausgeglichen war, zu Hause problemlos bewegen konnte, ohne gegen etwas zu stoßen. Aber an den Tagen, wo er z. B. zornig oder ungeduldig war, war diese Intuition weg, und er ist ständig gegen Stühle, Tische und andere Gegenstände gestoßen.

## Die Hell-Dunkel-Wahrnehmung fördern

Ein Hell-Dunkel-Unterscheidungs-Vermögen entwickeln. Man kann die klassische Augenübung mit dem Sonnenbad mehrmals am Tag durchführen: Mit dem Gesicht der Sonne zugewandt, mit geschlossenen Augen, ein paar Minuten sich von der Lichtenergie der Sonne – bei Sonnenaufgang oder Sonnenuntergang – beleben lassen.

## Bestrebt sein, das Positive in der Krankheit zu finden

Es ist kein Zufall, dass man blind oder sehbehindert ist. Die Ursache kann in der Seele liegen, oft aufgrund von selbst geschaffenen Belastungen in dieser oder in einer vorhergehenden Inkarnation. Mit einer Krankheit kann eine Seelenschuld getilgt werden.

Dankbar dieses Schicksal annehmen, trotz aller Probleme, die die Blindheit mit sich bringt, kann uns helfen, die Chance zu nutzen und weiter zu kommen in diesem Leben.

Eine angeborene Krankheit kann eine Hilfe sein, weil sie uns zur Umkehr verhelfen kann, um uns das Herz zu öffnen für das Wesentliche im Leben, evtl. für das Göttliche in uns und in allem, was uns umgibt.

Jacques Lusseyran: »Wenn ich glücklich und friedlich war, wenn ich den Menschen Vertrauen entgegenbrachte und von ihnen Gutes dachte, dann wurde ich mit Licht belohnt.«

## Sich mit allem verbinden

Man kann lernen und trainieren – auch Nicht-Blinde – ein Gefühl der Einheit zu entwickeln mit allen Lebensformen, mit allen Menschen.

In diesem Prozess der Sehverbesserung sollte man bestrebt sein, nichts für sich zu wollen, z. B. hellseherische, heilende oder telepathische Fähigkeiten zu wecken.

Denn alles, was wir für unser Ego tun, kann uns blockieren oder krank machen und bis zur Stagnation im Leben führen.

Es könnte ein gutes Ziel sein, lernen das Wesentliche im Leben zu sehen, das Schauen zu lernen, mit dem Herzen zu sehen, die selbstlose Liebe anzustreben.

»Die Freude kommt nicht von außen; sie ist in uns, was immer uns geschieht. Das Licht kommt nicht von außen, es ist in uns, selbst wenn wir keine Augen haben.«

QUELLE: Buch »Das wieder gefundene Licht« von Jacques Lusseyran

Die Hinweise in den Kapiteln „Der Weg zur Sehverbesserung und Augengesundheit" können auch eine Sehbehinderung positiv beeinflussen.

# Teil III

## Fehlsichtigkeiten ganzheitlich behandeln

# Irisdiagnose & Augendiagnose

Unsere Augen sind sozusagen ein Teil des Gehirns. Die Iris (auch Regenbogenhaut genannt) stellt eine Reflexzone des Körpers dar, wobei jedes innere Organ einem Feld in der Iris zugeordnet ist. Die Begriffe "Augendiagnostik" und „Irisdiagnostik" werden vielfach synonym gebraucht. Genau genommen beobachtet man die Struktur-Zeichen und Pigmente der Regenbogenhaut (Iris), Zeichen in der Sklera (Lederhaut), Linsen- und Pupillen-Phänomene, Lider und Wimpern.

## Wie wird die Irisdiagnose durchgeführt?

Es werden beide Augen mit einem Augenmikroskop, mit einem Fotoapparat oder einer Video-Kamera in Verbindung mit einem speziellen Computer-System fotografiert. Im Anschluss daran bespricht der Arzt mit dem Patienten eingehend den Befund und die therapeutischen Möglichkeiten, um den körperlichen Belastungen entgegen zu wirken oder einzelne Organe zu unterstützen.

Die Ergebnisse der Irisdiagnose bieten die Chance, die Botschaften aus dem eigenen Auge zu nutzen und krankmachende Lebens-, Ernährungs- und Verhaltensweisen zu verbessern. Die Augen geben uns somit rechtzeitig Hinweise, bei deren Beachtung wir Krankheiten vorbeugen können, um im fortgeschrittenen Alter noch topfit und gesund zu sein.

## Was kann man mit der Irisdiagnose feststellen?

Durch die Irisdiagnose erhält man Informationen über die Ventile oder »Pforten des Körpers«: Lunge / Atemwege, Haut / Lymphe / Bindegewebe, Leber / Gallenblase / Darm, Niere / Harnwege.

Mit der Irisdiagnostik kann man auch erkennen, welche Konstitution oder Anlagen jemand von seinen Vorfahren geerbt hat, ob und wie der Mensch seinen Körper bis jetzt „belastet" hat, und welche Krankheitsrisiken auf Grund der mitgebrachten Anlagen und der jetzigen Belastungen für die Zukunft bestehen.

Viele durchgemachte Erkrankungen hinterlassen Spuren im Körper – und ca. 80 % dessen, was sich im Laufe des Lebens im Körper abgespielt hat, lässt sich auf diese Weise im Auge ablesen. So kann zum Beispiel im Körper eine Veranlagung oder ein Nährboden für Entzündungen, Rheuma, Herzinfarkt, Schlaganfall, Diabetes, Krebs, Allergie oder Hauterkrankungen vorhanden sein. In diesem Fall kann man gezielt etwas zur Vorbeugung tun. Denn jeder Mensch hat selbst einen großen Einfluss darauf, ob eine Krankheit ausbricht oder wie sie verläuft. Man kann also vieles abwenden, sofern man seine unguten und krankmachenden Ernährungs- und Lebensgewohnheiten ändert und zu einer positiven Lebenseinstellung findet.

Im Laufe unseres Lebens können weitere Veränderungen hinzukommen. Sie können auch als genetische Information an die nachfolgenden Generationen weitergegeben werden.
Je gesünder wir leben und denken und je freier wir werden, desto besser sind die Gene und das körperliche und geistige Erbe, das wir unseren Kindern und Enkeln übertragen.

## Irisdiagnose nach der Rayid-Methode

Die traditionelle Irisdiagnose konzentriert sich auf die potenzielle Krankheitsdisposition und deren Behandlung. Die spirituelle Irisdiagnose ermöglicht außerdem, die geistig-seelischen Ursachen für Krankheiten zu erkennen. Pigmente, Strukturen und Ringe in der Regenbogenhaut – Iris – können tiefere Informationen geben, als man es aus der traditionellen Irisdiagnose kennt.

## Sind die Augen das Tor zur Seele?

Mit den Augen nehmen wir nicht nur Eindrücke auf, die wir sehen, mit den Augen zeigen wir auch nach außen, was wir im Inneren fühlen. Sie sind das Projektionsfeld für den physischen, mentalen und emotionalen Körper.

Sie deuten nicht nur auf Neigungen zu bestimmten Krankheiten des Körpers hin, sondern sie können auch Informationen über psychologische Aspekte aufzeigen, wie Charakter, mitgebrachte Fähigkeiten, Anlagen und Talente des Menschen.

Diese Muster haben wir zum Teil von unseren Vorfahren geerbt, und wieder andere kommen aus unserer Seele, aus Vorleben. In der Iris spiegeln sich die mitgebrachten Anlagen aus der Seele, die wir in diesem Leben ins Positive umwandeln können.

In der menschlichen Iris widerspiegeln sich die Einstellungs- und Verhaltensmuster, in denen wir denken, agieren und unsere Beziehungen wählen.

Durch Denny Johnson entstand das Rayid-Iris-Modell, die „spirituelle und psychologische Irisdiagnose". Die Informationen, die in den Augen gespeichert sind, enthüllen die Schönheit, den Wesenskern. Je mehr ein Mensch erwacht und sich der Intelligenz seines Herzens und seiner Seele öffnet, umso besser lernt er, sich selbst und seinen Nächsten zu verstehen.

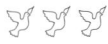

# Die Augen als Spiegel der Seele

Augen können oft viel mehr sagen als viele wunderbar gewählte Worte. Wer hat nicht schon erlebt, wie uns ein strahlender, wohlwollender und lebensbejahender Blick berühren kann? Ist es vielleicht die Seele, die sich der Sprache der Augen bedient?

In der Poesie werden die Augen nicht umsonst als »Spiegel der Seele« bezeichnet. Gefühle wie Freude, Trauer, Aufregung oder Angst sind oftmals in den Augen erkennbar.
Der Zustand unserer Augen ist ein Spiegelbild unserer körperlichen, emotionalen und seelischen Verfassung.

Linkes und rechtes Auge haben auf emotionaler Ebene eine unterschiedliche Bedeutung.
Das linke Auge symbolisiert eher die Innenwelt: Familie und Kinder, Partnerschaft, das Thema Mutter, das weibliche Prinzip.
Das rechte Auge betrifft eher die Einstellung zur Außenwelt: Die Bereiche der beruflichen Verwirklichung, das Thema Vater, also das männliche Prinzip.

Viele Fehlsichtigkeiten (z. B. Kurzsichtigkeit, Weitsichtigkeit, Schielen etc.) oder Augenkrankheiten (Trockenes Auge, Glaukom, Katarakt, Makula-Degeneration, Sehbehinderung etc.) begannen in einem bestimmten Moment im Leben eines Menschen, zum Beispiel nach Überanstrengung, Umzug, körperlicher Krankheit, Streit, Arbeitsplatzverlust, Partner-Trennung oder Scheidung, Todesfall in der Familie, seelischem Trauma, oder wenn im Leben alles zu viel wurde etc.

Die Krankheit kann eine hilfreiche Gelegenheit für den Patienten sein, mehr über sich selbst und seine fundamentalen Werte zu erfahren. Sie sollte im Zusammenhang mit dem gesamten Leben betrachtet werden.

Eine Fehlsichtigkeit oder Augenkrankheit hat oft mehrere Ursachen, die sich summieren. Dann wäre es wichtig, sich wie ein „Selbstforscher" zu fragen:

- Wann hat die Fehlsichtigkeit begonnen?
- Was war damals in Familie, Partnerschaft, Schule, Studium?
- Habe ich mich ungesund ernährt und ungesund gelebt?
- Warum sehe ich verschwommen?
- Womit verbinde ich meine Krankheit?
- In welchen Situationen verschlechtert sich mein Sehen?

Unsere Patienten berichten auffällig häufig, dass seelische Belastungen der Auslöser für Augenkrankheiten und die Sehverschlechterung waren.

Die Bereitschaft, etwas im Leben zum Positiven zu verändern, ist sehr wichtig. Es ist ratsam, selbst nachzuforschen, was dem Beginn der Augenkrankheit/Fehlsichtigkeit vorausgegangen ist. Evtl. ist das Führen eines Tagebuches eine Hilfe, damit Erinnerungen und Gefühle hoch kommen können. Man sollte jedoch nicht in der Vergangenheit "graben".

Eine Hilfe zur Verbesserung der Sehkraft durch Lösung der Konflikte sind persönliche therapeutische Gespräche zur Ursachenfindung und Bearbeitung der emotionalen Aspekte von Sehschwächen und Augenkrankheiten.
Aus der Praxis mit unseren Patienten haben wir eine Liste der möglichen seelischen Ursachen für Augenprobleme zusammen gestellt:

- Schwere Geburt, schwere Kindheit, Misshandlungen
- Tiefe Verletzungen, traumatische Erlebnisse in der Kindheit und Jugendzeit
- Strenge oder autoritäre Eltern oder Lehrer
- Stress und starke nervliche Anspannungen
- Unerwartete Stress-Situationen; Lebens-Situationen, in denen man keine Lösung sah
- Umzug, Schulwechsel, plötzliche Lebens-Veränderungen

- Arbeitsplatzverlust, Mobbing
- Mangel an Liebe zu sich selbst oder zu anderen
- Negatives Selbstbild, mangelndes Selbstvertrauen, gestörtes Selbstwertgefühl
- Negative Gefühle, die man ständig nährt, wie z. B. Wut, Zorn, Ärger, Resignation
- Anderen die Schuld geben, Vorwurfshaltung
- Verletzt sein, nachtragend sein, Groll
- Selbstbezogenheit, z. B. alles durch die eigene Brille sehen; immer Recht haben wollen, ungeduldig sein, Mangel an Verständnis und Toleranz, andere abwerten oder ausgrenzen, Streitsucht, nur das Negative an anderen sehen, kontrollieren wollen
- Probleme in der Sexualität
- Zurückhaltung, Traurigkeit, Verzweiflung, Schuldgefühle, sich zurück ziehen
- Disharmonien, Diskrepanzen zwischen eigenem Wollen und Realität
- Extrem belastende Sorgen, viel grübeln über Probleme, Unzufriedenheit
- Nicht geerdet sein, im Leben schweben, Mangel an innerer Festigkeit
- Mangel an Zielen und Klarheit im Leben
- Viele Bücher oder Comics, Filme, Computerspiele; in Traum- oder Phantasiewelten leben
- Streit in der Familie, unglückliche Ehe, Zwangs-Ehe, Seitensprung des Partners, ungewollte Schwangerschaft, schlimme Trennung, Scheidung
- Tod des Partners oder eines Familienangehörigen ...

Wenn Kinder schon mit Augenkrankheiten auf die Welt kommen, kann auch das auf seelische Belastungen zurückzuführen sein.

# Fehlsichtigkeit
# bei Kindern und Jugendlichen

Augenerkrankungen und Sehstörungen sind weit verbreitet. Über die Hälfte aller Menschen in unserer Kultur leidet an Einschränkungen des Sehvermögens. Die Zahl der Brillen- und Kontaktlinsenträger nimmt permanent zu. Schlechtes Sehen wird oft als angeboren, als Folge ungünstiger Arbeits- und Lichtverhältnisse, Überanstrengung am Computer oder als unabänderliche Folge familiärer Vererbung oder des Älterwerdens betrachtet.

Die meisten Menschen glauben, dass eine Fehlsichtigkeit unkorrigierbar sei und nur wenige wissen, dass ein enger Zusammenhang zwischen Sehschwäche, Gedankenwelt und Lebensweise besteht.

Bei vielen Menschen hat die Fehlsichtigkeit begonnen als Kind oder Jugendlicher mit einer schwachen Brille, und mit der Zeit wurden immer stärkere Gläser gebraucht.

Im Kindes- und Jugendalter kann der beste Moment sein, um Augen und Sehkraft zu verbessern, um einem Kind oder Jugendlichen ein Leben ohne Brille zu ermöglichen.

Der berühmte Augenarzt Dr. William H. Bates, der Pionier des Augentrainings, war der Meinung, dass die Sehhilfen, egal wie perfekt sie angepasst sind, die Augen zu einem Zustand der Passivität und Stagnation führen können. Die Augenmuskeln brauchen dann nicht mehr zu arbeiten oder sich anzustrengen.

Dr. Bates gebrauchte oft den Begriff "geistige Anspannung" als Ursache für die Fehlsichtigkeit. Er vertrat die Ansicht, dass sie durch mentalen Stress verursacht wird. Er hatte schon im 19. Jahrhundert festgestellt, dass der Gebrauch einer Brille, trotz eines Gefühls der Besserung und Ruhe für die Augen, das visuelle Organ zur Faulheit zwingt.

Oft findet man einen Zusammenhang zwischen Fehlsichtigkeit und mentalem Stress in der Schule oder im Leben eines Menschen.

Bei Kindern treten die Augenprobleme häufig auf im Alter von 7 und 12 bis 16 Jahren, wenn sich der Körper in einer hormonellen und seelischen Umstellung befindet – auch wenn sie eingeschult werden, oder bei Schulwechsel, Leistungsdruck, Überforderung (Prüfung, Abitur), Umzug, seelischem Trauma, wie z. B. dem Verlust eines Elternteils, oder wenn in der Familie die Harmonie fehlt.

Kindern und Jugendlichen eine Brille zu verschreiben ist nicht immer die ideale Lösung. Eigentlich sind Brillen und Kontaktlinsen nur "Krücken" für die Augen. Sie werden am Grad der Korrektur "eingefroren", verlieren an Beweglichkeit und Lebendigkeit; das Sehfeld wird eingeschränkt, die Augen werden sogar anfälliger für Augenkrankheiten.

Die Augen sind der Spiegel der Seele. Das bedeutet, dass man sich um das Seelenleben dieses Kindes kümmern sollte: Eltern, Lehrer, Augenärzte könnten sich dann fragen, warum dieses Kind oder dieser Jugendliche schlecht oder verschwommen sieht? Wie lebt es oder er? Was könnte ein bedrückender Faktor sein?

Kinder sind seelisch mit den Eltern verbunden. Was die Eltern beschäftigt, kann zu Verkrampfungen der Kinder und zu Sehproblemen führen. Die Kinder nehmen oft Spannungen der Eltern und der Familie auf, was sich in Augenproblemen äußern kann.

>>Das Sehen ist eine mentale Aktivität,
und die Augen reagieren auf unsere Gedanken,
Gefühle und Emotionen.<<

Die Sehkraft hängt auch zusammen mit Interesse und Neugier. Wenn wir uns langweilen oder müde sind, kann es passieren, dass wir plötzlich verschwommen sehen.

Kinder und Jugendliche haben oft Augenprobleme beim Fach Mathematik; sie sehen die Tafel unscharf. Dazu können sich andere Faktoren summieren, wie z. B. sich von der Natur entfernen, Bewegungsmangel, ungesunde Ernährung und Lebensweise.

Eine Fehlsichtigkeit kommt und geht. Sie ist kein permanenter Zustand und kann so vorübergehend sein wie eine Grippe. Sie hat ihre Ursachen im Körper und in der Seele.
Situationen im Leben, die uns nervlich und seelisch belasten und im Unterbewusstsein gespeichert sind, sind oft die Ursache für Fehlsichtigkeiten und Augenprobleme.

»Der Zustand unserer Augen ist ein Spiegelbild
unserer körperlichen, emotionalen und seelischen Verfassung.«

Der Prozess der Sehverbesserung oder "frei werden von der Brille" kann besonders schnell gehen bei Kindern und auch bei Menschen, die ungern eine Brille tragen. Der beste Zeitpunkt, mit dem ganzheitlichen Sehtraining zu beginnen, ist das Anfangstadium der Verschlechterung der Sehkraft.
Das Nicht-Tragen der Brille kann in vielen Fällen schon eine Heilwirkung haben.
Wir erleben immer wieder, dass z. B. bei fehlsichtigen jungen Mädchen, die aus Eitelkeit keine Brille tragen wollen, die Fehlsichtigkeit nach ein paar Wochen oder Monaten verschwinden kann, insbesondere wenn sie motiviert und bereit sind, etwas zu ändern.

Es gibt Menschen, auch Kinder und Jugendliche mit leichter Kurzsichtigkeit (-0,25 oder -0,50 Dioptrien, auch Pseudo-Myopien genannt), denen nach einem Sehtest sofort eine Brille verordnet wird, die dann beispielsweise beim Fernsehen grundsätzlich getragen werden soll – sozusagen als Unterstützung, Entspannung oder „Erholung" für die Augen, damit die Augen sich nicht anstrengen müssen, oder um Kopf-Schmerzen zu behandeln.

Bei so einer Pseudo-Kurzsichtigkeit könnte der Sehfehler jedoch mit relativ geringem Aufwand korrigiert werden. Zu oft werden Brillen „verkauft" aus rein kommerziellen Interessen an Menschen, die gar keine brauchen.

# Die normale Seh-Entwicklung des Kindes

Ab der 30. Schwangerschaftswoche reagiert die Pupille auf Licht. Einige Tage nach der Geburt werden unkoordinierte Blicksprünge ausgeführt.

Ab der 2. Lebenswoche können Kontraste wahrgenommen werden.

In der 4. Lebenswoche ergibt sich eine stabile Augenstellung, und die beiden Seheindrücke vom rechten und linken Auge werden miteinander verschmolzen.

In der 6. Lebenswoche werden bekannte Gesichter erkannt.

Ab der 7. Lebenswoche beginnt die sensible Phase für das Erlernen von beidäugigem Sehen.

In der 6. – 8. Lebenswoche werden die Folgebewegungen präziser, die Augen fixieren ein Objekt (der Kopf wird gehalten = Motorik) und ein reaktives Lächeln ist möglich.

Ab der 8. Lebenswoche können sich die Augen auf ein nahes Objekt einstellen (Konvergenz und Akkommodation).

Ab dem 3. Lebensmonat ist das Anschauen von Gegenständen in der eigenen Hand möglich (Halten = Motorik, Sehen = Auge-Hand-Koordination).

Im 3. Lebensmonat entwickelt sich das Tiefensehen (Stereopsis), Sensorik und Motorik arbeiten immer präziser zusammen.

Ab dem 4. Lebensmonat ist die Einstellung der Augen auf ein nahes Objekt (Akkommodation) weitgehend genau möglich (foveale Reife).

Im 6. – 8. Lebensmonat sitzen die Kinder, drehen sich und halten Gegenstände eigenständig; dies erfordert eine ausreichend gute Koordination von Augen und Motorik.

# Ist eine Fehlsichtigkeit genetisch bedingt?

Weniger als 1% der Menschen kommt fehlsichtig zur Welt. Die Bewohner ländlicher Gegenden und die Naturvölker haben in der Regel eine hundertprozentige Sehfähigkeit.

Studien mit Eskimos und anderen Naturvölkern haben gezeigt, dass die Erbanlage, die Genetik, nicht die Hauptrolle bei der Entstehung einer Fehlsichtigkeit spielt; denn es gibt Familien, bei denen die Eltern eine Brille tragen und die Kinder nicht, und umgekehrt.

In unserer Gesellschaft hört man oft, dass die Fehlsichtigkeit erblich bedingt und unheilbar sei! Aber, warum sollten die Augen die einzigen Organe im Körper sein, die nicht heilen können?

# Wie genau ist ein Sehtest?

Die Augen werden gemessen und betrachtet wie ein Fotoapparat; wenige Augenärzte und Augenoptiker beschäftigen sich jedoch mit dem Seelenleben des Kindes.

Die klassische Augenheilkunde ist der Meinung, dass der Zeitpunkt für den Lernprozess des Auges begrenzt sei. Dadurch entsteht eine Grund-Angst, dass die Augen sich fehlentwickeln könnten, und es wird behauptet, dass die einzige Lösung das Tragen der „richtigen" Brille sei.

Aus dieser Angst werden Brillen bei jeder Abweichung der Norm schon bei kleinen Kindern verschrieben. Viele Kinder sind weitsichtig, und das ist ganz normal. Deshalb brauchen sie keine Brille, denn mit dem normalen Reifungsprozess des Kindes kann es von allein verschwinden.

»Messungen an Kinderaugen beispielsweise sind nur in der natürlichen Umgebung sinnvoll. Praxisräume, weiße Kittel und Sprechstunden-Atmosphäre sind fehl am Platz.

Ähnlich wie beim frontalen Fotografiert-Werden führt dies zu Nervosität und Unbehagen, wobei die optische Abstimmung des Auges sich verschlechtert.«

»Viele kleine Kinder, die durchhaus normal sehen, solange ihre Mutter im Arztzimmer ist, werden kurzsichtig oder weitsichtig, wenn sie hinausgegangen ist, weil sie nun unbewusst in einen inneren Angstzustand kommen und von dem Augenblick an nur noch mit Anstrengung sehen können.

Unbekannte Sehobjekte rufen Sehanstrengung und als Folge Brechungsfehler hervor, weil ihr Anblick zunächst dem Auffassungsvermögen Mühe und Anstrengung bereitet.«

»Hornhautverkrümmung, Schielen, Kurzsichtigkeit oder Weitsichtigkeit sind nichts anderes als ein Ausdruck von Anstrengung und der Störung der inneren Harmonie. «

QUELLE: Aus dem Buch »Rechtes Sehen ohne Brille« des Augenarztes Dr. Bates:

»Viele Kurz- und Weitsichtige haben Schwierigkeiten mit Kontrolluntersuchungen.

Da jede Untersuchung und jeder Sehtest ein Stressfaktor ist, verspannen sich die Augen meistens noch mehr, wenn sie dem weißen Kittel und den Apparaturen ausgeliefert sind, und die Ergebnisse werden schlechter als die normale Sehschärfe.

So entstehen Anpassungsschwierigkeiten an die neue Brille – die Augen geraten in weitere Verspannung, da sie sich den zu starken Werten fügen müssen.

Ein Circulus vitiosus entsteht: Sehprobleme durch Verspannung – überkorrigierte Brille – dadurch noch mehr Verspannung – Sehverschlechterung und so weiter.

Mit überkorrigierten Brillen bleibt den Augen keine Möglichkeit zum Lockerlassen. Und eine Verstärkung des Problems entsteht noch durch die Aufforderung, die Brille immer zu tragen.«

QUELLE: Buch von Elke Werkmeister: »Auf dem Weg in die Klarheit – Verwandlung durch Augenarbeit«

Ein Sehtest ist zum großen Teil eine subjektive Messung, auch wenn man mit modernen Geräten untersucht. Die Ergebnisse, die mit automatischen Messinstrumenten ermittelt werden, sind nicht immer genau. Die Testergebnisse variieren, und die Geräte können eine Abweichungstoleranz von plus/minus einer halben Dioptrie haben.

Wenn man bei mehreren Augenärzten die Augen untersuchen lässt, an verschiedenen Tagen, in verschiedenen Lebens-Situationen, kann es sein, dass man jedes Mal andere Werte bekommt.

Ein Sehtest entspricht nicht immer dem normalen Zustand des Auges, egal wie perfekt oder wie teuer die medizinischen Geräte sind. Ein Sehtest am Montag bringt andere Resultate als am Freitag. Ist man traurig, müde, deprimiert oder energiearm, sind die Messwerte beim Augenarzt oder Optiker in der Regel schlechter, als wenn man freudig und fit ist.
Wenige Augenärzte oder Optiker sehen einen Zusammenhang zwischen Augen und Köperzustand oder Psyche und fragen sich nicht, warum ein Mensch verschwommen sieht.
Kinder und Jugendliche werden zu oft und zu schnell zum Sehtest gebracht. Und beim leichtesten Anzeichen einer Fehlsichtigkeit bekommt man sofort eine Brille mit wenigen Dioptrien Korrektur verschrieben, was ein Kunstfehler sein kann, der dieses Kind evtl. für das ganze Leben prägt!

Kinder – aber auch Erwachsene – haben oft unbewusst Angst vor Augenuntersuchungen oder medizinischen Geräten und können sich verkrampfen, insbesondere wenn sie die Pupillen erweiternden Augentropfen bekommen. Die Folge kann sein, dass das Ergebnis des Sehtests durch diese Verkrampfung schlechtere Werte zeigt, und es wird eine Brille verordnet, die evtl. zu stark korrigiert ist und somit die Augen belasten kann.
Dieses Phänomen der "unbewussten Verkrampfung" könnte man mit der Blutdruckmessung vergleichen:
Was passiert, wenn wir mehrmals täglich den Blutdruck messen?
Wir bekommen fast jedes Mal andere Werte ...
Was passiert, wenn wir zu Hause und später beim Hausarzt Blutdruck messen?
Oft ist es so, dass der Blutdruck beim Arzt höher ist als zu Hause. Warum? Wir verkrampfen uns unbewusst vor dem Arzt. Das nennt man den „Weißkittel-Effekt".

Das ist jedoch kein Grund, ein Blutdruck senkendes Medikament einnehmen zu müssen. Beim Sehtest bei Kindern kann etwas Ähnliches geschehen.

Auf Grund unbewusster Verkrampfungen sehen Kinder oft verschwommen während des Sehtests, so ähnlich wie Erwachsene beim Hausarzt, die plötzlich zu hohe Blutdruckwerte bekommen auf Grund des „Weißkitteleffekts".

Das Ergebnis kann sein: Kinder, die keine Seh-Auffälligkeiten zu Hause, im Kindergarten und in der Schule zeigen, bekommen eine Brille, um eine Fehlsichtigkeit zu „korrigieren", die sie nicht wirklich haben.

Wir kennen Kinder, Jugendliche und Erwachsene, die bei verschiedenen Augenärzten waren und jedes Mal ein anderes Brillenrezept bekamen.

So fragen uns manche Eltern, welche Brille ihr Kind nun tragen soll?

# Sollen kleine Kinder eine Brille tragen?

Es gibt Kinder, bei denen das Tragen der Brille eine Hilfe sein kann. Man sollte in jedem Fall individuell abwägen. Der Augenarzt Dr. Bates sagte zum Thema Brille-Tragen:

» Brillen führen die Augen zu einem Zustand der Passivität und Stagnation.«

» Jahrelanges Tragen von Brillen mit immer stärker werdenden Gläsern macht deutlich, dass sich die Augen durch die Brille nicht bessern, sondern nur weiterhin schlechter werden.«

» Man sollte die Brille so wenig wie möglich tragen; so hilft man den Augen am besten, die natürliche Sehkraft wieder zu erlangen.«

Viele Kinder und Jugendliche spüren oft intuitiv, was gut für sie ist und wehren sich dagegen. Darum ist es nicht empfehlenswert, das Kind zu zwingen, diese Brille ständig zu tragen. Denn vielen Kindern wird eine Brille verschrieben, einfach weil sie sich beim Sehtest verkrampft haben und schlechtere Messwerte gezeigt haben ...

# Warum bekommen Kinder so schnell eine Brille?

Die Augenheilkunde und die Brillenindustrie sind fest überzeugt, dass die Fehlsichtigkeit „unheilbar" sei und die einzige Lösung, um die Sehkraft zu verbessern, das Tragen einer Brille sei. Nur wenige Augenärzte wie Dr. Roberto Kaplan, Dr. Janet Goodrich oder Dr. William H. Bates haben sich getraut, dies in Frage zu stellen.

> »Warum haben Kinder von Indianern und Naturvölkern
> kaum Augenprobleme?«

Warum brauchen 30-40 % der Kinder und Jugendlichen in den Industrieländern eine Brille?
Viele Kinder und Jugendliche ernähren sich ungesund, die Ernährung ist oft einseitig und mit „Chemie" belastet, hauptsächlich in Fast-Food, mit viel Fleisch und Fisch – auch mit zuviel Zucker, Süßigkeiten, Schokolade.
Sie essen kaum Gemüse und Obst, und das kann im Körper zu Mangel-Zuständen führen, was Augen und Sehkraft beeinflussen kann.

Eine andere Erklärung könnte sein, dass das Leben in der „zivilisierten Welt" kompliziert geworden ist. Die Kinder sind selten draußen in der Natur. Das moderne Leben ist unruhig, stressig und voll mit Technik, die die Augen zusätzlich belasten kann.

> »Augenprobleme sind meistens verbunden mit
> Problemen im Leben des Menschen.
> Kinder und Jugendliche, die freudig und glücklich sind,
> haben weniger Augenprobleme.«

# Wie können sich die Augen normal entwickeln?

Einige Tipps für gesunde Augen bei Kindern könnten sein:

- So viel Obst, Salat und Gemüse wie möglich – eine vegetarische Ernährung ohne    Fleisch und Fisch.
- So wenig wie möglich Zucker und zuckerhaltigen Getränke, Cola & Limo, Schokolade und Süßigkeiten, Gummibärchen (Tiergelatine).
- Nicht zu viel Fernsehen und Computer-Spiele
- Sanftes Sonnenlicht mehrmals pro Woche kann helfen, dass die Augen sich normal entwickeln
- Den Kontakt mit der Natur pflegen, die Augen in alle Entfernungen spielerisch „trainieren"
- Mehr Bewegung, draußen spielen
- Eine harmonische und ruhige familiäre Atmosphäre

Ein schneller Weg, die Sehkraft zu verbessern oder von der Brille frei zu werden, könnte sein: Die Brille so wenig wie möglich tragen – und parallel dazu auf die Ursachen eingehen, die zur Fehlsichtigkeit geführt haben. Dies kann unterstützt werden mit naturheilkundlichen Therapien und Entspannungsbehandlungen.

Kinder und Jugendliche haben eine seelische Verbindung mit den Eltern. In manchen Fällen können sich die Augenprobleme der Kinder und Jugendlichen verbessern, wenn die Eltern gute Vorbilder werden und positive Veränderungen im Äußeren und im Inneren erleben, wenn sie ihre Denkweise, ihren Ernährungs- und Lebensstil ändern.

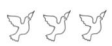

# Hornhautverkrümmung
# Astigmatismus

Oft hört man, dass die Hornhautverkrümmung genetisch bedingt sei und nicht korrigiert werden könne.

Aber ist Astigmatismus – Hornhautverkrümmung – tatsächlich unheilbar? Warum sollen unsere Augen die einzigen Organe des Körpers sein, die nicht heilen können?

Hornhautverkrümmung – Astigmatismus – tritt oft in Kombination mit Kurzsichtigkeit und Weitsichtigkeit auf. Dies deutet meist auf ein ungleiches Spannungsmuster der Augenmuskeln hin und wird durch Verspannungen der das Auge umgebenden geraden Muskeln verursacht.

Diese Verspannungen haben einen Zusammenhang mit Emotionen und Gefühlen.

Unsere Augen reagieren auf unsere Gefühle: Zum Beilspiel wird die Pupille größer, wenn wir Angst haben. Das Gleiche geschieht mit dem flexiblen Hornhautgewebe; es spiegelt einfach die Stressmuster, welche das Auge beeinflussen.

Diese Krümmung ist ähnlich wie beim Aufstellen eines Zeltes: Wenn nicht alle Zeltschnüre gleich stark gespannt sind, neigt sich das Zelt in die Richtung der am stärksten gespannten Zeltschnur.

In einer Studie der Universität Münster wurde festgestellt, dass die Sehschärfe bei 88 untersuchten, gesunden Studenten im Laufe eines Tages messbar schwankte.

Die Untersuchungen wurden zehnmal wiederholt. Es wurde zweifelsfrei festgestellt: Gegenüber 9 Uhr morgens hatte sich die vordere Augenpartie (der Hornhautradius) am Nachmittag stärker gekrümmt. Bei einer Brillenverordnung wäre die Glasstärke am Nachmittag im Durchschnitt 0,25 Dioptrien stärker ausgefallen als am Vormittag.

Zitat aus dem Untersuchungsbericht: »Der Augapfel allein kann es nicht gewesen sein. Vielleicht haben auch psychische Faktoren eine Rolle gespielt.« QUELLE: „Medizin heute" Nr. 2/98

D.h., wenn man die Augen beim Augenarzt überprüfen lässt, kann es sein, dass man eine mehr oder weniger starke Brille verordnet bekommt, je nachdem, zu welcher Tageszeit und in welcher Stimmung usw. man zur Untersuchung erscheint.

Die Werte der Hornhautverkrümmung – Astigmatismus – findet man in der zweiten Spalte „Zylinder" oder „zyl" eines Brillenpasses oder Brillenrezeptes. Eine gute Einnahme-Quelle für die Brillenindustrie sind die Zylinder-Korrekturen. Bei niedrigeren Werten unter 2 D und solange keine deutliche Sehstörung oder Augen-Beschwerden vorliegen, braucht man „keine Korrektur" in der Brille einzubauen – und die Brille wird ein paar hundert Euro billiger.

Man sollte lieber „forschen", z. B. wie dieser Mensch lebt, was dieses Kind, diesen Jugendlichen oder Erwachsenen belastet etc., weil dort die wahren Ursachen der Fehlsichtigkeit – Hornhautverkrümmung, Kurzsichtigkeit, Weitsichtigkeit, Schielen etc. – liegen können.

Der Augentrainer Dr. Roberto Kaplan hat in seinen Forschungen und aus den Gesprächen mit Patienten einen Zusammenhang festgestellt zwischen Hornhautverkrümmung und seelischen Fehlhaltungen wie Sturheit, Inflexibilität, Ungeduld, Mangel an Wahrheit und Liebe, unaufgelöster Zorn und Groll, sexuelle Themen etc.

Der Augenarzt Dr. Bates beschreibt, entgegen der traditionellen Lehrmeinung, dass Astigmatismus – Hornhautverkrümmung – abhängig ist von unserer Gefühlswelt und sich genauso behandeln lässt wie alle anderen Fehlsichtigkeiten.

Dr. Bates sagte:

>>Hornhautverkrümmung, Schielen, Kurzsichtigkeit oder Weitsichtigkeit sind nichts anderes als ein Ausdruck von Anstrengung und der Störung der inneren Harmonie.<<

>>Sehdefekte und sogar Krankheiten können durch emotionalen Stress und Druck beeinflusst werden.<<

# Kurzsichtigkeit – Myopie

Kurzsichtigkeit oder Myopie ist die am weitesten verbreitete Sehstörung. In die Nähe sieht man scharf, etwas weiter entfernte Gegenstände kann man aber nur verschwommen erkennen.

Aktuelle Untersuchungen zeigen, dass 53% der Bundesbürger ständig und 27% gelegentlich eine Brille (oder Kontaktlinsen) tragen. In den meisten Fällen ist die Kurzsichtigkeit der Grund, und ca. 90 % der Jugendlichen Brillenträger sind kurzsichtig. Dabei hat sich die Kurzsichtigkeit erst in den letzten Jahrzehnten so verbreitet, dass man von einer Epidemie sprechen kann.

## Formen der Myopie

**Pseudomyopie** – Akkommodationsspasmus – wenn der Ziliarmuskel der Linse sich nicht genügend entspannen kann, um entfernte Gegenstände scharf zu sehen. Betroffen sind oft junge Menschen, deren Augen durch exzessive Akkommodation belastet sind, durch zu viel Lesen, Lernen oder Computer-Arbeit.

**Nachtkurzsichtikeit**, entsteht bei Dämmerung und Nacht.

**Brechungsmyopie** oder **Refraktionsmyopie**, wenn im Vergleich zur Norm, die Brechkraft des Auges – der refraktiven Teile des Auges, d. h. der Hornhaut und / oder der Linse, aber auch Kammerwasser und Glaskörper – zu stark ist.

**Achsenmyopie** – Augapfel ist zu lang – wird als „unheilbar" betrachtet und für die klassische Augenheilkunde gibt es außer den Sehhilfen, keine andere Behandlungsmöglichkeit. Jeder Millimeter Abweichung der Achsenlänge von der Ideallänge führt zu einer Zunahme der Myopie um 3 Dioptrien.

Die **Indexmyopie** oder **Linsenmyopie** entsteht durch Veränderungen der Brechzahl der Augenstrukturen, z. B. Katarakt.

Die **Induzierte Myopie** kann durch überhöhten Glucosespiegel, die Einnahme von bestimmten Medikamenten, sowie außergewöhnlichen Bedingungen entstehen.

Der Augenarzt Dr. W. H. Bates war der Meinung, dass zwischen Körper und Geist eine Wechselbeziehung besteht und vertrat die Ansicht, dass Kurzsichtigkeit durch mentalen Stress verursacht wird: Schlechtes Sehen wird durch **"geistige Anspannung"** verursacht. Sehen ist eine Funktion des Geistes, kein mechanischer Prozess, der einfach durch die Augen ausgeführt wird.

Er beobachtete, dass Tiere, die in engen Behausungen gehalten werden – z. B. Zirkus, Zoo – Kurzsichtigkeit entwickeln. In den Industrieländern werden immer mehr Menschen fehlsichtig und brauchen eine Sehhilfe – Brille oder Kontaktlinsen. Dr. Bates hatte recht: Augen und Sehkraft verschlechtern sich auf Grund seelischer und nervlicher Anspannung, wenn der Mensch ungesund lebt oder denkt und sich von der Natur entfernt.

Interessante Ergebnisse aus Studien mit Kindern in Schulen haben Folgendes gezeigt:

### Sonnenlicht kann Kurzsichtigkeit vorbeugen
Täglich ausgedehnte Aufenthalte im Freien könnten Kinder, laut einer Studie australischer Forscher, vor Kurzsichtigkeit bewahren. Man hat festgestellt, dass das Wachstum der Augen reguliert wird, wenn die Augen täglich zwei bis drei Stunden hellem Licht ausgesetzt sind.

### Bessere Luft im Klassenzimmer hilft besser zu sehen
Forscher der Universität Bremen haben festgestellt, dass es in vielen deutschen Klassenräumen schlechte Luft gibt mit Kohlendioxidwerten über der Toleranzgrenze, was zu Müdigkeit, schlechtem Sehen, Konzentrationsverlust und allgemeiner Unruhe führen kann. Die Wissenschaftler empfehlen, die Räume unbedingt alle 20 Minuten bei weit geöffneten Fenstern zu lüften.

### Leseschwäche wegen Flüssigkeitsmangel
Eine Paderborner Studie ergab jüngst, dass rund 30 % der Schüler von Haupt- und Realschulen nicht genügend trinken. Unter mangelnder Flüssigkeitszufuhr leiden nicht nur die Augen, sondern auch die allgemeine Leistungsfähigkeit der Schüler, z. B. können deshalb Schwindel und Hörstörungen auftreten.

**Lesen im „Funzellicht" verursacht keine Fehlsichtigkeit**
Früher dachte man, dass das Lesen bei schlechtem Licht die
Augen verderbe und die Ursache für Kurzsichtigkeit wäre. Aber
eine aktuelle Studie, die in der Medical Tribune veröffentlicht
wurde, zeigt, dass unsere Augen doch widerstandsfähiger sind
als man dachte. Denn unzureichendes Licht kann zwar zu
Problemen beim Fokussieren führen, aber dadurch kommt es
nicht zur Schädigung von Struktur und Funktion der Augen.
Diese Erkenntnis wird auch gestützt von der Tatsache, dass
Kurzsichtigkeit über die Jahrhunderte zugenommen hat – ob-
gleich die Qualität der Lichtquellen stark gestiegen ist. Nie gab's
so viele fehlsichtige Kinder und nie gab's so gute Lampen wie
jetzt.

# Der Beginn der Myopie – Kurzsichtigkeit

Kurzsichtigkeit beginnt meistens im Schulalter: Irgendwann stellt
man fest, dass man Schwierigkeiten hat, zu erkennen, was der
Lehrer an die Tafel geschrieben hat.
Eine beginnende Kurzsichtigkeit kann man noch kompensieren,
jedoch mit der Zeit wird das Problem zunehmend größer. Die
Augen werden untersucht, und man bekommt als Kind schon
eine Brille verpasst. Doch das Tragen einer Brille lässt die
Sehschwäche meistens noch schneller fortschreiten. Also braucht
man immer stärkere Gläser.
Bald trägt man die Brille ständig – sogar dann, wenn man sie gar
nicht brauchen würde.

## Was geschieht während der ersten Schuljahre?

Diese Phase ist in körperlicher, emotionaler und mentaler Hinsicht sehr prägend. Psychologische Studien über Aufmerksamkeit
ergaben, dass bei Schülern, die schwierige oder herausfordernde
Aufgaben lösen mussten, das Fokussiervermögen der Augen im
Nahbereich um bis zu 60% zurückging. Es hat sich gezeigt, dass
familiäre und Schul-Schwierigkeiten häufig der Grund für Sehprobleme bei Kindern sind. Siehe Kapitel „Zitate des Augenarztes
Dr. Bates über Kinder und Jugendliche"

Manche Menschen entwickeln eine funktionelle Kurzsichtigkeit, die entsteht, wenn wir die Augen zu stark im Nahbereich beanspruchen, wenn wir Tag für Tag viel lesen und unseren Fokus viele Stunden innerhalb eines halben Meters halten müssen. Dies ist zum Beispiel der Fall, wenn man den ganzen Tag am Computer arbeitet. Die Augen werden für das Nahsehen täglich „trainiert", das Sehen in die Weite verkümmert, und irgendwann braucht man eine Brille.

## Was hilft bei Kurzsichtigen mit niedriger Dioptrienzahl?

Das Kapitel „Der Weg zur Sehverbesserung und Augengesundheit" beinhaltet Hinweise aus mehr als 20 Augentrainings-Methoden – alles, was Ihnen helfen kann, die Dioptrienzahl zu reduzieren.

## Was hilft bei Kurzsichtigen mit höherer Dioptrienzahl?

Wenn Sie jahrelang eine Brille oder Kontaktlinsen getragen haben und dadurch die Dioptrienzahl gestiegen ist, dann geht es nicht so schnell, die Fehlsichtigkeit rückgängig zu machen, aber es lohnt sich, zu beginnen. Viele Hinweise finden Sie detailliert im Kapitel „Der Weg zur Sehverbesserung und Augen-Gesundheit".

Die Sehkraft zu verbessern ist ein Prozess, der im Gehirn beginnt, mit einer klaren Entscheidung und einer starken Motivation. Positive Veränderungen im Äußeren und im Inneren wirken eher besser als viele Augenübungen.

> »Verwandle dein Leben durch deine Augen.«
> Dr. Roberto Kaplan

Eine der besten Augenübungen ist: Öfter versuchen, die Brille wegzulassen!
Sie sollten so oft wie möglich den Augen Freiheit schenken, damit sie wieder zur natürlichen Sehkraft zurück finden können.

Das Brille-Tragen kann auch eine Gewohnheit sein; man fühlt sich ohne sie unsicher. Sie müssen aber nicht immer alles klar sehen. Es ist nicht so schlimm, wenn am Anfang die Welt um Sie herum ein bisschen verschwommen ist.

Jedoch beim Autofahren sollten Sie eine angemessene, reduzierte Übergangsbrille benützen, das bedeutet: eine Brille z. B. mit ca. einer Dioptrie weniger, die uns erlaubt, bis zur Zeile 20/40 (das Minimum für den Führerschein-Sehtest) bei der Snellen-Sehtafel zu sehen.

### TIPP 1

Öfter am Tag die Brille absetzen um zu erkennen, wann sie wirklich benötigt wird. Wenn Sie weitsichtig sind, können Sie beim Spazieren-Gehen auch ohne Brille gut in die Ferne sehen.

### TIPP 2

Parallel dazu bestrebt sein, wahrzunehmen, wann sie nicht gebraucht wird. Wenn Sie kurzsichtig sind, brauchen Sie sie nicht unbedingt zum Lesen.

### TIPP 3

Befreien Sie sich von Zweifeln und negativen Gedanken und bejahen Sie stattdessen immer die Gesundheit:

„Ich weiß, dass nichts unmöglich ist für jemanden, der daran glaubt, dass er es kann."

„Ich weiß, ich werde es schaffen, früher oder später."

Es gibt viele Möglichkeiten auf dem Weg zur Sehverbesserung, hauptsächlich durch positive Veränderungen im Äußeren und im Inneren, für jeden ganz individuell.

Damit die Augen sich verändern, sollten wir uns selber verändern, indem wir eine Basis schaffen durch eine positive Entwicklung, sowie die Beseitigung der belastenden Faktoren.

Für Menschen mit starker Kurzsichtigkeit gelten die gleichen Prinzipien wie bei der leichten Kurzsichtigkeit, und parallel dazu kann man mit unterkorrigierten Brillen oder Kontaktlinsen arbeiten.

Viele Menschen erleben den Prozess der Wiedererlangung der natürlichen Sehkraft als eine „Persönlichkeits-Erweiterung", eine „Befreiung" von seelischen Blockaden, und am Ende als einen „Gewinn für ihr Leben".

# Wie lange dauert es,
# bis die Augen normalsichtig sind?

Sportler, z. B. Marathonläufer, trainieren nicht nur eine Woche oder einen Monat, sondern sie trainieren das ganze Jahr.

Wenn man etwas erreichen will, z. B. die Sehkraft verbessern, sollte man mehrere Monate dran bleiben und bestrebt sein, den positiven Veränderungen und Vorsätzen im Leben treu zu bleiben.

Der Weg zurück in die Klarheit kann für manche länger dauern, und einige geben unterwegs auf, weil sie die Geduld oder die Hoffnung verlieren.

> »Es ist auch allein mit Augenübungen oder Sehspielen
> nicht zu schaffen.«

Solange der Verstand in negativen Gedankenmustern verhaftet bleibt wie Zweifeln, Ablehnung, Zurückgezogenheit, Angst, Selbstmitleid, Opferhaltung ... bleiben auch die Gefühle in dieser Schwingung, und der Heilungsprozess kann stagnieren.

Damit sich die Augen verändern, sollten wir uns innerlich verändern und eine gute Basis schaffen. Je mehr wir uns ins Positive verändern, umso mehr Momente von spontaner Klarsicht erleben wir, und wenn dies öfter vorkommt, ist es ein Hinweis, dass wir innerlich freier geworden sind und uns dem Ziel nähern.

**Peter Grunwald**, ein ausgebildeter Lehrer der Alexander-Technik und Sehlehrer nach Dr. Janet Goodrich: Von Kindheit an schwer kurzsichtig (-10,5 Dioptrien) gelang es ihm, seine Brille für immer abzulegen nach einem nur 18 Monate dauernden intensiven Prozess der inneren Beobachtung der Verbindung zwischen Gehirn, Auge und Körper.

**Leo Angart**, ein Sehtrainer und Business Consultant, trug als kurzsichtiger Mensch über 25 Jahre eine Brille mit minus 5,5 Dioptrien, und es ist ihm in ca. 3 Monaten gelungen, normalsichtig zu werden, u. a. durch Meditation, Energie-Übungen, Entspannung und das Erlernen, ruhiger zu werden.

**Harry Benjamin**, ein Schüler der Methode von Dr. Bates, mit Myopia magna von minus 20 Dioptrien, hat 2,5 Jahre gebraucht, bis er wieder normalsichtig war. Er hat u.a. entdeckt, dass vegetarische Ernährung, Fasten, Entschlackung des Körpers und Darmsanierung, eine große Hilfe sein können. Daraufhin hat er das berühmte Buch geschrieben »Ohne Brille bis ins hohe Alter«. Sein Beispiel zeigt, dass nichts unmöglich ist!

**Elke Werkmeister** ist eine Sehtrainerin, die es geschafft hat, sich von der Brille mit hoher Dioptrienzahl (– 6 Dioptrien) zu befreien u.a. durch vegetarische Ernährung, positive Lebens-Veränderungen, Gottes-Erfahrungen in der Natur und eine lebendige Beziehung zu Gott.

## Eine Übergangsbrille kann eine Hilfe sein

In der Renaissance war es üblich, dass der Augenarzt dem Patienten eine Brille auslieh und alle drei bis vier Tage schwächere Gläser einsetzte, bis die Augen wieder normalsichtig waren. Ähnlich ist auch unser Prinzip.
Sie können sich eine Brille oder Kontaktlinsen mit reduzierter Dioptrienzahl besorgen, mit einer Korrektur, die Ihnen das Autofahren erlaubt.
Das Autofahren mit einer angemessenen reduzierten Übergangsbrille ist erlaubt. Gut wäre eine einfache Brille, entspiegelt, ohne Metallrahmen und wenn möglich „ohne Korrektur" der Hornhautverkrümmung – Astigmatismus (zyl).

Gute Brillen für diesen Zweck kann man ab ca. 20 € bekommen. Man sollte nicht zu viel Geld ausgeben, denn eigentlich hat man sich für das normale Sehen entschieden, und es kann sein, dass Sie in einigen Monaten oder 1 Jahr keine Brille mehr brauchen.
Die Voraussetzungen dafür sind: Freude, positives Denken, Mut, Motivation, das Ziel immer vor Augen halten, glauben, dass es möglich ist, Geduld, Ausdauer und die Bereitschaft, sich im Äußeren und im Inneren zu verändern.

# Köperhaltung und Atmung bei Kurzsichtigen

Das Atmen ist oft flach und oberflächlich. Die Brust ist oft eng oder flach, das volle Einatmen ist kaum möglich. Manche Kurzsichtige haben die Tendenz, beim Gehen den Oberkörper nach vorne zu beugen. Anderen fehlt es an innerer Festigkeit – sie „schweben".

Eine Hilfe, um ein besseres Körpergefühl zu erreichen und Festigkeit zu gewinnen, könnte eine körperliche Tätigkeit sein, z. B. landwirtschaftliche oder handwerkliche Arbeit, Sport (was den Brustkorb erweitert), Schwimmen, Krafttraining, bis hin zu Judo oder Selbstverteidigungs-Techniken.

## Kurzsichtigkeit und Gefühle

Ein kurzsichtiger Mensch kann nahe Dinge ganz gut sehen, während fernere undeutlich erscheinen.  Das kann auch, symbolisch betrachtet, innere oder seelische „Fehlhaltungen" spiegeln.

Was wir hier gesammelt haben, muss nicht bei jedem Kurzsichtigen zutreffen. Es sind nur Grundneigungen und mögliche Fehlhaltungen, die zu Kurzsichtigkeit oder anderen Augenproblemen führen können.

Japan ist das Land mit den meisten Kurzsichtigen in der Welt, denn mehr als 50% der Japaner sind kurzsichtig. Eine Erklärung für dieses Phänomen könnte sein, dass es zur Erziehung des Japaners gehört, seine Gefühle nicht zu zeigen, sondern hinter einem Lächeln zu verbergen, anderen nicht zu widersprechen und sich der Gruppe oder der Gemeinschaft anzupassen.

Kurzsichtige neigen dazu, alles zu sehr durch die „eigene Brille" und mit eigenen Vorstellungen zu betrachten.

Sie können kleine Details gut sehen und neigen dazu, „rational zu denken", zu analysieren und „viel zu denken".

Problematisch kann es werden, wenn man andere zu sehr kritisiert, richtet, urteilt, abwertet, ausgrenzt; wenn Liebe, Güte, Verständnis und Toleranz zu anderen Menschen fehlt.

Rationales Denken kann unbewusst eine nützliche Strategie sein, um Sicherheit zu finden, weil es den Denkprozess vertieft und Gefühle sichert, wie eine Panzerung.

Eine Kurzsichtigkeit kann auch auf Grund von verdrängten Emotionen und Ängsten aus der Kindheit, Jugend und aus dem frühen Erwachsenenleben kommen.

Angst ist oft die emotionale Ebene, ein Grundgefühl, mit dem Kurzsichtige ständig kämpfen, z. B. Versagensängste, oder Angst davor, in der Gesellschaft, in der Schule, vor den Eltern, unter Freunden, nicht perfekt zu sein, Angst vor der Außenwelt, vor Menschen etc. – auch Furcht vor der Zukunft und Abneigung, die volle Verantwortung für das eigene Leben zu übernehmen. Manche gehen oft im Leben wie auf Eiern und neigen dazu, empfindlich und schnell beleidigt zu sein.

Sie entwickeln oft unbewusst eine ängstliche und auf Selbstschutz ausgerichtete Sichtweise: „Schütze dich! Sei sehr vorsichtig!"

Sie neigen zu Perfektionismus oder innerem Druck nach Vollkommenheit. Sie fühlen einen Zwang, in den Augen anderer als vollkommen erscheinen zu müssen.

Sie haben eine Art Grundverhaltensmuster der Suche nach Zustimmung und Liebe außerhalb ihres Selbst.

Manche kurzsichtige Kinder sind die Ersten in der Schule, in ihrer Klasse, weil sie von einem starken Ehrgeiz und Perfektionismus getrieben sind, oft um ihren Eltern zu gefallen.

Es kann sein, dass die Liebe zu sich selbst fehlt mit einer Neigung zu Selbstablehnung, Selbstverurteilung bis hin zu gestörtem Selbstwertgefühl.

In ihrer Innenwelt fühlen sie sich zu Hause und neigen zu Zurückhaltung, Schüchternheit oder Introversion.

Kurzsichtige leben oft in ihrer selbst geschaffenen Welt. Manche werden Computer-Menschen und tendieren zu Computer-Spiel-Sucht oder Internet-Sucht. Andere sind begeisterte Leser, häufig Leseraten, und neigen dazu, in einer Gedanken-, Bilder- und Phantasiewelt zu leben – aus Büchern, Romanen, Filmen, aber auch in romantischen oder erotischen Bildern.

Kurzsichtige bleiben lieber im Haus, verbringen ihr Leben in ihrem Zimmer, statt sich im Freien, in der Natur aufzuhalten. Naturverbundene Menschen und Sportler sind selten kurzsichtig.

# Positives Programm für Kurzsichtige

Sie sollten lernen, sich selber zu lieben, ein gesundes Selbstwertgefühl zu entwickeln, ihre Talente und Fähigkeiten zu entdecken und auszuweiten. Jeder hat positive Seiten!

Sie sollten lernen, sich nach außen zu öffnen, mutig im Leben zu sein. Je mehr Mutproben sie bestehen, umso besser ist es für die Sehverbesserung.
Die Ängste sollte man anschauen und verarbeiten, z. B. mit Aufschreiben im Tagebuch oder PC.
Kurzsichtige sollten lernen, nicht alles durch die eigene Brille, die eigene Perspektive zu betrachten, weniger zu analysieren, nicht zu richten oder zu (ver)urteilen. Stattdessen könnten sie lernen, sich in andere Menschen hinein zu empfinden, bestrebt zu sein, Verständnis und Toleranz für jeden zu entwickeln.

Sie sollten sich befreien von dem Druck, alles perfekt machen zu müssen oder anderen Menschen gefallen zu wollen.
Jeder von uns macht Fehler, aber aus den Fehlern kann man immer etwas lernen.
Sie sollten vermehrt ihre Augen für die Weite trainieren, sich mehr draußen bewegen, Sport treiben, öfter in die Natur gehen.
Als weitere Hilfe könnten sie üben, „weniger zu denken", sich zu entspannen und ruhiger zu werden.

Es gibt Menschen, die durch den Reifungsprozess des Lebens die „kurzsichtigen Fehlhaltungen" schon längst beseitigt haben!
Die Brille, die sie tragen, ist überflüssig, aber sie tragen sie weiter, weil ihnen niemand gesagt hat, dass die Augenprobleme oft mit seelischen Problemen zusammenhängen, dass das ständige Brille-Tragen nicht gut für die Augen ist, oder dass die Fehlsichtigkeit heilbar ist.

# Weitsichtigkeit – Hyperopie

Weitsichtige können weit entfernte Gegenstände scharf erkennen, in die Nähe sehen sie jedoch nur ungenau.
Weitsichtigkeit bedeutet Verschwommenheit beim Betrachten von nahen Gegenständen.
Der körperliche Aspekt der Weitsichtigkeit wird durch Vergrößerungs-Gläser ausgeglichen (Pluslinsen), die den Augen vorgeschaltet werden.

Bei der Geburt sind die meisten Babys weitsichtig. Manche Kinder entwickeln eine vorübergehende Weitsichtigkeit im Laufe einer ansonsten normalen Entwicklung.

## Viele Kinder entwachsen der Weitsichtigkeit

Im Laufe des Wachstums kann sich der zu kurz geratene Augapfel aber wieder normalisieren, sodass die Fehlsichtigkeit abnimmt oder gar ganz verschwindet.
Kinder verfügen über eine großzügige Reserve an Fokussier-Fähigkeit und können daher weit reaktionsfähiger fokussieren als Erwachsene. Ihre Augen sind viel beweglicher, und es wäre ein Kunstfehler, eine Brille zu tragen. Oft wird die Weitsichtigkeit oder Kurzsichtigkeit, die man beim Sehtest feststellt, durch medizinische Geräte und den Weißkitteleffekt hervorgerufen.
Kleine weitsichtige Kinder, die keine Sehstörungen haben, brauchen nicht unbedingt eine Brille. Viel sinnvoller wäre:

- Spielen in der Natur
- Bewegung
- Sich mit dem Seelen-Leben des Kindes zu beschäftigen
- Entspannungs-Behandlungen

Siehe auch Kapitel „Zitate des Augenarztes Dr. Bates über die Kinder", „Der Weg zur Sehverbesserung und Augengesundheit" und „Augen und Ernährung".

# Weitsichtigkeit und Gefühle

Die Eltern haben eine seelische Verbindung mit ihren Kindern. Wenn die Eltern eine positive Entwicklung durchmachen, können sich oft die Augen-Probleme ihrer Kinder verbessern.

Eine Krankheit hat seelische Ursachen. Zur Gesundheit gehört es auch, sich mit seiner Gedankenwelt zu beschäftigen, denn jede Krankheit, auch eine Fehlsichtigkeit, ist mit bestimmten negativen Gedankenmustern oder Emotionen verbunden.
Weitsichtigkeit kann eine Reaktion auf Emotionen sein, z. B. Wut oder Zorn.
Nicht bewältigte Schockerlebnisse, seelische Fehlhaltungen oder negative Gedankenkomplexe aus der Vergangenheit können eine Blockade verursachen, die sich in den Augen als Fehlsichtigkeit, in diesem Fall in Form von Weitsichtigkeit, äußern kann.

Dr. Janet Goodrich beschreibt weitsichtige Kinder als „die kleinen Wilden", die Spezialisten für Wutanfälle, die schielenden kleinen Teufel, die Unangepassten.
Natürlich ziehen nicht alle weitsichtigen Kinder gleich auch eine Welle des Chaos nach sich. Es gibt darunter auch süße kleine Mädchen, die als Prinzessinnen verkleidet das Zepter schwingen.
„Weitsichtige Kinder gleichen Lehrern, die gekommen sind, um die Erwachsenen aus ihren Konventionen und ihrer gemächlichen Trance aufzurütteln. Sie werden im Allgemeinen falsch verstanden."

„Weitsichtige reagieren auf Schulbänke wie Tiger auf Käfige. Sie können oft nicht still sitzen. Oft wird die Wut geschluckt, damit man mit der Gesellschaft zurechtkommt."
„Wenn ich mich umschaue und die Ungerechtigkeiten sehe, möchte ich brüllen. Wenn mich jemand einengen und einsperren will, beiße ich zu. Ich bin ein Kämpfer, ein Kontrolleur und ein Wächter. Ich muss die Welt bewachen, damit sie sich nicht im Chaos auflöst."
Weitsichtige können Zudringlichkeit nicht ertragen. „Wenn mir jemand zu nahe kommt, kann ich nicht atmen."

„Es sagt allen, sie sollten verschwinden und es in Ruhe lassen. Aber das ist es nicht, was es wirklich will. Seine Lebensenergie drängt es dazu, tumultartigen und unbeholfenen Kontakt zu suchen."

„Weitsichtigen fehlt oft die innere Liebe, und sie weigern sich, anderen oder sich selbst nahe zu kommen. Diese Neigung kann bis ins Erwachsenenalter anhalten.
Weitsichtige Erwachsene, die ihr Inneres erforschen, können ein kleines Kind finden, das auf die Welt wütend ist."

QUELLE: Aus dem Buch von Dr. Janet Goodrich »Spielend besser sehen für Kinder«

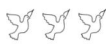

# Altersweitsichtigkeit
# Presbyopie

Wenn wir älter werden, können alle Gewebe-Strukturen des Körpers an Elastizität verlieren, auch im Auge die Linse und der Ziliarmuskel. Aber gerade am Anfang kann man diesen Zustand positiv unterstützen und die Lesebrille vermeiden.
Eine ungesunde Ernährungs- und Lebensweise können die Sehfähigkeit beeinträchtigen:
Zu viel Salz, Eiweiß, Stärke (Getreide, Brot, Nudeln) und wenig Vitalkost – Obst und Salat – und wenig Flüssigkeit kann dazu beitragen, dass das Gewebe der Linse steif wird.

Die Sehkraft hat tägliche Schwankungen, die normal sind. Sie haben sicherlich schon beobachtet, dass das verschwommene Sehen beim Lesen oft mit Müdigkeit oder nervlicher Anspannung zusammen hängt. Wenn wir etwas ändern oder nach ein paar Tagen oder Wochen wieder fit sind, dann sehen wir wieder scharf.

Das Benutzen einer Lesebrille kann eine Hilfe sein, wenn die Linse zu steif geworden ist.

Die Annahme, dass man ab einem gewissen Alter automatisch seine Lesefähigkeit einbüßt, ist ein weit verbreiteter Irrglaube, von dem sich nur allzu viele Menschen täuschen lassen.

Falls Sie schon eine Lesebrille haben, ist es ratsam, sie so wenig wie möglich zu tragen, d. h. nur bei Bedarf; denn wenn man die Lesebrille oder Gleitsichtbrille (Bifokalbrille) ständig trägt, kann sich auch das Sehen in die Weite verschlechtern.

Zu empfehlen wäre, den „Kauf der Lesebrille" so weit wie möglich hinauszuschieben und parallel dazu die folgenden Tipps, die wir aus mehr als 20 Augentrainings-Methoden und aus 5 Jahren Praxiserfahrungen zusammengestellt haben, zu befolgen:

# Tipps für Altersweitsichtige

## 1) Atmung

Eine tiefe und bewusste Atmung kann helfen, besser zu sehen.

Im täglichen Leben, aber insbesondere, wenn man verschwommen sieht, sich immer wieder erinnern, möglichst tief und lang zu atmen.

## 2) Licht

Am helllichten Tagen können wir besser sehen und lesen als an dunklen Tagen.

> »Je älter wir werden, desto mehr Licht
> brauchen unsere Augen zum Lesen.«

Unsere Augen sind Licht-Organe, sie brauchen Licht zum Funktionieren. Deswegen empfehlen wir, bei Kleinarbeit „viel Licht" zu benutzen, z. B. beim Nähen oder Lesen von klein Gedrucktem. Man kann sich an ein Fenster oder eine andere Lichtquelle begeben z. B. Tageslicht-Lampe. Plötzlich merkt man, dass man wesentlich besser lesen kann.

**3)** Trainieren, **immer kleinere Druckschriften zu lesen**!
Dadurch erhöht sich die Elastizität der Linse.
Immer wieder, möglichst täglich, klein gedruckte Texte, Etiketten, Beipackzettel und Zutatenlisten anschauen und lesen...
Ein gutes Training könnte sein, täglich Zeitung oder Texte mit kleinen Schriften zu lesen.

**4) Weiter lesen ...**
Wenn man z. B. beginnt, ein Buch oder die Zeitung zu lesen, kann es sein, dass man am Anfang verschwommen sieht.
Einfach nicht aufhören! Tief atmen, öfters blinzeln und weiter lesen, bis man nach ein paar Minuten besser sehen kann.

**5)** Bei Menschen mit Altersweitsichtigkeit, die viel am **Computer** arbeiten, ist es ratsam, einen größeren Monitor zu besorgen und mit größeren Schriftgrößen zu arbeiten.

**6) Benutzen Sie Ihre Augen wie ein Mikroskop**: Versuchen Sie, so kleine Details wie möglich zu erkennen, z. B. einem Marienkäfer in die Augen schauen, das pollengeladene Hinterteil einer Biene genau betrachten oder die kleinen Details und die Schönheit eines Schmetterlings oder einer Blume bewundern etc.

**7) Sehspiel mit Nahsicht-Sehtafel**
Kleben Sie die Sehtafel (die Sie bei uns bekommen) an die Wand auf eine Entfernung von 20-30 cm (der normale Leseabstand).
Versuchen Sie entspannt, immer eine Zeile tiefer zu lesen.
Motivation und Interesse verbessern die Sehkraft, denn das fördert das Gehirn und das ganze Sehsystem zum Scharf-Sehen.

**8) Nahfern-Sehspiel**
Sie können die Akkommodation (Anpassung) von Linse und Augapfel trainieren, indem Sie den Fokus wechseln = etwas in der Nähe und danach etwas in der Ferne betrachten und umgekehrt.
Wenn Sie etwas in der Nähe betrachten, ist Ihre Linse rund.
Wenn Sie in die Ferne schauen, ist Ihre Linse lang.

Je öfter Sie wechseln, desto besser ist es für Ihre Linse.
Sie können auch die Fähigkeit der Augen trainieren, bei verschiedenen Lichtquellen klar zu sehen, bis Sie z. B. sehr klein Gedrucktes bei Kerzenlicht lesen können.

**9) Weniger lesen** – Lesezeit und Fernsehzeit auf die Hälfte reduzieren.
Stattdessen sich mehr bewegen und mehr Zeit in der Natur verbringen: wandern oder spazieren im Wald, in Feldern, am Strand, an Seen und Flüssen. Am natürlichsten können Sie Ihre Augen in der Natur einsetzen, dafür wurden sie geschaffen.
Und wenn Sie lesen oder fernsehen möchten, lieber gezielt hochwertige Bücher oder Sendungen aussuchen, aus denen Sie etwas für Ihr Leben lernen können.

**10) Ernährungs-Tipps**
Roh-Frischkost-Anteil erhöhen = essen Sie vermehrt Obst (Äpfel, Beeren), Salat und Gemüse bis zu 50 %. Dies sind Nahrungsmittel mit Biophotonen (= Licht-Energie), Vitaminen sowie vielen sekundären Pflanzenstoffen, die wichtig für den Stoffwechsel der Augen und des Körpers sind.
Kein Tier mehr essen – Fleisch, Wurst, Geflügel und Fisch meiden.

»Im Laufe der Jahre habe ich herausgefunden, dass die Qualität des Sehens wirklich sehr von der Art der Ernährung abhängt. Ist die Nahrung schwer verdaulich mit viel tierischem Eiweiß, Käse, Zucker, Getreide, Stärke, wird das Sehen schlechter, unbeweglicher, grauer. Auch zu viele Genussmittel wie Kaffee, Tee, Zucker, Süßigkeiten, Schokolade, Salz, Alkohol, Rauchen, Medikamente und natürlich harte Drogen oder Rauschgift können die Sehfähigkeit beeinträchtigen.«

»Die unverarbeiteten Ablagerungen aus der Nahrung verhärten mit der Zeit auch die feinen Hornhautschichten der Augenlinsen, so dass diese unbeweglicher werden und die Altersweitsichtigkeit beschleunigen.

Rohkosternährung dagegen löst alte Gifte und Ablagerungen, da unser Körper sie am besten aufschließen kann, und verbessert dadurch die Blutzirkulation, das Sehen und verzögert oder verhindert sogar die Linsenverhärtung und damit die Lesebrille.«

»Grundsätzlich kann unser Körper die Nahrungsmittel am besten verdauen und verwerten, die am wenigsten verändert wurden, so wie die Natur sie anbietet: ungekocht, ungebraten, ungebacken – also im Rohzustand.

Wenn du dich einmal auf dieses Experiment einlässt, wirst du staunen, wie viele Gemüsearten roh vorzüglich schmecken. Wichtig dabei ist natürlich das gute und ausreichende Kauen, da es eine notwendige Vorverdauung bedeutet, um keine Gärungen im Darm zu verursachen.

Du solltest auch während des Essens nichts trinken, um die Verdauungssäfte voll zur Wirkung kommen zu lassen.

Bei dieser Art der Ernährung erwachen deine körpereigenen Instinkte wieder, so dass deine Sinne schon durch Geruch oder Geschmacks-Veränderung signalisieren, was der Körper braucht. So wirst du nie zu viel essen und bekommst mit der Zeit deine Idealfigur, so wie ich meine seit Jahren ohne Mühe erhalte und mich daran freue.

Eine wichtige Rolle spielen bei dieser Ernährung noch die Farbenergien und die Lebensenergie der lebendigen, nicht tot gekochten Pflanzen.«

QUELLE: Buch von Elke Werkmeister »Auf dem Weg in die Klarheit – Verwandlung durch Augenarbeit«

## 11) Leben Sie so gesund wie möglich

Bewegung ist nicht nur gut gegen Herzkrankheiten, Diabetes, Migräne, Depressionen, Rückenschmerzen oder um Osteoporose vorzubeugen, sondern auch gut für die Augen.

Tipp: Treiben Sie leichten Sport oder bewegen Sie sich mit einer aufrechten, ungezwungenen Körperhaltung so oft wie möglich in der Natur, und pflegen Sie den Kontakt mit der Natur, denn alles hat einen positiven Einfluss auf Sehkraft, Durchblutung und Stoffwechsel der Augen.

**12) Bewegungstherapie**: schwimmen, Wandern, Krafttraining, Nordic Walking, Rad fahren, Heimtrainer ...

**13) Entspannung und das Erlernen, „ruhiger zu werden"** sowie Entspannungsbehandlungen und Massagen können Ihnen helfen, energetische Blockaden und Spannungsfelder im Augen- und im Kopfbereich zu beheben.

**14) Schielen – Einwärtsschielen**
Schauen Sie mit beiden Augen entspannt auf Ihre Nasenspitze während 1 bis 5 Minuten.
Danach mehrere Minuten lang in die Weite.
Wiederholen Sie diesen Wechsel mehrmals am Tag.
Früher hat man gedacht, dass Schielen schlecht für die Augen sei, weil es bleiben könne. Es ist jedoch nie passiert. Wenn ein Auge schielt, hat das ganz andere Ursachen.
Es gibt berühmte Sehtrainer, die hauptsächlich mit Schiel-Übungen arbeiten und Erfolge erzielen.
Warum? Der Augenarzt Dr. Bates hat schon vor 100 Jahren entdeckt, dass das Fokussieren (Anpassen) nicht nur von der Linse abhängig ist. Beim Fokussieren der Augen an einen Gegenstand arbeiten auch die äußeren Augenmuskeln. Das Schielen trainiert insbesondere die 2 Schrägmuskeln der Augen und verändert die Form der Augäpfel. So gewinnen die Muskeln an Elastizität, und die Sehschärfe bessert sich.

**15) Fokussiertraining bei Weitsichtigkeit**
Wählen Sie einen gedruckten Text (ein Buch, eine Zeitung) und halten Sie ihn in der Entfernung, in der Sie die Buchstaben klar erkennen können.
Ziehen Sie den Text langsam näher heran, bis die Buchstaben „verschwimmen" und nur noch schwer lesbar sind.
Dann reißen Sie die Augen circa 60 Sekunden lang weit auf. Dabei ziehen Sie auch die Augenbrauen mit nach oben. Entspannen Sie danach Ihre Augen und blinzeln Sie leicht.
Wenn Sie diese Übung mehrmals durchführen, werden Sie den Text, der zuvor verschwommen war, jetzt klar erkennen können.

## 16) Hindurchatmen

Unsere Aufmerksamkeit ist zentriert auf die Atmung, mit der Vorstellung, dass wir durch die Augen atmen. Diese Übung kann unsere Sehkraft verbessern, denn sie kann Körper- und Seelen-Energien zum Fließen bringen.

Viele fehlsichtige Menschen haben eine gestörte Atmung, kurz, oberflächlich und flach, die das Sehen negativ beeinflusst.

Manchmal ist das Einatmen zu kurz und das Ausatmen zu lang, oder umgekehrt.

Unser Atemrhythmus ist zum großen Teil von unserer Gedanken- und Gefühls-Welt beeinflusst – je mehr innere Unruhe, umso schlechter der Atemrhythmus.

Diese Übung kann man am besten in der Natur durchführen, während eines Spaziergangs oder einer Wanderung. Parallel dazu kann man sich während des Tages immer wieder bewusst erinnern, tiefer, länger zu atmen und beobachten, ob das Ein-atmen und Ausatmen ungefähr gleich lang sind.

Man sollte es so einfach wie möglich machen und braucht es auch nicht ununterbrochen und verkrampft durchzuführen. Es genügt, wenn man z. B. spazieren geht oder irgendwo wartet, und es dann ab und zu fast „spielerisch" macht.

Was wir hier zusammenfassen ist nur ein Vorschlag. Jeder kann improvisieren und selber erfinderisch werden.

BESCHREIBUNG:
Wir stellen uns vor, durch die Augen ein- und auszuatmen.

EINATMEN: Beim Einatmen stellen wir uns vor, dass die Luft durch die Augen hereinströmt – zum Gehirn, zum Sehzentrum im Hinterhaupt bis zur Lunge.

AUSATMEN: Beim Ausatmen geht die Luft von der Lunge zum Gehirn und über die Augen hinaus.

Eine kleine Ergänzung, die einigen Menschen geholfen hat:
Weitsichtige können sich vorstellen, beim Einatmen, den Fokus näher heranzuziehen.

Kurzsichtige können sich vorstellen beim Ausatmen den Fokus weiter wegzuschieben

Eine weitere Verbesserung könnte sein, folgenden Merksatz in schriftlicher Form mit sich zu tragen und immer wieder zu lesen oder sich daran zu erinnern:

Ich atme tief, langsam und bewusst
und sende durch Augen und Herz
»Liebe und Dankbarkeit«

Am besten gelingt dies beim Ausatmen: Stellen Sie sich einfach vor, dass Sie Positives durch die Augen und das Herz senden.

»Lernen Sie, richtig zu atmen!
Eine tiefe und bewusste Atmung ist sehr wichtig,
um die Weitsichtigkeit zu reduzieren.«

# Alters-Weitsichtigkeit und Gefühle

Menschen über 45 müssen nicht unbedingt weitsichtig werden und eine Lesebrille benötigen! Mit einer gesunden Lebens-, Ernährungs- und Denkweise können Sie vieles selber steuern. Es ist kein Zufall, dass die Linse an Elastizität verloren hat.

Für die Alters-Weitsichtigkeit gilt alles, was wir vorher über die Weitsichtigkeit – Hyperopie – beschrieben haben.

Damit die Gewebestrukturen der Augen und des Körpers elastisch werden, kann es hilfreich sein, „in Bewegung" zu bleiben, den Kontakt mit der Natur zu pflegen, aber auch vermehrt frische und rohe Nahrungsmittel zu essen, wie z. B. Obst und Salat.

Verschwommen sehen in die Nähe kann bedeuten, dass man etwas in der Nähe nicht sehen will. Weitsichtige Menschen sollten lernen, in sich zentriert zu sein, die „Antenne" nicht auf andere Menschen auszurichten, sondern sich mehr nach innen zu wenden, sich selber zu hinterfragen, Selbsterforscher zu werden und zwischen Gedankenwelt und Gefühlen den Einklang in sich selbst zu finden.

Der Elastizitätsverlust der Linse möchte uns vielleicht sagen, dass wir „die innere Flexibilität" entwickeln sollten:

- Nicht immer das Gleiche machen, Neues im Leben lernen
- Das „Alte" abschließen, Ordnung in die Vergangenheit bringen
- Weg von alten starren Gedanken-Mustern und Vorstellungen
- Sich neue Ziele setzen
- Tolerant sein mit anderen Menschen
- Annehmen, dass andere Menschen andere Meinungen haben
- Geduld und Verständnis haben

Siehe Kapitel „Der Weg zur Sehverbesserung und Augen-Gesundheit"

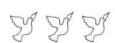

# Schielen – Strabismus

Strabismus oder Schielen ist eine Augenmuskel-Gleichgewichts-Störung, in der ein Auge von der Sehrichtung abweicht und sich in eine andere Richtung dreht. Die Divergenz (Abweichung) kann geringfügig und kaum wahrnehmbar sein oder so hochgradig, dass die Pupille fast im Augenwinkel verschwindet.

Weil die Divergenz zu stressigem Doppelsehen führt, schaltet das Gehirn das Bild des divergenten Auges ab und erzeugt so eine Amblyopie (Schwachsichtigkeit ohne organischen Fehler). Deshalb geht das Schielen in vielen Fällen mit einem schwach-sichtigen Auge einher.

## Operation beim Schielen?

Die operative Verkürzung oder Neu-Positionierung des Augen-muskels führt nicht immer zu einer Verbesserung der Sehfähig-keit. Eine Operation sollte erst dann in Betracht gezogen werden, wenn alle anderen Möglichkeiten ausgeschöpft worden sind, denn die Erfolgs-Chancen sind nicht sehr hoch.

Studien über Strabismus-Operationen mit Schimpansen ergaben Folgendes:
Die Struktur des visuellen Systems dieser Tiere ist der des Menschen sehr ähnlich.
Bei den Versuchen wurden die Schimpansen an einem Auge operiert, wobei durch Verkürzung eines der geraden Muskeln ein Strabismus induziert wurde. Interessanterweise hatten sich die Augen der Schimpansen zwei Wochen nach der Operation von selbst wieder korrekt ausgerichtet.

Mit anderen Worten: Das Gehirn korrigierte die durch die Operation verursachte physische Abweichung. Das weist darauf hin, dass die Körper-Geist-Verbindung eine Menge mit den Ursa-chen des Schielens zu tun hat.

# Ursachen für Schielen – Strabismus

Der Augenarzt Dr. William H. Bates kam zu dem Schluss, dass Schielen nicht durch den starken Zug der Muskeln, sondern durch Stress verursacht wird und deshalb im Grunde nicht anders zu behandeln sei als Kurzsichtigkeit, Weitsichtigkeit und Astigmatismus (Hornhaut-Verkrümmung).
Er war der Meinung, dass die Augen wandern, weil das Kind sich sehr stark anstrengt, um zu sehen. Er beobachtete, dass die Augen geradeaus schauten, wenn seine kleinen Patienten ihre Gefühle und Augen entspannten.

Strabismus betrifft häufig Kinder, kommt aber auch bei Erwachsenen vor. In vielen Fällen sucht der Betroffene viele Ärzte oder Kliniken auf. Doch die traditionellen Behandlungsmethoden – Okklusionstherapie, Augenabdeckung, Prismengläser, Operationen – bringen nicht immer den gewünschten Erfolg. Die medizinischen Informationen, die die Eltern bekommen, erklären zwar die Symptome, doch selten die Ursachen. Es wird nur der gekrümmte Baum betrachtet, jedoch nicht seine Wurzeln.

Ein Vergleich könnten die „unspezifischen Bauchschmerzen" bei Kindern sein. Es kann sein, dass dieses Kind Bauchschmerzen hat, weil es sich ungesund ernährt mit wenig Obst, Salat und Gemüse. In anderen Fällen können die Bauchschmerzen auftreten auf Grund von Verkrampfungen im Bereich des Sonnengeflechts – Solar Plexus – evtl. wegen familiären Spannungen, die dieses Kind wahrnimmt. Die Krankheit – Bauchschmerzen oder Augenprobleme – kann dann eine Mischung mehrerer Ursachen sein.

>>Eigentlich befinden sich die Ursachen
des Schielens nicht direkt im Auge,
sondern im Gehirn und im seelischen Bereich!<<

Bei Gesprächen mit Eltern und Kindern ergaben sich mehrere Ursachen für das Schielen, zum Beispiel:

- Leichte Verschiebungen der Schädelknochen nach schwieriger Geburt, Schädel-Trauma, Unfall
- Wenn beide Gehirnhälften nicht zusammen arbeiten
- Müdigkeit, Schwächezustand des Körpers, Krankheit
- Eine Ursache für Doppelbilder können Disharmonien sein, z. B. eine Diskrepanz zwischen dem, was man sich wünscht und der Realität.
- Neue Situationen im Leben, Geburt kleinerer Geschwister, Umzug der Familie
- Einschulung in Kindergarten oder Schule, Schulwechsel
- Schulstress, Leistungsdruck
- Unsicherheit, Ängste, Spannungen, aufgewühlte Emotionen, tiefe Verletzungen
- Wenn ein Elternteil, Vater oder Mutter, abwesend ist
- Disharmonien zu Hause: Konflikte und Spannungen der Eltern oder Familie, die sich auf die Kinder übertragen – Augen sind der Spiegel der Seele ...

## Positive Veränderungen der Eltern

Wenn man die ganze Liste der möglichen Ursachen liest, sieht man deutlich, dass die Eltern viel zur Genesung des Schielens ihrer Kinder beitragen können. Oft kann das Schielen beim Kind positiv beeinflusst werden oder ganz verschwinden, wenn die Eltern ihre eigenen Traumen bearbeiten oder zu inneren Erkenntnissen gefunden haben. Positive Veränderungen der Eltern können zur Genesung der Augenprobleme des Kindes beitragen.

## Innere Reife

In vielen Fällen kann das Schielen aber auch andere Augen-Probleme wieder verschwinden, z. B. wenn der Stress-Faktor beseitigt worden ist, oder nachdem das Kind (oder der Erwachsene) zu einer inneren Reife gelangte.

# Bewegungstherapie und Natur

Es kann auch hilfreich sein, beide Gehirn- und beide Körper-Hälften durch Bewegung zu verbinden, z. B. draußen in der Natur spielen, krabbeln, schwimmen, tanzen, laufen, wandern, klettern, Musikinstrumente spielen, den Kontakt mit Tieren pflegen etc.

# Entspannungsbehandlungen

Eine Fehlsichtigkeit hat oft einen Zusammenhang mit Blockaden im Körper. Energieblockaden hängen mit einer bestimmten Art von Erfahrungen zusammen z. B. negative Gedankenmuster und Erinnerungen, nicht bewältigte seelische Konflikte aus der Kindheit und Jugend, die vielleicht tief im Gehirn oder im Unterbewusstsein gespeichert sind.

Im Körper der Fehlsichtigen sind oft Anzeichen dafür zu erkennen, dass in der Vergangenheit wiederholte Erlebnisse wie Angst, Erschrecken, Schock, Trauma, berufliche und familiäre Eindrücke, in der Muskulatur gespeichert und „eingefroren" sind. Bei schielenden Kindern sind oft Muskel-Gruppen auf der Körperseite, wohin sich das Auge dreht, angespannter als auf der anderen Seite. Dabei kann die Ursache an leichten Verschiebungen der Schädelknochen liegen, z. B. auf Grund einer schweren Geburt oder eines Unfalls.

Die Augen sind ein Teil des Gehirns und verbunden mit allen Zellen unseres Körpers. Dieses Phänomen – wie eng Hände und Füße mit unseren Augen verbunden sind – kann man gut beobachten z. B. beim Autofahren.

Die hauptsächliche Muskelblockade beim Fehlsichtigen ist daher nicht in den Augen, sondern im Körper zu finden. Deswegen kann man den Prozess der Genesung von Augenproblemen unterstützen mit diversen Massagen: Gesichts-Massage, Entspannungsbehandlungen, Reflexzonen-Massage, Ganzkörper-Massage, Schädel-Osteopathie, Cranio-Sacral-Therapie, sanfte manuelle Therapien etc.

# Teil IV

## Positive Grundhaltung zwischen Mann und Frau

# Positive Grundhaltung
# zwischen Mann und Frau

Oft sind die Probleme in Ehe und Partnerschaft ein Stolperstein im Leben.
Wir haben bei vielen Patienten beobachtet, dass sich dies oft als Auslöser für Augenkrankheiten und Fehlsichtigkeiten erwies.
Hier einige Anregungen, die uns selber und vielen unserer Patienten geholfen haben.

## Das Gesetz der Anziehung
## Gleiches zieht Gleiches an

Warum bekommen viele Menschen immer wieder den „falschen" Partner?
Egoisten, Choleriker, Lügner, Seitenspringer, Schläger, Trinker oder solche, die uns mit ihrem geistigen Niveau gar nicht entsprechen?
Wir treffen immer mit dem Partner zusammen, der uns im jetzigen Moment schwingungsmäßig ähnlich ist oder mit dem wir, evtl. aus Vorleben, etwas zu bereinigen haben. Aber meistens suchen wir unbewusst einen Partner, der Qualitäten oder Charaktereigenschaften hat, die uns fehlen z. B. Humor, Selbstsicherheit, Frohsinn, innere Stärke, Ruhe …
Irgendwann merken wir, dass es nur eine Illusion war, eine „Maske" unseres Nächsten, und dann sind wir enttäuscht.
Um frei zu werden von Enttäuschungen sollten wir lernen, als Erstes an den Partner keine Erwartungen zu stellen und als Zweites, alles, was wir am Partner bewundern, selber zu entwickeln.
Wer also einen Partner mit guten Eigenschaften und inneren Werten anziehen möchte, der sollte diese zuvor bei sich selbst entwickeln.

# Einen Traumpartner gibt es nicht

Früher oder später werden wir von unserem Partner enttäuscht werden, wenn wir uns nicht vorher eine gute Basis erarbeitet haben.

Zu hohe Erwartungen an den Partner können zu Enttäuschungen führen. Die Folgen von Enttäuschungen können vielfältig sein: Depressionen, Vorwürfe, Streit, Aggressionen, Seitensprung, Nikotin-, Alkohol- oder Drogen-Sucht und vieles mehr.

# Bindung oder Verbindung?

Viele Beziehungen leben zu „eng" nicht nur räumlich, sondern in einer emotionalen Abhängigkeit oder Bindung, in einer „Schein-Harmonie" oder einer „Untergrund-Frustration", die sich in regelmäßigen Streitigkeiten äußern kann. Ein Partner passt sich oft an den anderen an, und das kann, wenn sich nichts ändert, sogar für beide zu innerer Stagnation im Leben führen.

Bei fast jeder Beziehung gibt es einen Partner, der dominant ist und den Ton angibt.
Man sollte in keiner Scheinharmonie leben, in der man sich um des Friedens willen dem anderen anpasst.

Es kann auch eine Bindung sein, wenn wir den Partner „anhimmeln", auf einen Sockel stellen – oder auch umgekehrt, wenn wir ihn ständig abwerten, wie ein Nichts behandeln...
Man sollte sich gegenseitig respektieren, die Gleichheit anstreben, dass jeder Partner genau gleich wertvoll ist.

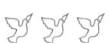

# Regeln für den Frieden

Streit, Schuldzuweisungen und Dauerkritik können den Liebes-funken der Beziehung zum Erlöschen bringen. Folgendes könnte eine Hilfe sein:

- Lernen, sich in den anderen hinein zu empfinden und feinfühlig zu werden.
- Man sollte nichts Verletzendes sagen oder tun.
- Den Tempel – die Freiheit – des Partners immer respektieren.
- Vorwürfe mit dem Wort „immer", können vieles zerstören und hemmen die Kommunikation.
- Die Grundhaltung, anderen Menschen die Schuld zu geben, kann zu innerer Stagnation im Leben führen.
- Man sollte auch frei sein von unterschwelligen Schuldzu-weisungen.
- Jeder sollte die Ursachen seiner Unzufriedenheit erforschen und beseitigen.

# Partnerschaft als Aufforderung, das Glück in uns selbst zu finden

Lassen Sie sich nicht von dem, was unsere Gesellschaft vorgau-kelt, beeinflussen. Was Sie in den romantischen Filmen sehen, ist meistens nichts anderes als eine Illusion.
Kein Mensch kann uns auf Dauer glücklich machen. Oft kommen die Spannungen, wenn der Partner nicht so ist, wie wir es wünschen, und dann sind wir enttäuscht.
Ein Aspekt um Zufriedenheit und Harmonie in Ehe und Partner-schaft zu erfahren, ist das Glück in sich selbst zu suchen und zu finden und das Erlernen andere Menschen glücklich zu machen:
„Willst du glücklich sein auf Erden, trage bei zu anderen Glück. Denn die Freude, die wir geben, kehrt ins eigene Herz zurück." sagt ein Sprichwort ...

# Was suche ich in der Partnerschaft?

- Gemeinsamkeit, Kompensation meines Mangels an Selbstwertgefühl und meiner Schwächen, Liebe, Schutz, Sicherheit, Freude, Spaß...
- Menschliche Energie: Liebe, Wärme, Nähe, Zweisamkeit, Geborgenheit ...

Kein Mensch kann mir das alles auf Dauer geben, weder im Äußeren noch im Inneren.
Kein Mensch kann meine Schwächen für mich ausgleichen. Z. B. das echte Selbstwertgefühl kann ich nur entwickeln, wenn ich meine positiven Seiten entdecke, meine Talente und Fähigkeiten ausbaue, mich darüber freue und sie weiter für meine Nächsten einsetze.
Eine schriftliche Aufstellung von dem was ich in der Partnerschaft suche, kann mir Klarheit darüber geben, was für Punkte ich angehen und entwickeln sollte.

# Körperlichkeit verfeinern und veredeln

Augenprobleme – Kurzsichtigkeit, Weitsichtigkeit, Hornhaut-Verkrümmung – können u.a. mit einer selbstbezogenen Sexualität oder starken Partnerwünschen in Verbindung stehen.
Auch Eifersucht, Kontrolle und Besitzen-Wollen können auf Selbstbezogenheit/Egoismus hindeuten. Man sollte lernen, den Partner nicht als sein Eigentum aber auch nicht als Lustobjekt zu sehen. Durch eine übertriebene Sexualität kann man Energie vom andern stehlen.
Das gleiche passiert, wenn man lange Gespräche mit dem Partner führt, seine ständige Aufmerksamkeit erwartet, oder ihn als „Mülleimer" missbraucht, der sich alle Probleme anhören sollte.

Männer und auch Frauen sollten lernen, sich zu befreien von dem negativen Einfluss der Medien, Filme, Zeitschriften, Porno-Industrie...

Sexualität kann mehrere Aspekte beinhalten, wie Neugierde, Suche nach Entspannung, Nähe oder Glücksgefühle, Kompensation für persönliche Probleme etc.

Wenn man sich zu oft mit dem Thema „Sexualität" beschäftigt, programmiert man seine Gehirnzellen, was ein Hindernis für eine weitere positive geistige Entwicklung im Leben sein kann. Übertriebener Sexualität kann zu einem starken seelischen Energieverlust, zu Körperschwächung und auch zur Sehverschlechterung führen.

Es wäre wichtig, bestrebt zu sein, aus der selbstbezogenen Sexualität, aus den Erregungssuche-, Diebstahl- und den Selbstbefriedigungs-Programmen etc. heraus zu finden.

Warum Depressionen bei Frauen? Warum Potenzstörungen bei Männern? Vielleicht ein Hinweis des Körpers und der Seele, die uns zur Veränderung anstoßen möchten?

Man sollte das Selbstwert-Gefühl als Mann oder Frau nicht in der Sexualität und in der äußeren Schönheit suchen.

Viele Frauen passen sich im Bereich Sexualität an die Männer an, oder umgekehrt. Sie werden dadurch unzufrieden, und das kann u. a. auch zu körperlichen Störungen und Augenproblemen führen. Es wäre hilfreich, miteinander offen darüber zu reden und gemeinsam einen Kompromiss zu finden, womit beide klar kommen.

Wenn nur die Sexualität und das Äußere die Basis einer Beziehung sind, droht sie, bald zu scheitern.

Die Körperlichkeit oder Sexualität sollte man nicht unterdrücken aber auch nicht ausleben, denn beide Extreme können uns negativ beeinflussen. Es könnte hilfreich sein, sich klar zu entscheiden, bewusst damit umzugehen um sie zu verfeinern.

Wenn Menschen im „Zölibat" leben und sich in diesem Bereich kasteien, kann es z. B. wie bei Geistlichen zu Kindsmissbrauch und Perversionen kommen.

In anderen Fällen kann sich die Sexualität in Esssucht und Völlerei verwandeln oder zu Macht, Geldgier, Gewalt, Aggressionen,

Jähzorn, übertriebener Sucht nach Zucker, Süßigkeiten, Salz, Alkohol, Nikotin, Drogen etc. führen.

Man sollte eher bestrebt sein, die Ursachen der übertriebenen Wünsche zu ergründen, die vielseitig sein können z. B. uneins sein mit den Eltern oder Mitmenschen, nicht fertig werden mit eigenen Problemen, persönliche Schwächen, eine Unzufriedenheit im Beruf oder mit sich selbst u.v.m.

NEUES PROGRAMM

Die Tiere in der Natur können unser Vorbild sein, denn für sie sind Körperlichkeit und Sexualität etwas Natürliches, keine Sünde, kein Tabu …

- Man sollte lernen, normal damit umzugehen und es auch nicht als Sünde zu sehen.
- Man sollte lernen, den Partner nicht als Lustobjekt zu missbrauchen
- Die Häufigkeit der Körperlichkeit reduzieren
- Wachsam sein und das Begehren mit erotischen Gedanken oder Fantasien nicht pflegen, sondern sie zu analysieren, z. B. mit der Frage, woher kommt der Drang?
- Was für Schwächen liegen zu Grunde?
- Veredelung und Verfeinerung der Sinne anstreben
- Als Ziel „das Geben" anstreben
- Eine innere Herzens-Verbindung mit dem Partner anstreben

# Gleichheit – Gerechtigkeit

Der Mann sollte sich nicht wie ein Pascha benehmen und die Frau als Sklavin ausnutzen.

Die Frau sollte sich nicht an den Mann anlehnen und nicht nur als Heimchen am Herd ihr Leben fristen.

Es ist gut, wenn beide die Gleichheit, auch in der Kinder-Betreuung, im Haushalt, anstreben und bereit sind, Neues zu lernen.

Ein gepflegtes Aussehen ist wichtig in der Beziehung, nicht nur am Anfang oder in der Phase des Verliebt-Seins. Auch danach sollte man sich nicht gehen lassen und sich weiterhin pflegen.

In vielen Beziehungen sind die Rollen vertauscht: Die Frauen werden „zu hart" und die Männer werden zu „Waschlappen".
Sowohl der Mann als auch die Frau sollten mit ihren weiblichen und männlichen Aspekten in sich selbst in Einklang kommen. Jeder sollte seine Aspekte selber erarbeiten: Vertrauen, Einfühlungsvermögen, Standfestigkeit, Offenheit, Ehrlichkeit, Geradlinigkeit, Treue, innere Stärke und Schönheit u.v.m.

# Freiheit – Den Tempel des Nächsten respektieren

Wenn wir den Partner besitzen wollen, werden wir ihn verlieren. Wenn wir ihn frei lassen, so dass er sich entfalten kann, dann fühlen wir uns mit ihm verbunden.
Der Partner muss nicht immer machen, was ich will. Der Partner muss nicht immer so denken wie ich. Man sollte auch lernen, in allen anderen Bereichen des Lebens, den anderen frei zu lassen, ihn zu nichts zu zwingen, so wie man auch selber gerne frei sein möchte.
Empfehlenswert ist, dass jeder in der Wohnung oder im Haus, ein Zimmer für sich hat. Wenn man jede Nacht im gleichen Bett schläft, kann dies zu Spannungen führen.
Man stört sich oft gegenseitig durch Geräusche (schnarchen, nächtliche Toilettenbesuche etc.), durch einen unterschiedlichen Rhythmus und verschiedene Bedürfnisse (z. B. lesen, fernsehen etc.).
Warum Meinungs-Verschiedenheiten? Oft hat man verschiedene Meinungen. Dabei ist es wichtig, bestrebt zu sein, den anderen zu verstehen, nicht immer die eigene Meinung durchsetzen zu wollen und anzunehmen, dass der Partner eine andere Meinung hat.
Es ist entscheidend, den eigenen Anteil zu finden am Konflikt, und mit dieser Erkenntnis auf den Partner zuzugehen.
In allem Negativen ist auch etwas Positives – und das kann mein Lehrmeister sein.

Ein Held ist nicht der, der seinen scheinbaren Feind in einem Streit besiegt, sondern der, der es schafft, dass sein „Feind" zu seinem Freund wird.

Wo ist mein Partner im Recht? Wo ist mein Anteil am Streit?
Wenn man den Funken Wahrheit in den Worten des Partners sucht und findet, kann wieder eine positive Kommunikation entstehen.

## Wer vergeben kann, lebt gesünder

Eine wesentliche Aufgabe im Leben ist das Sich-Versöhnen, das heißt: vergeben und um Vergebung bitten.
Oft fällt es uns schwer, anderen zu vergeben. Hier kann Folgendes hilfreich sein:
Wir stellen uns vor – auch wenn wir es in der momentanen Situation noch nicht sehen können – dass wir nicht nur Opfer sondern auch Täter sind oder waren, evtl. in einem früheren Erdenleben.
Auch sollten wir die Vergangenheit nicht immer wieder herholen, sondern sie abschließen und uns einen „neuen Anfang" vornehmen.
Wichtig ist hier, den ersten Schritt zu tun, wie es die Lebens-Regel rät: „Was du willst, dass dir andere tun sollen, das tue du ihnen zuerst", oder anders ausgedrückt: „Was du nicht willst, dass man dir tu, das füg' auch keinem anderen zu."

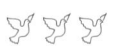

# Neue Zielsetzungen
# für eine positive Beziehung

- Gute Freunde werden
- Aus der Bindung zur Verbindung finden
- Sich einfühlen und zuhören lernen
- Offenheit mit Herz – ohne zu verletzen
- Nicht den anderen beeinflussen oder besitzen wollen
- Lernen, unabhängig zu sein – sich nicht an den Partner binden
- Den anderen frei lassen, jeder kann sich frei entfalten
- Ändere dich, und du änderst deine Umwelt
- Gib, was du erwartest
- Achtung – Respekt - Treue
- Verständnis – Toleranz
- Gleichheit – Gerechtigkeit
- Klarheit für mich selbst bedeutet: Ich weiß, was ich will in meinem Leben
- Gemeinsame Interessen und Ziele pflegen
- Gemeinsam tätig sein für höhere Ziele im Leben
- Ein höheres Ziel könnte sein, nicht nur den Partner und die eigene Familie zu lieben, sondern bestrebt sein, alle Menschen gleich zu lieben.
- Von der äußeren zur inneren Liebe
- Jeder Partner ist bestrebt, Gott als Mittelpunkt in seinem Leben zu haben

# Glücklich sein als Single?

Augenprobleme können auch einen Zusammenhang mit starken Partnerwünschen und mit dem Nicht-Akzeptieren des „Single-Daseins" haben.

Es muss nicht immer gleich eine Partnerschaft angestrebt werden, sondern man kann auch Freundschaften pflegen. Der Mensch braucht Kommunikation, daher können Freundschaften sehr wichtig sein. Gute Freunde zu haben ist ein Geschenk, das man nicht nur bewahren, sondern auch pflegen sollte. Gute Freunde können Freud und Leid miteinander teilen.

In einer guten Freundschaft, auch zwischen Mann und Frau, die höhere Ziele anstreben, können sich positive Kräfte aufbauen, aus denen sich ein rascheres inneres Wachstum für beide ergeben kann.

Es kann hilfreich sein, sich darüber klar zu werden, was die Motivation und die Gründe sowohl für das „Single-Sein" als auch für die Partnersuche sind.

## Warum suchen wir eigentlich einen Partner?

Oft ist es eine Mischung aus mehreren Aspekten:

- Die Suche nach Glück, Liebe, Zweisamkeit, Einheit, Geborgenheit, Halt und Sicherheit im Leben
- Flucht aus dem Elternhaus oder aus der eigenen inneren Einsamkeit
- Kompensation von Unzufriedenheit und mangelndem Selbstwertgefühl

Oft liegt dem Partnerwunsch eine unbewusste Programmierung zugrunde durch das, was wir in der Kindheit erlebt haben – der Einfluss der Eltern, die Familien-Traditionen – aber auch die Programmierung durch die Medien wie Fernsehen, Promis als Vorbilder, romantische Filme, Zeitschriften, Romane etc.

Sich nach den „Promis" in unserer Gesellschaft zu orientieren oder zu viele romantische Filme anzuschauen, ist nicht zu empfehlen, denn das kann unsere Gehirnzellen, unser Unterbewusstsein beeinflussen und uns negativ programmieren. Außerdem entspricht der Inhalt der Filme selten der Realität.

## Warum wird so oft der Partner gewechselt?

Es können verschiedene Gründe eine Rolle spielen:

- Gibt uns der Partner nicht, was wir erwarten?
- Ist es auf Grund von Enttäuschung?
- Ist es auf Grund von Resignation?
- Suche ich ständig nach Spaß und Abwechslung im Leben?
- Selbstbestätigung durch die Sexualität?
- Ist es auf Grund des eigenen Egos – Selbstbezogenheit?
- Denke ich zu wenig an andere?
- Lebe ich zu sehr nach meinen Vorstellungen?

All diese oben genannten evtl. zutreffenden Gründe sollten ehrlich durchforscht werden. Dadurch kann man zu einer gesunden Basis finden, um eine klare Lebensentscheidung treffen zu können, was sich positiv auf die Augen auswirken kann. Je mehr Klarheit im Leben, je klarer der Blick.

Wenn man trotzdem einen Partner sucht, sollte man bestrebt sein, die Eigenschaften selber vorher zu entwickeln, die man sich von einem Partner wünscht.
Aus den Gesprächen und Erfahrungen mit Patienten haben wir die folgenden Tipps zusammengefasst:

- Nicht fixiert sein, das Glück in einem Partner zu finden
- Höhere Ziele im persönlichen und im beruflichen Leben haben oder anstreben
- Mit sich selbst und seinem Körper zufrieden sein
- Beruflich ausgefüllt sein – Talente ausbauen
- Die eigene Selbstbezogenheit erkennen und abbauen
- Höhere ethische und moralische Werte anstreben und bestrebt sein danach zu leben
- Eine lebendige Beziehung zu Gott aufbauen

Egal ob wir Single sind oder in einer Partnerschaft leben, Gott kann unser „Partner" in allen Lebenssituationen und Fragen sein. Durch eine lebendige Beziehung zu Gott, die man tagtäglich pflegt, kann ein inneres Vertrauen erwachsen, das uns Schritt für Schritt in ein „dauerhaftes Glück" finden lässt. Auch das anstreben, Gottes-Erfahrungen in allen Lebensbereichen zu sammeln kann unser Leben enorm bereichern.

Dadurch kann sich die Kommunikation auch zu unseren Nächsten verbessern, und wir fühlen uns nicht mehr allein. Glück, Freiheit und Geborgenheit können im Inneren wachsen.

# Von der Eigenliebe zur selbstlosen Liebe

Wenn eine Krankheit vorliegt, dann ist das entsprechende Bewusstseinszentrum der Seele – Chakra – energiearm oder blockiert. Die Augen sind mit dem 6. Energiezentrum verbunden. Das Bewusstseinszentrum der Liebe – 6. Chakra – befindet sich zwischen den Augen, hinter der Mitte der Stirn. Fehlsichtigkeiten oder Augenkrankheiten können mit einer Energieschwäche dieses Zentrums zu tun haben, auf Grund von Verstößen gegen das Gesetz der kosmischen Liebe, in diesem oder in einem vorherigen Leben.

Leider wird in dieser Welt die Liebe oft falsch verstanden. Die Vorstellungen der Liebe haben ein breites Spektrum. Von der rein selbstsüchtigen Liebe bis hin zur vollkommen selbstlosen Liebe. Meistens lieben wir mal selbstsüchtig, dann wieder selbstlos – oder vermischen beides.
Selbstsüchtige Liebe basiert meistens auf der Grundhaltung von Personen, die ausschließlich auf ihren eigenen Genuss, auf ihre eigene Befriedigung und auf das Nehmen statt auf das Geben bedacht sind.

Die hell aufflammende Verliebtheit in der Anfangsphase des Kennenlernens zweier Menschen ist oft nur eine bindende Liebe, die mehr mit der rosaroten Brille zu tun hat als mit der echten selbstlosen Liebe. Dies bedeutet bei verliebten Menschen, dass jeder sich Illusionen über den anderen macht, dass am Anfang die negativen Merkmale unwichtig zu sein scheinen und man den Partner als menschliche Energiequelle „missbraucht" oder ausnützt.

Die Erlebnisse unserer Kindheit, aber auch der Einfluss der Medien (Fernsehen, Kino, Zeitschriften, Promis ...) können uns stark bei der Partnerwahl und Vorstellungen der Liebe programmieren.
Wir fühlen uns unbewusst angezogen von Menschen, die wir attraktiv finden, die unserem Bild vom Ideal-Partner ent-

sprechen, oder mit denen wir eine karmische Bindung haben, die wir in diesem Leben lösen sollten.

Die meisten Menschen wünschen sich eine Liebe, die ein Leben lang hält. Doch viele Beziehungen enden mit der Erkenntnis: „Wir passen einfach nicht zueinander", oder „Wir sind ganz verschieden".
Warum hat man es nicht am Anfang der Beziehung bemerkt?
Es reicht eben nicht, wenn man sich attraktiv findet und gemeinsame Vorlieben hat.

Das Verliebt-Sein dauert oft nur kurz – ein paar Monate oder Jahre. Dieser schöne Zustand der Verliebtheit dauert so lange, wie der Partner uns Energie gibt, und es kommt häufig zur Trennung, wenn der „graue Alltag" einzieht und wir uns in der Beziehung keine positive Basis erarbeitet haben.
Wenn der Partner nicht mehr das macht, was wir wollen und uns nicht mehr das gibt, was wir erwarten, dann sind wir enttäuscht und suchen nach einem neuen, besseren Partner. Dieses Energie-Spiel dauert so lange, bis wir lernen, das Glück, die Geborgenheit, die Sicherheit, den Halt, die Liebe in uns selbst zu finden.

Durch das Gesetz von Ursache und Wirkung (Karma-Gesetz) kommen immer wieder Menschen zusammen, die etwas miteinander zu lernen haben, wie z. B. unsere Eltern, Familienangehörigen oder Arbeitskollegen – denn es gibt keine Zufälle.
Möglich ist auch, dass unser heutiges Kind, in einer vorherigen Inkarnation z. B. unser Partner war, oder umgekehrt. Dies kann eine große Chance zum Lösen von gegenseitigen Bindungen und Entsprechungen sein.
Es kann aber auch sein, dass wir mit Menschen – Familie oder einem Partner – zusammengeführt werden, um gemeinsam eine positive Aufgabe in diesem Leben zu erfüllen.

Die hoch gepriesene Liebe zwischen den Verwandten, vor allem die als höchst eingestufte Mutterliebe, kann oft Eigenliebe oder starke Bindung sein. Es ist in dem Fall eine eigensüchtige und besitzende Liebe, welche die Freiheit des Nächsten einengt. Oft versucht die Mutter mit übertriebener Verantwortung und Fürsorge für die Kinder, sich selbst zu bestätigen. Sie werden nicht frei gelassen, weil die Mutter sie „braucht".

Eine andere Art von falscher Liebe und Pseudo-Selbstlosigkeit ist das Helfer-Syndrom, was eine verschleierte Eigenliebe sein kann. Dahinter kann sich Aufwertung und die Erwartung von Anerkennung verbergen. In sozialen Berufen und in kirchlichen Vereinen tritt dies häufig auf, da sie nun einmal ein hohes Image haben.
Ein offensichtliches Verhalten für ein Helfersyndrom kann ein starker Drang sein, helfen oder gar heilen zu wollen.
Selbstloses Dienen sollte aber demütig und im Verborgenen geschehen. Der Erfolg ist für den selbstlosen Diener kein Maßstab.

Eine andere Umpolung der Liebe ist die Eigenliebe, das Ego oder die Selbstbezogenheit, der Egoismus. Jeder von uns hat mehr oder weniger Ego, keiner von uns ist 100 % frei davon. Aber wenn diese Eigenschaft extrem ausgeprägt ist, kann es auch zu Augenproblemen oder anderen Krankheiten führen.

Die Eigenliebe oder Selbstbezogenheit kann viele Aspekte beinhalten, z. B.:

- Alles „durch die eigene Brille" sehen, durch eigene Wünsche und Vorstellungen
- Zu sehr nach seinen eigenen Vorstellungen leben
- Nur an sich denken und andere Menschen vergessen
- Ständiges richten, urteilen, „tratschen" und schlecht über andere reden
- Andere mit Gedanken, Worten oder Taten ausgrenzen, abwerten
- Dominant sein, immer Recht haben wollen, streitsüchtig sein
- Meinungsbildner sein, andere mit der eigenen Meinung beeinflussen wollen

Intoleranz, z. B. gegenüber anderen Denkweisen oder Religionen

Druck ausüben, andere zwingen

Der sekundäre Vorteil der Krankheit: Das Krank-Sein, die Krankheit missbrauchen, um Energie von anderen zu stehlen, durch das immer wieder Erzählen von eigenen Krankheiten, neuen Symptomen, Arztbesuchen und Operationen ...

Depression können auch auf Selbstbezogenheit hindeuten: Ich denke nur an mich, ich kreise nur um mich ...

Zu lange Trauer nach dem Tod eines Familienangehörigen: Denn es kann sein, dass getrauert wird, weil man nicht mehr die gewohnte Energie bekommt ...

Diebstahl von Gegenständen

Viel essen und Völlerei kann auch auf Selbstbezogenheit hindeuten: Es ist wie ein Energie-Diebstahl an der Mutter Erde

Sich wie ein Pascha bedienen lassen: „Die Partnerin soll mir wie eine Sklavin dienen und für mich kochen, arbeiten etc."

Männer oder Frauen, die nicht arbeiten wollen, oder ihr Leben nicht in die Hand nehmen wollen, leben oft aus der Energie vom Partner oder von den Eltern

Jugendliche oder Erwachsene, die das Hotel Mama „missbrauchen"

Frauen, die Models sein wollen oder als „Amazonen" ihre Körper-Attribute und ihre Schönheit missbrauchen, um zu verführen, um so ständig Energie zu holen.

Männer, die sich ein Luxus- oder Sport-Auto zum Angeben kaufen, die Bodybuilding machen, Muskeln vergrößern lassen, um z. B. Ego-Selbstwertgefühl und Anerkennungs-Energie von anderen zu bekommen

Männer, die zu Sportlern werden und sich nur noch um den eigenen Erfolg und das Medaillen-Gewinnen drehen

Andere kontrollieren oder besitzen wollen

Eifersucht nach dem Motto „der Partner ist mein Eigentum"

Die niedrige Sexualität, andere missbrauchen oder vergewaltigen

Groll, Rache, den anderen schaden wollen oder mit gleicher Münze zurückzahlen wollen

- Mangel an Verständnis und Feinfühligkeit – Wie sich der andere fühlt, ist mir egal
- Es kann auch Selbstbezogenheit sein, wenn man „zu Munde redet", Lob austeilt, um andere zu manipulieren oder etwas zu erreichen
- Ungeduld und Härte, z. B. wenn man möchte, dass der andere schneller das oder jenes für mich erledigt.
- Die stärkste Selbstbezogenheit ist das Töten, das Morden, egal aus welchem Motiv.

Wir sehen, das Ego kann viele Gesichter und viele Varianten von Selbstbezogenheit haben. Wenn wir sie nicht abbauen, können sie uns krank machen; denn die Gedanken-Energien, die wir senden, kommen früher oder später wie ein Bumerang auf uns zurück.

Ein Weg aus diesem einengenden Ego könnte sein, sich zuerst ehrlich selbst zu betrachten, den Schmerz zuzulassen, den wir anderen angetan haben, es zu bereuen und nicht mehr weiter so zu denken und zu handeln. Danach kann das Anstreben erfolgen, das Gesetz der Liebe mehr und mehr zu leben und eine höhere Ethik und Moral als Ziel zu setzen: z. B. nach den 10 Geboten Gottes zu leben und die Lehre des Friedens in der Bergpredigt des Jesus von Nazareth tagtäglich mehr umzusetzen.

Alles, was gegen die selbstlose Liebe verstößt, kann uns krank machen. Ein Aspekt des Lebens-Sinnes ist es, unsere eigenen selbstbezogenen Aspekte und unsere Eigenliebe zu erkennen und umzuwandeln.

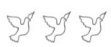

# Wir sollen unsere Feinde lieben,
## aber wie macht man das?

Aus vielen Gesprächen mit unseren Patienten hat sich heraus-kristallisiert, dass die Ursachen für Krankheiten z. B. Groll, Nach-tragen, Nicht-vergeben-können, Verletzungen, Wut, Hass etc. waren.
Negative Gefühle aller Art, die fehlende Liebe und der Mangel an Bereitschaft zur Versöhnung, können zu energetischen Blocka-den im Körper und in der Seele führen.
Die daraus resultierenden Verspannungen des Nervensystems können sich als Krankheiten im Körper manifestieren.

Die Worte des Jesus von Nazareth:

»Liebet eure Feinde, tut Gutes denen, die euch hassen«,

stehen im krassen Widerspruch zu dem, was wir in dieser Welt sehen: In über 40 Ländern auf dieser Erde herrschen krie-gerische Auseinandersetzungen. Christliche Länder führen Kriege – Anti-Terror-Einsätze, humanitäre Interventionen oder Frie-dens-Missionen –, die oft im Hintergrund „geopolitische Interes-sen" haben: Erdschätze wie Öl, Gas, Diamanten, Opium für Heroin und Morphium etc.
Seit Jahren steht ein christliches Land wie Deutschland unter den Top Ten der Weltwaffenexporteure. Als „Europameister" lieferte die Bundesrepublik im Jahr 2008 für ca. 3,4 Milliarden US-Dollars, Waffen und Kriegstechnologie in alle Welt – so viel, wie nie zuvor.

Quelle: AG Friedensforschung an der Uni Kassel – Veranstalter des Friedenspolitischen Ratschlags und Zeitschrift „Welt der Wunder" 9/2009 – 1/2010

Gewalt und Grausamkeit in Filmen, im Fernsehen und in Com-puterspielen; Konkurrenzkampf zwischen Konzernen, z. B. Su-permärkten, Autokonzernen etc.; Mobbing in Schulen und Be-trieben; Kindsmissbrauch und Gewalt durch Priester; Streit in Familien, Ehen und Partnerschaften ...

Wo ist die Nächstenliebe? Wo ist der Friede?

Durch unzählige negative Gedanken vieler Menschen-Generationen im Laufe der Jahrhunderte wurden Ursachen geschaffen, die nun zur Wirkung kommen in Form von Schicksalsschlägen, Krankheiten, Kriegen, Katastrophen etc.
Negative Gedanken sind Energien, aus denen Waffen produziert werden können. Daran sind nicht nur die Politiker schuld; jeder von uns ist mehr oder weniger mitverantwortlich, dass es in dieser Welt so viele Waffen und so viel Gewalt gibt.

Wir sehen, dass es in dieser Welt sehr wenige schaffen, nach dem Gesetz der selbstlosen Liebe zu leben. Aber wer sich christlich nennt, sollte bestrebt sein, nach diesen Prinzipien zu leben.

Keiner von uns ist vollkommen, jeder hat dazu beigetragen, dass der Zustand dieser Welt so ist. Aber es soll nicht so bleiben, und wenn jeder in seinem kleinen Umkreis beginnt, dann strahlt dies aus und kann dazu beitragen, dass diese Welt besser wird.

Den Menschen, die uns verletzt haben, zu vergeben, ist oft sehr schwierig. Wenn wir aber negative Gedanken und Gefühle wie Egoismus, Selbstbezogenheit, Eifersucht, Hass, Rache, Groll etc. pflegen, kann uns dies krank machen, z. B. Herzinfarkt, Asthma, Allergien, Migräne, Prostata- oder Brustkrebs u.v.m.

Viele Religionen glauben an die Reinkarnation, auch die ersten Christen. Wenn wir an die Wiedergeburt und an das Gesetz von Ursache und Wirkung glauben, können wir uns vorstellen, dass nichts ein Zufall ist, was uns im Leben geschieht.

Wenn uns z. B. etwas gestohlen wird, wenn wir geschlagen werden, uns jemand beschimpft, beleidigt, ausgrenzt, abwertet, verletzt, schlecht behandelt oder betrügt, ist es kein Zufall; wir haben es magnetisch angezogen. Wenn das nicht als Resonanz in unserer Seele gewesen wäre, hätte es uns nicht treffen können.

Vielleicht haben wir das Gleiche in einem unserer Vorleben verursacht, auch wenn wir es im Moment nicht deutlich erkennen können. Wir sind nicht nur Opfer, sondern auch Täter gewesen. Vielleicht haben wir früher eine leitende Position gehabt und Tausende von Menschen haben unter uns gelitten.

Wir können uns für unsere Fehler aus früheren Leben in Gedanken und von Herzen entschuldigen. Denn es kann sein, dass wir anderen Menschen viel Leid zugefügt haben.

Wir sollten bestrebt sein,

- nicht Gleiches mit Gleichem zu vergelten.
- nicht zu klagen oder über andere schlecht zu sprechen.
- für jede Situation zu danken, auch wenn sie schwer zu ertragen ist.
- was uns an anderen erregt, als Spiegel zur Selbsterkenntnis anzunehmen.

Unsere scheinbaren Feinde können eine große Hilfe sein, denn sie regen uns durch ihr Verhalten zum Nachdenken an.
Und wenn wir es schaffen, bei Schwierigkeiten positiv zu reagieren, unseren scheinbaren Feinden zu vergeben und sie zu lieben, wächst in unserer Seele die Widerstandskraft, und wir können zu innerer Größe finden, so wie es uns Jesus von Nazareth vorgelebt hat.

Es wäre ein gutes Ziel, Ihm als Vorbild nachzufolgen, denn das ist ein Weg, der uns glücklich und frei machen kann.

Auch wenn im Moment die Situation für uns sehr schwierig ist, sollten wir immer die Versöhnung anstreben, und als Ziel die Einheit mit dem Nächsten haben.
Wenn wir das Vergeben alleine nicht schaffen, kann es hilfreich sein, Gott in uns – die Kraft der Liebe – um Hilfe und Beistand zu bitten.

# Die selbstlose Liebe als Ziel

Die selbstlose Liebe geht von Herz zu Herz. Sie will dem Nächsten dienen.
Ein Verringern unseres Egos kann uns näher zur selbstlosen Liebe führen.
Auch wenn wir es im Moment noch nicht schaffen – es lohnt sich, die selbstlose Liebe als Ziel anzustreben.

Das Gebot der Liebe, das Jesus von Nazareth vorgelebt und gelehrt hat, lautet:

»Liebe Gott über alles, und deinen Nächsten wie dich selbst.«

Die Schritte zur wahren selbstlosen Liebe könnten Folgende sein:

- friedfertig sein
- immer die Versöhnung und die Einheit anstreben
- vergeben und um Vergebung bitten
- immer weniger für sich wollen
- immer weniger binden wollen
- andere Menschen nicht mehr beherrschen wollen
- frei werden vom Wunsch, etwas Besonderes zu sein
- nicht mehr richten, urteilen, abwerten, ausgrenzen
- den freien Willen und die Freiheit des Nächsten voll berücksichtigen
- Ordnung im Leben, in der Vergangenheit, in der Gedankenwelt machen
- Jesus, den Christus als Vorbild nehmen und bestrebt sein, seine Lehre zu erfüllen

»Die selbstlose Liebe ist ein Schlüssel zur Gesundheit«

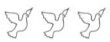

# Teil V

## Der Weg zur Sehverbesserung und Augengesundheit

## Der Weg zur Klarheit

# Der Weg zur Sehverbesserung und Augengesundheit

## Der Weg zur Klarheit

Viele Menschen haben schon festgestellt, dass allein tägliches Training mit Augenübungen wenig bringt. Außerdem: Wer hat schon Lust oder Zeit, jeden Abend nach der Arbeit noch Augenübungen zu machen?

Die Sehverbesserung kann man auf anderen Wegen erreichen, z. B. durch die Natur, das Nicht-Tragen der Brille, Entspannung, Massagen, Erforschen der Ursachen der Augenprobleme und positive Veränderungen im Äußeren und im Inneren.

Jeder sieht anders und nimmt die Dinge auf seine ganz persönliche Weise wahr. Es sind nicht die Augen alleine, die sehen, sondern wir selbst und unsere Seele sehen durch die Augen. Der Sehvorgang steht in Verbindung mit unserem ganzen Sein.

Am Sehprozess sind nicht nur die Augen, sondern das Gehirn, das Nervensystem und unsere Seele mit beteiligt.

Der Weg zur Sehverbesserung – frei werden von der Brille – ist für jeden Menschen individuell und geht nicht nur über die Augen.

Eine Verbesserung der Sehschärfe geht meistens mit einer positiven Veränderung des Bewusstseins einher. Durch die ganzheitliche Augentrainings-Methode, die wir in diesem Buch zusammenfassen, werden nicht nur die Konturen der Gegenstände und die Außenwelt klarer und schärfer, sondern auch unser Innenleben kann uns bewusster werden. Diesen Weg zu gehen, kann auch positive Veränderungen in unsere Lebensumstände bringen und uns evtl. auch neue Sichtweisen und Wege im Leben öffnen.

Die folgenden Hinweise für den Weg zur Sehverbesserung und Augengesundheit haben wir aus unseren Erfahrungen mit Patienten in der Praxis zusammengefasst.

# Den Augen Freiheit schenken
# Die Brille so wenig wie möglich tragen

Ähnlich wie der Augenarzt Dr. Bates und viele anerkannte Augentrainer, empfehlen wir bei Kurzsichtigkeit (sowie bei allen anderen Fehlsichtigkeiten):

- ✓ Die Brille so wenig wie möglich tragen, nur bei Bedarf
- ✓ Die Abhängigkeit von der Brille reduzieren
- ✓ Den Augen Freiheit schenken
- ✓ Wenn möglich ohne Brille lesen

Man unterscheidet zwischen leichter und starker Kurzsichtigkeit: Bei einer geringfügigen Kurzsichtigkeit – minus 1 Dioptrie – können nur bestimmte Einzelheiten auf größere Entfernung nicht mehr deutlich wahrgenommen werden. Diese Form von Kurzsichtigkeit kann ziemlich schnell behoben werden, wenn man Folgendes beachtet:

1) Die Brille so wenig wie möglich tragen, nur bei Bedarf, z. B. beim Autofahren; Kinder und Jugendliche während des Unterrichts oder wenn sie wirklich gebraucht wird.
So geben Sie den Augen die Möglichkeit, die natürliche Sehkraft wieder zu erreichen.

2) Parallel dazu sollten Sie bestrebt sein, herauszufinden, was die Ursachen der Fehlsichtigkeit – des verschwommenen Sehens – sind, um sie zu beheben, z. B. durch eine gesunde Lebens- und Ernährungsweise, positives Denken, mehr Bewegung in der Natur etc.

# Das "Nicht-Tragen der Brille" hat eine Heilwirkung

Das Nicht-Tragen der Brille hat wirklich eine „Heilwirkung", denn so haben die Augen die Möglichkeit, zurück zur natürlichen Sehschärfe zu finden.

Wir kennen Menschen, bei denen – per Zufall – die Brille kaputt ging und sie ein paar Tage ohne Brille waren, z. B. während des Urlaubs. Nach einer Woche haben sie wieder perfekt gesehen und brauchen seitdem keine Brille mehr.

Andere Menschen haben intuitiv gespürt, dass es nicht gut sein kann für die Augen, wenn sie die Sehhilfe während des ganzen Tages tragen.

Sie lassen z. B. ihre Brille im Auto und benutzen sie nur zum Autofahren. Den Rest des Tages verbringen sie problemlos ohne Brille oder Kontaktlinsen. Dabei merken sie, wie sich die Sehkraft von Monat zu Monat verbessert. Das ist eine Haltung, die vielen Menschen geholfen hat.

Die Zeitspanne bis zur Normalsichtigkeit ist bei jedem Menschen unterschiedlich.

Menschen mit mehr als 1 Dioptrie können einfach weiter die folgenden Tipps lesen, denn der Weg zur Sehverbesserung beinhaltet viele interessante Aspekte.

# Die „Abhängigkeit von der Brille" reduzieren

Wichtig ist, sich nicht zu schnell auf das Ziel zu fixieren, Normalsichtigkeit sofort erreichen zu müssen.

Wenn man zu schnelle Forschritte erzwingen will, kann man sich selber blockieren.

Insbesondere bei hoher Dioptrienzahl wäre das erste Ziel, die „Abhängigkeit von der Brille" zu reduzieren.

# Mut zur Unschärfe

Am Anfang sieht man ohne Brille alles verschwommen, ja, man fühlt sich unsicher.

Darum ist es empfehlenswert, zu Hause in der vertrauten Umgebung zu beginnen, so oft wie möglich auf die Brille zu verzichten, einfach annehmen, dass man ohne Brille verschwommen sieht und etwas unsicher ist.

Nach einer oder zwei Wochen verringert sich die Unsicherheit, und je öfter Sie ohne Brille sind, desto mehr Sicherheit gewinnen Sie.

Wahrscheinlich werden Sie am Anfang das Gesicht der Menschen nicht richtig erkennen, aber: Haben Sie Geduld ...

# Benutzen Sie Ihre Intuition

Je öfter Sie Ihre Intuition beim unscharfen Sehen trainieren, desto besser.

Das gilt auch für Menschen mit höherer Dioptrienzahl.

Nach ein paar Wochen oder Monaten werden Sie alle Bekannten und Freunde „intuitiv" genau erkennen. Durch die wachsende Freude sind Sie motiviert, weiter zu machen...

# Haltung des liebevollen Annehmens der Fehlsichtigkeit

Wenn Sie lernen, die Augen so anzunehmen und zu lieben wie sie sind, mit all ihren Einschränkungen, dann geben Sie ihnen positive Energie, die eine Basis für Veränderungen der Augenstrukturen schafft.

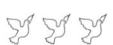

# Dankbarkeit den Augen gegenüber

Haben wir eigentlich schon einmal daran gedacht, unseren Augen zu danken, dass sie jeden Tag für uns arbeiten – über viele, viele Jahre? Kommunizieren wir überhaupt mit unserem Körper, dem wunderbaren Bauwerk des physischen Leibes?

Oft ist es so, dass wir erst dann an den Körper denken, wenn ein Organ zu schmerzen beginnt, nicht richtig funktioniert oder wenn wir verschwommen sehen. Dann sagen wir „ich bin krank", „ich sehe schlecht" und sprechen es unserem Körper zu – damit fördern wir die Krankheit.

Dem Menschen stehen beide Möglichkeiten offen: Er kann sich eine Krankheit zusprechen und sie fördern – oder die Heilung anregen.

Dazu dient der Dank an unseren Körper oder an einzelne seiner Bausteine.

Mit dem Dank an unseren Körper kann dieser aufbereitet werden, so dass die Selbstheilungskräfte aktiv werden und uns helfen, gesund zu werden und „klarer zu sehen".

>>Wir können uns bei allen Organen,
Gewebestrukturen und Körperzellen bedanken!<<

Ca. 10.000 Milliarden Zellen im Körper arbeiten für uns ein Leben lang. Wir können unseren Füßen und Beinen danken, dass sie uns jahrelang durch unser Leben tragen. Unseren Händen, die uns beim Essen, bei unserer Arbeit helfen, unseren Lungen, unserem Herz, unseren Verdauungsorganen...

Ohne sie könnten wir nicht leben. Jedes Organ erfüllt in der Stille seine wichtige Funktion und Aufgabe im Körper.

Unsere Augen sind etwas Besonderes, und wenn wir uns für ihre außergewöhnlichen Leistungen bedanken, freuen sich alle Körperzellen, die am Sehprozess beteiligt sind.

Statt diese Leistungen als selbstverständlich hinzunehmen, können wir durch das Danken eine positive Verbindung mit allen Körperzellen, Gewebestrukturen und Organen des Körpers schaffen, und so den Prozess der Heilung und der Sehverbesserung unterstützen.

# Bewegung in der Natur
## Die Natur ist die beste Augen-Therapie

In den Industrieländern haben ca. 60 % der Bevölkerung Augenprobleme. Indianer und Naturvölker haben kaum Sehprobleme. Was möchte uns das sagen?

Unsere Augen sind für die Natur geschaffen, für die Weite und für die Nähe, damit wir erkennen, wo sich Früchte, Obst oder Nüsse befinden, damit wir sehen, ob Beeren reif oder unreif sind, damit wir uns orientieren und bewegen können, damit wir Gefahren erkennen können etc.

Unser Körper ist ein Naturkörper und gehört zur Mutter Erde. Je mehr sich der Mensch von der Natur entfernt, desto kranker wird er. Und das ist einer der Hauptgründe, warum so viele Menschen in den Industrieländern eine Brille brauchen.

Damit sich die Augen und die Sehkraft verbessern, sollten Sie sich öfter in der Natur aufhalten und sich mehr bewegen.

>»Die Augen entspannen sich und die Sehkraft wird besser, wenn man sich im Freien aufhält.«

Tipps zur Sehverbesserung:

- Mindestens 1-2 Stunden am Tag – 5 bis 10 km – in die Natur gehen, ohne Brille
- Bewusst und tief atmen
- Die Naturverbundenheit trainieren – sich als Teil der Natur fühlen

Der Kontakt mit der Natur gibt uns Harmonie und Ruhe für die Seele, bringt eine Entspannung des Nervensystems und hebt die Schwingung des Körpers und der Seele an.

>»Der Weg zurück zur Sehverbesserung geht zum großen Teil über die Natur und durch das Erlernen, ruhiger zu werden.«

# Dankbarkeit gegenüber der Mutter Erde und der Pflanzenwelt

Sie können in die Natur gehen mit einer Haltung der Verbundenheit und Dankbarkeit, denn ohne die Pflanzenwelt könnten wir nicht existieren.

Pflanzen sind genau genommen die produktivsten Lebewesen auf unserem Planeten überhaupt; denn der Mensch kann zwar zu fernen Planeten fliegen, Flugzeuge und U-Boote bauen und gigantische Bauwerke errichten – aber was Pflanzen schaffen, ist bisher keinem Wissenschaftler gelungen: die Umwandlung von Sonnenenergie in organische Substanz, in Kohlenhydrate, Fette, Eiweißbausteine – also die Nahrungs- und Existenzgrundlage für Mensch und Tier.

## Was gibt uns die Pflanzenwelt?

- Sauerstoff, den wir zum Leben und Atmen brauchen
- Wasser und Feuchtigkeit: Wälder ziehen Wolken und Regen an
- Gemüse, Früchte, Obst, Beeren
- Wurzeln: Kartoffeln, Karotten ...
- Samen: Mais, Sonnenblumenkerne ...
- Körner und Getreide: Brot, Kekse ...
- Schatten an sonnigen Tagen
- Medikamente, Naturheilmittel
- Kleidung: Baumwolle, Leinen ...
- Zellulose: Papier, Zeitschriften, Bücher ...
- Holz: Häuser, Möbel, Musikinstrumente ...
- Genussmittel: Schokolade, Kaffee ..
- Erdöl: Plastik, Vinyl, Kraftstoff für alle Arten von Fahrzeugen und vieles mehr

Sogar unsere Autos kommen aus der Mutter Erde: aus der Mineralwelt ...
Die Natur gibt, gibt und gibt...
Es gibt viele Gründe, dafür von Herzen dankbar zu sein!

# Die Harmonie der Natur kann uns helfen, gesund zu werden

Die Ursachen aller Krankheiten – auch Fehlsichtigkeiten und Augenprobleme – sind Disharmonien der Seele und des Körpers. Durch negative Gefühle, Empfindungen, Gedanken, Worte und Handlungen schaffen wir Disharmonien, die unser Nervensystem und unsere Seele belasten. Das Nervensystem ist das Organ des Körpers, das die engste Verbindung mit der Seele hat. Die Augen gehören zum Gehirn und sind ein Teil des Nervensystems. Der Prozess der Heilung und des besseren Sehens geht über die Entspannung des Nervensystems.

Alle Körperzellen sehnen sich nach Harmonie. Die Natur kann uns helfen, diese Harmonie für die Körperzellen zu finden. Viele Menschen fühlen sich in der Natur am wohlsten, weil die Natur still ist. Sie hilft uns, in Harmonie zu gelangen.

Harmonie, Ruhe und Stille sind eine wichtige Voraussetzung dafür, Zugang zu unserem Inneren zu gewinnen.
Der Prozess der Sehverbesserung oder Gesundung geht auch über die Natur, denn der Körper gehört zur Natur, zur Mutter Erde.

Der Weg zur Sehverbesserung – frei werden von der Brille – ist ab jetzt ein Lebens-Prozess, der uns weiter hilft. Wir können uns auch für die Augenkrankheit oder Fehlsichtigkeit bedanken. Denn ohne sie hätten wir vielleicht weiter Streit mit anderen Menschen gepflegt, uns fehlernährt, ungesund gelebt...

»Eine Krankheit, ein Schicksalsschlag
kann uns helfen, Neues zu lernen,
die Augen für das Wesentliche, für das Höhere zu öffnen.«

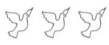

# Interesse und Freude
# können die Sehkraft verbessern

Augen und Gehirn sind eine Einheit und arbeiten zusammen. Wenn wir etwas mit Interesse und Freude anschauen, kann sich die Sehschärfe verbessern und den normalen Automatismus des Auges und Gehirns für jede Entfernung wieder herstellen. Je mehr Freude wir im Leben haben, desto schneller schaffen wir es, die Sehkraft zu verbessern.

## Die Augen für die Weite trainieren
## Sehspiel: Adler-Auge & Indianer-Auge

Es ist ein einfaches Sehspiel zur Förderung der Sicht in die Weite. So können Sie die Augen – ohne die Brille – für die Ferne trainieren:

In der Natur an den Horizont oder in die Ferne schauen und immer versuchen, kleine Details zu erkennen: Bäume, Sterne, Wolken, Tiere, Blätter, Blumen u.v.m. Schauen Sie kleinen fliegenden Insekten, Schmetterlingen oder Vögeln nach; genießen Sie das Sehen und die Betrachtung der Farben und Formen der Natur.

In der Stadt können Sie die Augen in die Ferne trainieren mit Straßenschildern, Autos, Autokennzeichen, Flugzeugen etc.

Benutzen Sie Ihre Augen wie ein Fernglas oder Teleskop: Atmen Sie dabei entspannt und versuchen Sie, kleine Details in der Ferne zu fokussieren, z. B. Tiere zu entdecken. Wiederholen Sie es spielerisch immer wieder, ohne zu starren.

Kurzsichtige Menschen – egal wie hoch die Dioptrienzahl ist – sollten Fernsichtübungen im täglichen Leben als Sehspiele einbauen, denn das ist eine der wichtigsten Augenübung, um die natürliche Sehkraft wieder zu erlangen.

Wir kennen Menschen, die dieses Sehspiel – bewusste Atmung, ohne Brille sein und die Intuition einschalten – konsequent durchgeführt haben und es in einer Woche geschafft haben, 2 Dioptrien zu reduzieren.

Parallel zu diesem Sehspiel können Sie so viele Tipps und Hinweise wie möglich aus diesem Buch ins eigene Leben mit einbeziehen.

# Die Wichtigkeit des Blinzelns
# Tipps für „Computer-Menschen"

Unser Atmen und Blinzeln hat eine positive Wirkung auf unsere Sehfähigkeit.

Mit jedem Lidschlag halten wir die Augen feucht und glatt, und geben ihnen durch das regelmäßige Abschirmen für Augenblicke Dunkelheit und Ruhe.

Das ständige „Blick-Starren" – am Fernseher oder Monitor – und ein zu seltenes Blinzeln machen die Augen schnell trocken, müde und verspannt, was unser Sehvermögen beeinträchtigen kann.

Zu viel Internet und Fernsehen ist nicht gut, denn die Glotze ist der „größte Programmierer" im Zeitalter der Technik: Wir nehmen unbewusst viele Informationen auf, die unser Verhalten, unseren Charakter, unsere Partnerwahl, unseren Lebensstil, unsere Ernährungs- und Einkaufsgewohnheiten beeinflussen.

Computer-Menschen sollten sich immer wieder erinnern, öfter zu blinzeln, öfter den Blick an andere Punkte im Zimmer oder aus dem Fenster in die Natur, in die Weite zu richten und öfter Pausen einzubauen.

Am frühen Morgen, am Abend oder in der Freizeit für Ausgleich für die Augen sorgen, z. B. in die Natur gehen, öfter in die Weite schauen, Farben grün und blau anschauen, Gartenarbeit ...

Die Sehkraft kann sich verbessern, wenn wir uns ein entspanntes Sehen angewöhnen, nicht starren, öfter blinzeln und bewusst atmen.

# Trainieren Sie Ihre Augen
# und vergessen Sie sie dann

Sie brauchen die Augen nicht ständig zu „trainieren"; das macht müde und verkrampft.
Sie können sich an das verschwommene Sehen gewöhnen.
Wenn das aber zu viel Stress verursacht, dann kann die Brille für kurze Zeit aufgesetzt werden.

Akkommodations-Prozess und Sehvorgang funktionieren normalerweise natürlich, instinktiv und unbewusst. Das Auge verhält sich wie ein Fotoapparat mit Autofokus, der je nach Entfernung zum betrachteten Objekt bzw. nach Position der Abbildung auf der Netzhaut, die Schärfe einstellt.

Den automatischen Reflex der Akkommodation – Anpassung – ist bei fehlsichtigen Menschen gestört. Warum? Vielleicht finden Sie eine Antwort, wenn Sie auch die anderen Kapitel in diesem Buch lesen.

# Positive Veränderungen
# im Äußeren und im Inneren

- Wann begann die Verschlechterung der Sehkraft?
- Mit welchen Lebenssituationen verbindet man die Verschlechterung?
- Was kann man erkennen und verändern?

Sie können alles auf Papier schreiben oder in den PC eingeben – einfach was so gerade spontan kommt ...
So bekommen Sie einen Abstand, der Ihnen helfen kann, Klarheit und Selbsterkenntnis über sich zu gewinnen.

»So beginnt das Leben interessant zu werden,
denn wir können entdecken,
was wir besser machen können,
und parallel dazu kann sich das Sehen verbessern!«

# Mut, Motivation, Gedankenkraft
# und „innere Entschiedenheit"

Die Leistungssportler arbeiten u.a. mit Gedankenkraft. Auch Sie können diese Hilfe in Anspruch nehmen, um die Augengesundheit und Sehverbesserung zu erreichen. Es bedarf einer guten Motivation und eines guten Mutes, um die Anfangsphase zu überwinden, wo man ab einer bestimmten Entfernung vieles verschwommen sieht.

Aus vielen geistigen Wegen weiß man, dass die Kräfte unserer Gedanken mächtiger sind als wir es je erfassen können: Was wir denken, wird früher oder später Wirklichkeit.

## In das Ziel „verliebt" sein

Menschen, die es geschafft haben, ihre natürliche Sehkraft wieder zu erlangen, waren sehr motiviert. Sie hatten eine Art „innere Überzeugung":

»Früher oder später schaffe ich es!«

Diese innere Überzeugung kommt, wenn wir innerlich „reif" für diesen Prozess sind.
Das bedeutet, dass wir uns schon einen Teil der Basis, der für die Sehverbesserung notwendig ist, erarbeitet haben. Diese Basis können Sie durch positive Veränderungen erreichen, auch durch die Umsetzung der Hinweise, die wir in diesen Buch beschreiben.

Menschen, die das Tragen der Brille wie eine Niederlage empfunden haben, sich damit nicht wohl gefühlt haben oder nicht abfinden konnten, für die die Brille etwas Störendes war, die evtl. die Brille gehasst haben, sind die Personen, die es am schnellsten geschafft haben, ihre Sehkraft zu verbessern und frei zu werden von der Brille.

Je stärker die Willenskraft und die Motivation sind, dieses Ziel zu erreichen, umso schneller werden wir es schaffen.
Jede Fehlsichtigkeit hat ihre Ursachen, und sie muss kein Dauerzustand sein!
Man könnte ein Selbsterforscher werden, um herauszufinden, womit das verschwommene Sehen zusammenhängt und dann entsprechend reagieren.

## Positive Programmierung
## Immer die Gesundheit bejahen

Bis vor kurzem hat man geglaubt, dass man gegen die Fehlsichtigkeit oder Augenprobleme nichts tun könne.
Jetzt machen wir das Gegenteil – Wir beginnen, uns mit dem Gedanken zu beschäftigen:

>>Ich schaffe es, meine Sehkraft zu verbessern!<<
>>Ich schaffe es, gesund zu werden!<<

Das ist eine positive Programmierung für Ihre Augen, Ihr Gehirn, Ihr Sehzentrum und Ihr Unterbewusstsein. Alles, was Sie denken und sagen, hören Ihre Körperzellen und programmieren sich entsprechend neu. Wir sollten immer die Gesundheit bejahen und keine Zweifel zulassen. Auch wenn es im Moment noch nicht der Realität entspricht, können wir positive Gedanken bewegen und bejahen, z. B.:

Meine Augen sind gesund.
Meine Sehkraft verbessert sich.
Ich erlange wieder die natürliche Sehkraft.
Ich habe meine Abhängigkeit von der Brille reduziert.
Ich sehe in alle Entfernungen klar.
Ich sehe in alle Entfernungen scharf.
Mein Sehen hat sich verbessert.
Ich bin frei von der Brille.
Ich habe die natürliche Sehkraft wieder erreicht.
Ich sehe gut und klar.
Meine Augen sind gesund.

Sie können selber auch andere Sätze formulieren; die oben genannten sind nur als Beispiel gedacht. Sie können alle oder nur 2 bis 3 von diesen positiven Gedankensätze auf einem Blatt Papier an die Wand hängen oder bei sich tragen und immer wieder lesen.

# Geduld und Ausdauer

Wenn man beginnt, ohne Brille zu sein, sollte man viel Geduld und Ausdauer haben, insbesondere Menschen mit hoher Dioptrienzahl oder die die Brille jahrelang getragen haben.

Weiter empfehlen wir, die Brille so wenig wie möglich zu tragen, sich an die Unschärfe zu gewöhnen und so viel wie möglich im Leben positiv zu verändern.

Man sollte auch annehmen, dass sich die Sehkraft plötzlich leicht verschlechtern kann. Das gehört dazu. Es kann sein, dass sie sich nach ein paar Tagen oder Wochen wieder verbessert.

>>Mut, Motivation, Geduld und Ausdauer
werden früher oder später belohnt!<<

Menschen, die es geschafft haben, wieder normalsichtig zu werden, berichten, dass sie Monate vorher oft Momente hatten, wo sie plötzlich scharf gesehen haben.

Diese plötzlichen Momente des scharfen Sehens können ein Zeichen sein, dass das Ziel naht.

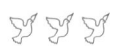

# Innere Klarheit
## Besser sehen und „schauen" lernen

Tränenflüssigkeit, Hornhaut, Linse und Glaskörper sind klar und transparent.
Die Augen bestehen aus klaren und perfekt durchsichtigen Strukturen. Sonst wäre der Prozess des Sehens nicht möglich.

Das verschwommene Sehen kann entstehen, wenn im Leben die Klarheit fehlt, z. B. wenn uns Sorgen und Probleme belasten, oder wenn wir keine klaren Ziele haben.
Deshalb ist es wichtig für die Augen und die Sehkraft, die „innere Klarheit" zu entwickeln. Das geht, wenn wir in unserem Inneren und in unseren Gedanken Klarheit schaffen.

>»Wenn wir innerlich Klarheit haben,
> können wir auch klarer sehen.«

Wir geben ein paar Beispiele, mit möglichen Zielvorgaben, um die Klarheit der Augen positiv zu beeinflussen:

- Mir ist klar, was ich will
- Ich habe klare Ziele
- Ich bin weitgehend zufrieden
- Mein Beruf erfüllt mich und macht Freude
- Meine Vergangenheit ist weitestgehend geklärt
- Ich habe mich versöhnt mit meinen Nächsten; ich habe vergeben und / oder um Vergebung gebeten
- Meine Gedanken und meine Lebenseinstellung sind positiv

Eigentlich sind wir alle Schüler in der „Lebensschule Erde".
Keiner von uns ist vollkommen; jeder hat ab und zu etwas zu knabbern ...
Durch die Selbsterforschung und positiven Veränderungen wird das Leben interessanter.
Je freier wir werden, umso besser geht es unseren Augen und umso klarer sehen wir.

Mit einem Leben nach einer hohen Ethik und Moral werden wir feiner, sensitiver und lernen das „Schauen".

Das Schauen lernen kann bedeuten, den Sinn des Lebens zu erkennen, hinter die Fassade dieser Welt zu sehen, Menschen und Situationen zu durchschauen, die Augen für das Wesentliche im Leben zu öffnen, für das Feine und das Edle, um Gottes Kraft und Gottes Wirken – das Leben und die Liebe – in allem zu erkennen.

# Lassen Sie Ihre Augen lebendig werden!

Ein trüber Blick kann bedeuten, dass man unfrei ist; vielleicht hat man ein schlechtes Gewissen oder negative Gedanken und Gefühle.

Die Augen werden lebendiger, wenn wir innerlich frei sind, wenn wir Freude haben, wenn wir zufrieden sind mit unserer Arbeit, wenn wir mit unseren Bekannten und Arbeitskollegen in Harmonie sind.

Einen klaren Blick und die Verbesserung der Sehkraft zu erreichen bedeutet auch, Klarheit im Leben und in der Gedankenwelt zu schaffen.

# Zufriedenheit

Zufriedenheit im Leben ist wichtig, wenn man die Sehkraft verbessern will.

Eine Fehlsichtigkeit kann spiegeln, dass man in manchen Bereichen des Lebens unzufrieden ist, z. B. mit seinem Körper, in Ehe oder Partnerschaft, mit seinem Beruf etc.

Immer mehr Menschen geben viel Geld aus für ihr Äußeres und lassen sich „verbessern" durch Schönheitsoperationen: Sie sind zu sehr auf die äußere Schönheit fixiert und lassen sich von den Schönheitsidealen unserer Gesellschaft beeinflussen. Was bringen die vielen Schönheitsoperationen ohne innere Veränderungen? Das Ergebnis sehen wir an den Promis in unserer Gesellschaft.

Ständige Unzufriedenheit verkrampft das Nervensystem, was sich in einer Fehlsichtigkeit äußern kann.

Die 100%-ige Zufriedenheit haben wenige Menschen, aber folendes kann eine Hilfe sein, z. B.:

- Das Positive in mir finden – meinen Körper lieben lernen –
- mich nicht gehen lassen
- Gesund leben und mich gesund ernähren
- Lernen, das Glück in mir zu finden
- Mich nicht an anderen Menschen orientieren
- Lernen, mein Leben selbst in die Hand zu nehmen
- Mich für alles bedanken
- Höhere und ethische Ziele anstreben
- Einen Beruf finden, der meinen Talenten und Fähigkeiten entspricht, mir Freude bereitet und anderen dient

ZITAT von Konfuzius, um beruflich zufrieden zu sein:

»Wähle einen Beruf, den du liebst,
und du brauchst keinen Tag in deinem Leben mehr zu arbeiten.«

# Ordnung im Leben schaffen
# Vergangenheit aufarbeiten

Unordnung kann innere Unruhe und Verkrampfung des Nerven-Systems verursachen.

Ordnung im Äußeren kann uns helfen, mehr Ordnung in unseren Gedanken zu schaffen.

Je mehr Ordnung wir haben bei der Arbeit, im Auto, in der Wohnung, in Schränken und Schubladen, desto besser ist das für das Nervensystem und unser Innenleben.

Bei vielen Menschen liegt die Ursache der Fehlsichtigkeit in einem Trauma aus der Vergangenheit. Diese Schocks und negativen Erlebnisse sind oft im Körper und in der Seele gespeichert und können sich in Augenkrankheiten und Fehl-ichtigkeit äußern.

Man sollte nicht verkrampft in der Vergangenheit graben; wenn uns etwas einfällt, können wir es notieren. Das Aufschreiben kann uns helfen, Klarheit über uns zu gewinnen und dadurch den nächsten Schritt in unserem Leben zu erkennen.

Eine gestörte Beziehung zu den Eltern oder Familienangehörigen ist oft der Auslöser für eine Fehlsichtigkeit und für Augen-Probleme.
Versöhnung durch Vergeben und Um-Vergebung-Bitten kann uns befreien, Blockaden im Körper lösen und unser Nervensystem entlasten.
Wir können dann freier werden mit dem Ergebnis, „klarer zu sehen".
Eine Hilfe, um sich z. B. mit den Eltern zu versöhnen: Man kann immer wieder bejahen, mit ihnen im Reinen zu kommen, auch wenn das noch nicht dem aktuellen Stand entspricht.
Haben wir evtl. Ähnlichkeiten mit ihnen, ähnliche negative Fehlhaltungen oder Gedankenmuster?
Man kann Verständnis gewinnen und versuchen zu verstehen, warum in der Vergangenheit unsere Eltern so oder so reagiert haben.
Eine Liste mit allen positiven Seiten unserer Eltern, oder dem, was unsere Eltern für uns getan haben, kann auch – öfter gelesen – unsere Beziehung zu ihnen verbessern.

## Tipps zum Aufbau des Selbstwertgefühls

Bei Gesprächen mit fehlsichtigen Menschen erleben wir, dass Augenprobleme einen Zusammenhang mit gestörtem Selbst-Wertgefühl haben können.
In unserer Gesellschaft gibt es berühmte Menschen, die oft beneidet oder nachgeahmt werden, wie z. B. Schauspieler, Promis, „Muskelmänner", „starke Frauen" oder Models, die sich mit viel Selbstsicherheit und scheinbar positivem Selbst-Wertgefühl zeigen.
Ist das wirklich ein echtes Selbstwertgefühl oder evtl. ein aufgesetztes Ego-Selbstwertgefühl, basiert z. B. auf äußerer

Schönheit, Erfolg in der Welt, Ansehen, Macht, Reichtum, Besitz eines Sportwagens, einer Luxusvilla, einem attraktiven Partner, einer besonderen Position etc.?

Wenn diese „Schein-Basis" verschwindet, fallen diese Menschen oft in eine Depression, in eine Alkohol- oder Drogensucht.

Daraus ergibt sich die Frage, wie man ein „echtes Selbst-Wertgefühl" entwickeln kann.

# Finden Sie Ihre positiven Eigenschaften

Als ersten Schritt könnten Sie Ihre eigenen positiven Eigenschaften finden.

Dabei kann es vorkommen, dass Ihnen zunächst nichts einfällt, weil Sie es nicht gewohnt sind, über Ihre positiven Werte nachzudenken.

Sollten Ihnen nicht genügend positive Eigenschaften einfallen, können Sie die folgende Liste als Anregung benutzen:

Zuverlässigkeit, Standfestigkeit, Entscheidungskraft, Treue, Dynamik, Fleiß, Hilfsbereitschaft, Güte, Humor, Gelassenheit, Versöhnungsbereitschaft, Durchhaltevermögen, Geduld, Mut, Disziplin, Unternehmensfreude, Vielseitigkeit, Flexibilität, Toleranz, Ordnungssinn, Willenskraft, Tatkraft, Ausdauer, Ernsthaftigkeit, Souveränität, Wohlwollen, Einfühlungsvermögen, Intuition, Kreativität, Anmut, Verständnisvoll, Einfühlsamkeit, Ehrlichkeit ...

Zu den positiven Eigenschaften zählen auch Talente, Fähigkeiten und Fertigkeiten wie z. B. „Ich kann gut kochen", „Ich kann mit Kindern, Menschen oder Tieren gut umgehen", „Ich bin kommunikativ", „Ich kann mich gut konzentrieren", „Ich spiele ein Musikinstrument", „Ich kann gut malen", Ich bin handwerklich begab", „Ich bin flexibel und vielseitig", „Ich kann gut zuhören", „Ich wirke beruhigend", „Ich kann mich gut unterhalten", „Ich kann in Streitfällen vermitteln", „Mein Beruf macht mir Freude", „Ich bin liebevoll und liebenswert" usw.

Es genügt, dass die entsprechenden positiven Eigenschaften weitgehend vorhanden sind, sie müssen nicht voll entfaltet sein. Wenn wir z. B. von uns sagen: „Ich bin zuverlässig, auf mich kann man sich verlassen", sollten wir uns diese Eigenschaften auch dann zusprechen, wenn wir noch nicht 100%-ig zuverlässig sind – aber eben ernsthaft daran arbeiten. Und nun geht's los:

1.
2.
3.
4.
5. ...

Unsere positiven Eigenschaften sollten wir regelmäßig durchlesen und uns bewusst machen. Indem wir die Worte lesen oder uns – laut – vorsprechen, machen wir uns unser Positives bewusst. Indem wir es bejahen, verstärken wir es. Wir können uns darüber auch freuen, denn das Positive ist nun mal eine Freude.

## Machen Sie sich nicht selbst schlecht

Wir könnten lernen, kein negatives Wort oder keinen abwertenden Kommentar mehr über uns selber zu machen – aber auch nicht über andere schlecht reden, richten oder urteilen, denn was wir senden, kommt früher oder später auf uns zurück. Alles Negative, das wir reden oder denken, „hören" unsere Körperzellen und fühlen sich „traurig", und zusätzlich schwächen wir unser Selbstwertgefühl.

Negative Selbstaussagen sind gefährlich dann, wenn sie ständig wiederholt werden und ungerecht sind. Dann machen wir uns selbst nieder und dürfen uns nicht wundern, wenn unser Selbstbild darunter leidet. Beispiele für Negativ-Sätze sind: „Ich bin ein Versager", „Ich schaffe es nicht", „Aus mir wird nie was"; „Ich genüge nicht", „Ich bin ein Trottel", „Alles ist schwer"....

Durch Selbstbeobachtung können wir diese „Miesmacher" entlarven und sie durch ein positives Gegenstück ersetzen.

Zwei Beispiele:

BEISPIEL NEGATIVSATZ – Ich bin ein Versager

POSITIVES GEGENSTÜCK

- Ich habe nicht überall versagt
- Dieses uns jenes habe ich durchgestanden
- Dadurch bin ich gewachsen
- Was mich nicht umbringt, macht mich stark

BEISPIEL NEGATIVSATZ – Ich schaffe es nicht

POSITIVES GEGENSTÜCK

- Ich muss nicht perfekt sein
- Ich gebe mein Bestes – Ich tue, was ich kann
- Ich schaffe es mit Hilfe der inneren Kraft
- Es geht auch in kleinen Schritten
- Ich darf Fehler machen – aus den Fehlern lerne ich

Sie können sich aus einem Negativ-Satz ein positives Gegenstück dazu erarbeiten.

Negativ-Satz ⇨⇨⇨ Positives Gegenstück

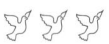

# Wir finden in allem Negativen das Positive

»Das Glück des Menschen hängt von der Beschaffenheit
seiner Gedanken ab.«

Dieser Satz stammt von Marc Aurel. Er war römischer Kaiser und
zugleich Philosoph.
Wie Sie sich fühlen – glücklich oder unglücklich – hängt ganz
entscheidend von unserem Denken ab.
Es sind nicht die äußeren Ereignisse (oder sollten es nicht sein),
die uns bestimmen, sondern die Art, wie wir darüber denken.
Dabei hat jeder die Freiheit, so oder so zu denken! Es ist also
unsere Einstellung, die letztlich über Glück oder Unglück, über
Wohlgefühl oder Missbehagen in uns entscheidet.

Ein Beispiel soll die Kraft der Gedanken verdeutlichen. Es ist
Morgen. Wir treten aus der Haustür: Es schneit.
Was denken wir? Reagieren wir als Pessimist oder als Optimist?

**PESSIMIST**
Ich werde immer depressiv im Winter. Diese Kälte macht mich
krank.
Ich werde mich sicher wieder wie jedes Jahr erkälten und mir
eine Grippe holen.
Ärgerlich – Schnee und Eis! Nun muss ich ja erst schippen und
Eis von den Autoscheiben kratzen.
Hoffentlich rutsche ich nicht aus! Uff – jetzt bin ich doch beinahe
hingefallen.
Hab's mir ja gleich gedacht.
So'n Mist! Da komme ich schon wieder zu spät zur Arbeit.
Dieser lästige Schnee wird bestimmt wieder ein Verkehrs-Chaos
verursachen.
Ich hoffe, dass dieser Winter – diese ungemütliche, kalte Jahres-
zeit – schnell vorbei ist!

**OPTIMIST**

Oh, es schneit! Wie schön sieht doch alles aus in dieser weißen Pracht. Diese frische Luft stärkt meine Atemwege und hilft mir, einer Grippe vorzubeugen.

Im Winter hat die Natur eine Ruhe- und Schlafphase, in der sie Kräfte sammeln kann für den Frühling. So viel Schnee, da freuen sich bestimmt auch die Kinder mit ihren Schlitten.

Während dem Schnee-Schippen und Eis-Kratzen atme ich tief und lang die gute Winterluft ein – das gibt einen klaren Kopf für die Arbeit.

Heute werde ich ein bisschen früher losfahren, um Staus zu vermeiden.

Schnee dämpft Geräusche. Die Schneelandschaft wirkt beruhigend; die Stille, die sie ausstrahlt, tut mir gut.

Ich freue mich auf einen Spaziergang im schneebedeckten Wald.

Wenn wir uns selbst etwas Gutes tun möchten, können wir einfach mal versuchen, in allem Negativen, das uns begegnet, etwas Positives zu finden. Am besten hilft es, sich ein bisschen Zeit zu nehmen, um es aufzuschreiben auf eine spezielle Seite im Tagebuch, Laptop oder PC.

Ein guter Freund kann übrigens bei dieser Arbeit auch hilfreich sein; denn wer nicht selbst betroffen ist, sieht oftmals mehr.

Apropos: Sollten wir in einem Missgeschick einmal überhaupt nichts Positives finden können, dann kann auch der Gedanke helfen:

> »Für irgendetwas wird es gut sein,
> auch wenn ich es jetzt noch nicht weiß.«

Es ist kein Zufall, was auf mich zukommt. Selbst ein Schicksalsschlag, ein Unfall oder eine Krankheit können etwas Positives in sich tragen: Eine Botschaft für mich, aus der ich etwas in Ordnung bringen kann, ja ändern oder lernen darf.

Das Leben wird interessant, wenn ich beginne, mich zu beobachten und an mir selber zu lernen.

# Selbstwertgefühl stärken
## Sport gegen Angst und schlechte Laune

Sport tut sowohl dem Körper als auch der Seele gut: Sport und Bewegung können laut Experten seelischen Störungen und Erkrankungen vorbeugen. Das teilt die Deutsche Gesellschaft für Psychiatrie, Psychotherapie und Nervenheilkunde (DGPPN) in Berlin mit. Um die mentale Gesundheit zu erhalten und zu fördern, hat sich Ausdauertraining wie Laufen, Walken, Kraft-training und Schwimmen als besonders vorteilhaft erwiesen, denn es reduziere Depressivität und Ängstlichkeit, hebe die Stimmung und stärke das Selbstbewusstsein.

„Das regelmäßige Training stärkt das Selbstbewusstsein und hebt die Stimmung" ist ein Rezept von vielen Models und Schauspielerinnen. Madonna, Demi Moore, Linda Hamilton und viele andere üben regelmäßig: Wenn man mit Hanteln die Oberarme trainiert, bessert sich das Selbstbewusstsein, hat man weniger Ängste und ein Gefühl von Stärke und Standfestigkeit. Wir empfehlen Hanteln in Form von Handgelenk- oder Unterarm-Manschetten, denn so hat man z. B. beim Gehen in der Natur, die Hände frei.

Jogging, Walking, Nordic Walking, Schwimmen, Laufband oder Wandern mit Hanteln (0,5 bis 2 kg) sind komplette Sportarten, die nicht nur das Selbstwertgefühl stärken, sondern auch fast alle Muskeln des Körpers trainieren. Das Selbstwertgefühl nimmt zu, Ängstlichkeit und Verstimmungen nehmen ab, die Konzen-trations- und Koordinations-Fähigkeit werden besser.

Wer läuft, reduziert sein Körperfett, seinen Cholesterinspiegel und den Blutdruck, stärkt Kreislauf und Immunsystem, fördert die Sauerstoffaufnahme und damit die Gehirnfunktionen, baut Stresshormone ab und nimmt dafür Glücks- und Kreativitäts-Hormone auf (Endorphine, ACTH).

# Bewegung und Sport
## Sportler brauchen selten eine Brille

In der letzten Zeit liest man oft, als Ergebnis aus medizinischen Studien, wie hilfreich Bewegung als Therapie zum Beispiel bei Migräne, Herz- und Kreislauf-Erkrankungen, Bluthochdruck, Durchblutungsstörungen, Krebs, Diabetes, Alzheimer, Demenz, Depressionen, Osteoporose, Rückenschmerzen etc. sein kann.

Auch für unsere Augen kann Bewegung oder Sport-Treiben eine Hilfe sein, denn es fördert die Augendurchblutung, entlastet den Kopf-Bereich, verbessert den Energiefluss und die Sauerstoff-versorgung des Körpers.
Sport treiben kann Verkrampfungen im Körper lösen, die z. B. zur Kurzsichtigkeit geführt haben.
Für die Augen sind Sportarten zu empfehlen, die Beine und Arme bewegen. Aber wichtiger ist es, eine Sportart zu finden, die Freude bereitet: wandern, schwimmen, Nordic Walking, Kraft-Training, Rad fahren, Heimtrainer, Golf, Bogen-Schießen etc.

Eine komplette Sportart wäre Wandern in der Natur mit 1-2 kg Hanteln-Manschetten am Unterarm, denn so sind die Hände frei, und durch die Arm-Bewegungen entlastet man die Kopfzone und erweitert den Brustkorb.

Wenn jemand keine Lust hat, Sport zu treiben, genügt es auch, täglich 5 bis 10 km in der Natur zu gehen, am frühen Morgen, am Abend – oder auch mal einen Nachtspaziergang unter dem Sternenhimmel zu erleben.

# Kopf und Seele „mit Tagebuch entlasten "

Dr. James Pennebaker, Professor für Psychologie an der Southern Methodist University, berichtete bei der Jahresta-gung der American Psychological Association, dass Menschen, die ihre traumatischen Erfahrungen in Tagebüchern, Aufzeichnungen oder Briefen festhalten, seltener zum Arzt gehen und sich insgesamt einer besseren Gesundheit erfreuen.

Um mehr Klarheit auf dem Weg zur Sehverbesserung und Augengesundheit zu finden, kann uns ein Tagebuch als Begleiter helfen.
Es muss nicht jeden Tag sein, aber in den Momenten, in denen uns etwas belastet, können wir es sofort in ein Tagebuch, Laptop oder den Computer schreiben. Dies kann uns helfen ruhiger zu werden, Kopf und Seele können sich dadurch entlasten und befreien.
Das Aufschreiben (= Freischreiben) hilft, die Ursachen eines Problems, eines Vorfalles, einer Krankheit oder Fehlsichtigkeit schneller zu finden. So wird ein Abstand von etwaigen Problemen geschaffen, was die Lösung leichter finden lässt.

Wer sich abends so frei schreibt, kann u.U. besser schlafen, und in vielen Fällen zeigt sich in den nächsten Tagen spontan eine Lösung.
Wer sich nicht traut, ein Tagebuch zu führen, aus Angst „jemand könnte es lesen", kann Abkürzungen oder ein Codex (Worte, deren Bedeutung nur wir kennen) verwenden.

Wir müssen keinen „Roman" schreiben, es genügt, wenn wir das Wesentliche notieren:

- Sorgen, Probleme – einfach alles, was uns belastet
- Was das Positive in einer Situation oder Schwierigkeit ist
- Was wir aus Schwierigkeiten oder Fehlern lernen konnten
- Was wir erkannt haben und besser machen können, welche Ziele wir uns vornehmen
- Auch die positiven Erlebnisse des Tages – das, was uns gefreut hat
- Was sich seit Beginn des Sehtrainings positiv verändert hat und was wir diesbezüglich erleben
- Wir können auch Gedanken „von der Seele" schreiben – wie ein Gespräch mit Gott oder mit Christus. Das macht das Schreiben im Tagebuch viel lebendiger.

Es gibt Augentrainings-Methoden, die empfehlen ein „Augen-Tagebuch" zu führen über die Augen-Veränderungen und evtl. Verbesserungen, die man erlebt. Es muss aber nicht jeden Tag sein...
Es gibt viele Möglichkeiten mit dem Tagebuch. Man kann es selber ausprobieren, und wir können erfahren, wie hilfreich dieses „gute Werkzeug" auf dem Weg zur Sehverbesserung sein kann.

>Tagebuch schreiben kann uns helfen, Klarheit,
innere Ruhe und Konzentration zu gewinnen.«

## Entspannen und das „Erlernen, ruhiger zu werden"

Eine Ursache für das verschwommene Sehen kann die innere Unruhe, das viele Denken und Grübeln sein. Das verkrampft unseren Körper und die Augen, denn sie sind ein Teil von Gehirn und Nervensystem.
Der Augenarzt Dr. Bates sagte schon damals:

>Die perfekte Sehkraft kann vor allem durch Entspannung
erreicht werden.«

Menschen, die es geschafft haben, frei zu werden von der Brille, haben gelernt, sich zu entspannen und ruhiger zu werden.

Ist es nicht meistens unser „Gedanken-Kino" oder „Gedanken-Karussell" im Kopf, das uns verspannt und verkrampft? Tausende von Gedanken jagen täglich durch den Kopf und schaffen innere Unruhe. Um dies zu reduzieren, abzustellen, resp. Aufzulösen, könnten wir beobachten, was das für Gedanken sind und wohin sie ziehen, um dann die negativen Gedanken nicht weiter zu nähren.
Die Selbstbeobachtung, Selbstanalyse und Tagebuch schreiben können uns dabei eine große Hilfe sein.

# Meditation in der Natur

Als Meditation meinen wir nichts Kompliziertes, keine Technik, sondern das Trainieren „still zu werden" durch eine Verbindung mit einer höheren Macht in uns und in der Natur.

Das still Werden können wir üben, wenn wir z. B. lernen, unsere Gedanken zu beobachten und kontrollieren. Wir können negative Gedankenkreisel stoppen und stattdessen edle und positive Gedanken pflegen.

Wir können uns mit der Schöpferkraft verbinden bei Wanderungen in der Natur, in Wäldern, Feldern, Parkanlagen, entlang von Flüssen oder am Meer.

Menschen, die ohne Brille einen längeren Spaziergang in der Natur gemacht haben, hatten danach bessere Ergebnisse beim Sehtest.

Sehr entspannend ist auch das warme Wasser – in der Badewanne, im Solewasser im Thermalbad, Whirlpool etc.

Die energetischen Kräfte des Meeres oder der Seen wirken auf den Menschen sowohl in der Morgen- als auch in der Abendsonne stimulierend, am Morgen aktivierend, am Abend beruhigend.

Egal wo man ist, die Naturverbundenheit lässt sich trainieren z. B. wenn man sich als einen Teil der Natur empfindet, oder den bewussten Kontakt mit den Elementen der Natur, des Windes, Wassers, Regens, Schnee, Mondes, der Sonne, Sterne etc. pflegt.

> »Sich in der Natur aufhalten schenkt uns
> Ruhe, Harmonie, Stille und Heilkräfte.«

Naturverbundene Menschen, die sich dieses meditative Wandern oder diese innere Einstellung zur Gewohnheit gemacht haben, haben nach ein paar Wochen oder Monaten einige Dioptrien dadurch reduzieren können, und die Sehleistung verbesserte sich deutlich.

# Die Heilwirkung von Musik
## Der Musik der Natur lauschen und sie fühlen

Neurologen sind zu dem Ergebnis gekommen: Im gesunden Gehirn bewirkt Musik Erstaunliches, und in einem kranken Körper kann sie heilende Kräfte entfesseln.

Harmonische Klänge der Musik werden von der Muskulatur und den Zellen aufgenommen, und sie reagieren automatisch auf die harmonischen Klänge. Diese harmonischen Vibrationen wirken wie eine innere Massage, die den ganzen Körper entspannt und positive Kräfte aktiviert.

Musik aktiviert Hirnareale, die für die Ausschüttung von Glücks-Hormonen – Endorphinen – zuständig sind.

Forschungen an der Universitätsklinik Heidelberg ergaben, dass sich durch Musik die Nervenzellen im Gehirn stärker vernetzen. Der Informationsaustausch und die Verbindung zwischen den beiden Gehirnhälften verbessert sich, was eine große Hilfe sein kann bei Kindern, die Schielen oder bei Menschen mit Augenproblemen.

Man hat festgestellt, dass bei Kindern, die vor dem siebten Lebensjahr ein Instrument lernen, der Balken, der beide Gehirnhälften miteinander verbindet, messbar vergrößert ist.

Musik lässt Gehirne früher reifen, denn Kinder, die musizieren, sind ihren Altersgenossen in der geistigen Entwicklung ca. ein Jahr voraus.

Schöne Musik hören, nicht nur mit dem Gehörnsinn, sondern bewusst mit dem ganzen Körper fühlen, kann die Schwingung der Seele erheben. Das kann uns helfen, ruhiger zu werden und die Sehkraft zu verbessern.

Wir können auch lernen, bei Wanderungen bewusst der Musik der Natur zu lauschen oder sie zu fühlen, z. B. den Wind, den Regen, die Geräusche der Bäume und Pflanzen, oder des Wassers – Fluss, Wasserfall, Meer, Strand ...

# Vögel: Singende und fliegende Wunder

Anthropologen der Uni Aberdeen haben in einer groß angelegten Studie festgestellt, dass der Gesang der Vögel unseren Körper Gute-Laune-Hormone ausschütten lässt, und ihn gleichzeitig beruhigt.

Vogelgesang beeinflusst uns exakt so wie Musik. Er hilft uns, glücklich zu sein, hat Zugriff auf unsere Gefühle, sogar auf unsere Selbstheilungskräfte.

So berichteten ehemalige Krebs-Patienten, eine singende Amsel vor dem Krankenhausfenster habe sie zum Durchhalten motiviert.

Forscher untersuchten auch die Physiologie der menschlichen Sinne. Ergebnis: Der Gesang schöner Vögel berührt uns noch viel intensiver als ihr Anblick.

Der Anthropologe Andrew Whitehouse, der diese Studie durchgeführt hat, sagte dazu: „In einer immer lauter werdenden Welt voll menschlicher und technischer Geräusche gibt uns der Gesang der Vögel ein tiefes Gefühl für Beständigkeit und Harmonie – und erinnert uns daran, dass unsere Erde auch Heimat ist für andere Lebewesen, die den Wunsch haben, gehört zu werden."

# Sich erden – zentriert sein

Menschen mit Sehproblemen können auch Schwierigkeiten mit der Erdung haben.

Durch das „viele Denken" sind wir zu sehr im Kopf-Bereich, was die Augenzone energetisch belasten kann.

Folgendes kann eine Hilfe für fehlsichtige Menschen sein: Entspannt stehen, sich mit beiden Beinen und Füßen bewusst mit dem Boden, mit der Erde verbinden.

Sich vorstellen, dass wir von Kopf bis Fuß hindurchatmen und eins mit der Mutter Erde sind.

Andere Hilfen, um sich zu erden oder den Körper und die Seele zu festigen, können eine tiefe und bewusste Atmung, körperliche Arbeit sowie Bewegung in der Natur sein.

# Quarz – Bergkristall, der Stein der Klarheit

Haben sie schon von den Heilkräften der Steine gehört?
Steine und Kristalle sind besonders befähigt, Energien zu speichern und auszustrahlen.
Schon im Mittelalter hat Hildegard von Bingen bei Augen-Krankheiten Quarz, Smaragd und Aquamarin empfohlen.

Sich mit einem Quarz-Stein – Bergkristall – zu verbinden oder ihn bei sich zu tragen, kann uns ein Gefühl der Verbindung mit der Mutter Erde geben oder kann uns helfen, innere Klarheit oder Festigkeit zu finden.
Mit Hilfe eines Quarzsteines können wir unser seelisch-physisches Magnetfeld – Aura – stärken. Ein positives Magnetfeld kann uns auch Harmonie, innere Ruhe und Ausgeglichenheit schenken.

# Massage und Entspannungs-Behandlungen als Hilfe beim Prozess der Sehverbesserung

Die Augen sind ein Teil des Gehirns und verbunden mit allen Zellen unseres Körpers.
Eine Fehlsichtigkeit hat oft einen Zusammenhang mit Blockaden im Körper, und Energieblockaden können einen Zusammenhang mit negativen Gedankenmustern und Erinnerungen haben, mit nicht bewältigten seelischen Konflikten aus der Kindheit und Jugend, die vielleicht tief im Unterbewusstsein gespeichert sind.

Das Lösen der Blockaden durch innere Arbeit und Entspannungs-Behandlungen kann uns helfen, eine Fehlsichtigkeit zu beheben und die Sehkraft zu verbessern. Das Berühren bestimmter Punkte am Körper durch Massage und Entspannungs-Behandlungen kann den Fluss der Lebensenergie wieder herstellen und zum Fließen bringen.
Wir haben gute Erfahrungen gemacht mit Teil- und Ganzkörpermassage, Akupressur-Massage, Kopflymphdrainage, Metamorphosis-Behandlung, Cranio-Sacral-Therapie etc.

Oft berichten Menschen, dass nach einer Massage intensive Träume oder Erinnerungen aus der Vergangenheit hochkommen. Dies kann damit zusammenhängen, weil in unserem Körper-Gewebe Informationen aus mehreren Jahrzehnten gespeichert sind.

Mit Massage kann man verspannte Stellen und Muskelschichten in der Tiefe behandeln, so dass sich physische und seelische Blockaden im Körper lösen können und Raum für Neues geschaffen werden kann. Gespräche, die sich spontan – vor, während oder nach der Behandlung – ergeben, können sehr befreiend und hilfreich sein.

Massage hat viele Vorteile und ist eine gute Methode, um die Sehkraft zu verbessern und mitzuhelfen, frei zu werden von der Brille:

- Das Körperbewusstsein zu verbessern
- Augen- und Kopfzone entlasten
- Die Durchblutung und den Stoffwechsel zu fördern
- Körperliche und seelische Blockaden im Körper positiv zu beeinflussen
- Die Ausschüttung von Endorphinen zu unterstützen
- Depressive Verstimmungen „aufzuhellen"
- Schmerzen zu lindern
- Helfen, eine tiefe Entspannung zu erreichen

# Entspannungs-Cranio-Sacral-Therapie

Wir arbeiten mit Cranio-Sacral-Therapie – mit einer von uns erweiterten Form, die gezielt der Entspannung des Nervensystems und der Sehverbesserung dienen kann.

In den USA, der Heimat der kranialen Osteopathie, werden die Schädel der Neugeborenen nach Geburtstraumen untersucht. Leichte oder grobe Verletzungen des Schädels können zu Atemproblemen, unerklärbarem Weinen, Strabismus (Schielen), Astigmatismus (Hornhautverkrümmung) und Lernschwierigkeiten führen.

Der Augenarzt Cameron Dawson von "Dawson Technologies" in Victoria, Australien, lehrt Therapeuten, Strabismus (Schielen) mit einer sanften Korrektur der Schädelknochen zu behandeln. Er hat festgestellt, dass in den meisten Fällen, die Knochen, die am Schädel nicht in ihrer richtigen Position stehen, für das Schielen verantwortlich sind.

Die Cranio-Sacral-Therapie (cranium = Schädel, sacrum = Kreuzbein) ist eine ganzheitliche und zugleich tief greifende Behandlung, die auf das Nervensystem positiv wirken kann.
Sie benutzt sanfte gezielte Griffe, um zu bewirken, dass gestaute und blockierte Körperbereiche freier werden. Die Gewebe-Strukturen können sich ordnen, der gesamte Organismus kann mit frischer Lebens-Energie versorgt werden.
Durch die „tiefe Entspannung", die dabei eintritt, können sich Blockaden lösen.
Dadurch wird Raum geschaffen, damit die Selbstheilungs-Kräfte aktiv werden können.

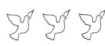

# Der sechste Sinn der Tiere
## Tiere als Freunde und Therapeuten

Viele Menschen betrachten oft die Tiere als eine Sache. Sie machen sich keine Gedanken über den Schmerz, das Leid der Tiere und die negative Schwingung, die an der tierischen Nahrung „klebt", wenn sie am Tisch sitzen und täglich Tierleichenteile verspeisen.

Andere Menschen sind tierlieb und kaufen sich ein Haustier, das sie sehr lieben, und trotzdem essen sie ohne schlechtes Gewissen weiter Fleisch oder Fisch.

Warum hält sich ein Drittel der Bevölkerung Haustiere? Manchem ist es eine Freude, eine Sehnsucht der Seele, die Einheit mit der Tierwelt zu empfinden. Bei anderen ist es, um sich nicht allein zu fühlen oder einen Grund zu haben, hinaus in die Natur zu gehen, um dem Bewegungsmangel vorzubeugen.

Meistens hat man am Anfang eine große Freude mit den Tieren, aber oft wird es zur Routine, und die Haustiere werden vernachlässigt. Es ist eine große Verantwortung, ein Haustier zu halten. Man sollte es nicht nur als „kuscheliges" Spielzeug oder als Sache betrachten. Viele Haustiere werden leider krank und entwickeln chronische Krankheiten, oft weil sie die Negativität der Hausbewohner und der Familie aufnehmen.

Tiere sind keine Sache. Sie sind ein Teil der Mutter Erde, und in Wirklichkeit sehr sensible Lebewesen und uns Menschen – bezüglich „sechster Sinn" – weit überlegen.

Ameisen, Enten, Schlangen, Katzen, Hunde, Mäuse, Elefanten und viele andere Tiere können einige Tage im Voraus spüren, wann ein Erdbeben, eine Wasserflut, ein Tsunami oder ein Vulkanausbruch kommt, um für sich einen sicheren Platz zu suchen.

Wir haben leider diese Intuition verloren, weil wir oft nicht im Einklang mit der Natur leben oder sogar gegen die Natur sind.

Es gibt Hunde, die können riechen, ob ein Mensch Krebs hat, andere können erahnen, wann ein Patient einen epileptischen Anfall haben wird, oder bei Diabetikern können sie warnen, bevor der Betroffene bewusstlos wird und ins Komma fällt.

Delfine haben auch einen starken „sechsten Sinn" und haben oft Menschen das Leben gerettet, z. B. Schiffbrüchigen vor der Küste Floridas in Amerika. In vielen Ländern – z. B. Deutschland, USA, Griechenland – gibt es Aquarien mit Delfinen, die als Therapeuten mit Kindern arbeiten.
Hier in Deutschland gibt es die „Hypotherapie": Pferde- und Lama-Therapie, z. B. für autistische Kinder und Menschen mit Multipler Sklerose u.v.m.

In einem Pflegeheim in der US-amerikanischen Providence lebt ein zwei Jahre alter Kater namens Oscar, der 4 Stunden vorher spüren kann, wann jemand im Haus sterben wird. Er kann sich frei im ganzen Heim bewegen, und wenn er sich in dem entsprechenden Zimmer aufhält und sich neben den bettlägerigen Patienten legt, bedeutet das, dass der Bewohner nur noch wenige Stunden zu leben hat. Wie genau Oscar das schafft, bleibt sein Geheimnis.

Die Mitarbeiter der Einrichtung sind sehr dankbar, dass Oscar so intuitiv ist. Er ist wirklich eine große Hilfe, denn alle im Heim können sich entsprechend vorbereiten, und die Angehörigen sind dankbar, dass sie rechzeitig benachrichtigt werden, um Abschied zu nehmen. Und wenn niemand kommt, ist zumindest Oscar schon mal da.

QUELLE: Deutsches Ärzteblatt /Jg. 104/ Heft 34-45/ 27.08.07

Der Psychologe Prof. Reinhold Bergler aus der Universität Nürnberg hat bei diversen Studien beweisen können, dass Hunde, Katzen und viele andere Tiere reinste Wundermittel sind: Durch ihre Anwesenheit können sie Stress und damit auch die Wahrscheinlichkeit von Krankheiten vermindern.
Eine Studie aus der Schweiz ergab, dass Tiere menschliche Nähe ersetzen können und dass sie einen guten Einfluss auf Kinder

und Partnerschaften haben können – weil sie Gesprächsstoff liefern und allein durch ihre Anwesenheit bei Streitereien vermittelnd wirken.

Dank Haustieren lernen Kinder, Verantwortung zu tragen. Bei seelisch und körperlich Kranken können Tiere sogar „Therapeuten" sein. Hunde halten ihre Halter fit.

Bei einer Untersuchung mit Langzeit-Arbeitslosen und Hunden ergab sich, dass der Hund für einen strukturierten Tagesablauf sorgt. Dadurch kann sich der Mensch nicht einfach gehen lassen.

Der Buchautor Eckart von Hirschhausen aus Berlin sagt, dass auf ähnliche Weise Hunde ihre Herrchen und Frauchen auch vor Depressionen schützen können:

„Sie sorgen für tägliche Bewegung, Licht und soziale Kontakte."

Man hat bei anderen Studien festgestellt, dass viele Tiere, aber insbesondere Katzen und Hunde, sich in Menschen hineinversetzen können. Auch nach Krankheiten gelte: Wer „auf den Hund gekommen" ist, kommt schneller wieder auf die Beine. Tiere, gerade Hunde, seien hilfreich in der Motivation und Mobilisation von kranken Menschen.

Graham Ford von »Tiere helfen Menschen« in Höchberg bei Würzburg sagt: „Tiere öffnen neue Welten."

Die Mitglieder des Vereins gehen meist mit Hunden in Altenheime, Krankenhäuser und Kindergärten.

Alte Menschen, die stumm vor dem Fernseher sitzen, werden häufig durch die Anwesenheit von Tieren munter: Sie erleben, wie ein Lebewesen auf sie zugeht und ihre Zuwendung genießt.

In einem Altenheim hatten für eine Studie 200 Menschen acht Wochen lang je einen Wellensittich bekommen: „Nach dieser Zeit wollte keiner mehr sein Tier hergeben", sagt Prof. Reinhold Bergler. Die Senioren hatten wieder ein Gesprächsthema und eine Aufgabe.

Sowohl Gesunde als auch Kranke profitieren von den vielfältigen Facetten der Mensch-Tier-Beziehung. Ob Katze, Hund, Hamster, Meerschweinchen, Fische oder Wellensittich: Alle Tiere helfen, dass sich Menschen weniger oder überhaupt nicht mehr einsam fühlen.

Die "Ärzte-Zeitung" (Januar 2008) berichtete über eine Studie aus dem Minnesota Stroke Institute mit mehr als 4400 US-Amerikanern. Forscher haben festgestellt, dass eine Katze im Haushalt die Gefahr verringert, dass jemand einen Herzinfarkt erleidet!
Laut Studie sei das Risiko tödlicher Herz-Kreislauf-Probleme bei Katzenliebhabern im Vergleich zu Menschen ohne Katze um 30 % geringer.
Eine mögliche Erklärung ist nach Ansicht der Wissenschaftler, dass die Katzen helfen könnten, Stress zu vermindern.

Tiere haben viele Fähigkeiten. Sie wirken beruhigend und können unsere Selbstheilungskräfte unterstützen. Sie tragen den Frieden in sich und strahlen ihn auch aus.
Wenn Katzen sich auf unseren Bauch legen oder uns näher kommen, ist es oft kein Zufall. Sie möchten uns helfen – wenn wir es bewusst wahrnehmen – gesund zu werden.

Es gibt Katzen, die spüren genau, wie es uns geht und kommen gezielt ganz nahe, um negative Schwingungen zu „neutralisieren". Andere Male kommen sie uns nahe, weil sie uns signalisieren möchten, dass sie unsere Freunde sein wollen und dass sie genauso wie wir geliebt sein möchten.

Jeder Mensch, der mit einem Tier zusammen lebt, weiß, dass allein schon der Anblick des Tieres beruhigt. Blutdruck und Atemfrequenz sinken, wir entspannen uns. Auch das Streicheln des Fells fördert unser Wohlbefinden.
Dass Verletzungen bei Katzen extrem schnell ausheilen, ist ja bereits bekannt.

An der Universität von New York hatten Forscher herausgefunden, dass sich gebrochene Knochen bei einer Frequenz von 20 bis 50 Hertz wesentlich kräftiger entwickeln.
Wenn Katzen ihren „Stimmband-Motor" anwerfen, entstehen Schwingungen zwischen 27 und 44 Hertz – genau jener Frequenzbereich, der Knochen, Sehnen und Muskulatur positiv beeinflusst.

Wissenschaftler vermuten daher, dass das Schnurren der Katzen auch als eine Art Selbstheilungsmechanismus dient und Heilkräfte unterstützt.

Wenn Katzen ihr Schnurren ertönen lassen, wirkt es
- harmonisierend
- beruhigend auf das Nervensystem
- förderlich für die Wundheilung
- unterstützend für die Organregeneration
- lindernd bei chronischen Schmerzen, Bauchschmerzen etc.
- wachstumsfördernd und heilend für Knochen, Sehnen und Muskulatur nach Verletzungen.

Wenn wir mit Tieren „sprechen" wollen, sollten wir das, was wir vorhaben, in Bilderform denken, damit sie uns besser verstehen können.
Tiere und auch Pflanzen können telepathisch wahrnehmen, was wir denken, was wir fühlen und was wir beabsichtigen.

Wir sehen also, dass unsere Gedanken Kräfte sind, die wirklich „fliegen" können. Entfernungen spielen für Haustiere und Hauspflanzen, mit denen wir eine Kommunikation aufgebaut haben, keine Rolle; denn sie können z. B. spüren, auch wenn wir mehr als 1000 km von zu Hause entfernt sind, wann wir uns entscheiden, nach Hause zu fahren.

Vieles ist noch nicht erforscht, aber wenn wir allein die oben genannten Beispiele in uns wirken lassen, bleibt uns nichts anderes übrig, als der Natur, den Mineralien, den Pflanzen und Tieren, mit großer Achtung, Respekt, Dankbarkeit und Liebe zu begegnen.

»Wenn man bestrebt ist, diese Gefühle der Dankbarkeit und Liebe jeder Lebensform entgegen zu bringen, weckt es in uns Freude und Glücksgefühle der Seele.«

# Die 7 Energiezentren der Seele
# Die 7 Chakras

Wir haben einen Energiekörper, die Seele, und sie hat sieben Energiezentren, auch Chakras genannt. Die Augen sind verbunden mit dem 6. Energiezentrum, das auch „das dritte Auge" oder „das Zentrum der Liebe" genannt wird. Es befindet sich vor der Hirnanhangdrüse – Hypophyse.

Durch negative Gefühle, Empfindungen, Gedanken, Worte und Handlungen gegen das kosmische Gesetz der selbstlosen Liebe, kann man dieses Zentrum depolarisieren und zu Energieverlust führen, was sich z. B. mit einer Augenkrankheit oder Fehlsichtigkeit äußern kann.

Es gibt auch Fälle, wo die Ursachen nicht allein in diesem Leben, sondern auch in vorherigen Leben geschaffen wurden – durch falsche Gedanken, Worte und Handlungen – gegen das Gesetz der kosmischen Liebe.

## Kann man die Existenz der Seele beweisen?

Es gab immer wieder Versuche, die Existenz der Seele zu beweisen, z. B. mit der Kirlian Fotografie, aber die Ergebnisse waren nicht immer ganz befriedigend.

Man könnte ein Vergleich mit der Geschichte der Röntgen-Strahlen machen: Wilhelm Conrad Röntgen (1845 – 1923) entdeckte am 8. November 1895 im Physikalischen Institut der Universität Würzburg die Röntgenstrahlen per Zufall bei einen Experiment.

In den Zeitungen von damals gab's immer wieder Karikaturen mit Skeletten in denen man sich über ihn und seine Entdeckung lustig gemacht hat. Er wurde als Charlatan betrachtet und von Seite anderen Ärzten stark kritisiert. Im Jahr 1901 bekam er den Nobelpreis für Physik und heute wäre es undenkbar, uns eine moderne Medizin ohne diese diagnostischen Methoden vorzustellen, die so viele Menschen geholfen hat.

»Ein Mann mit neuen Ideen ist ein Narr,
bis die Idee sich durchgesetzt hat.«

Zitat von Mark Twain (1835 – 1910) amerikanischer Schriftsteller

Die Röntgenstrahlen gab's immer, auch vor seiner Entdeckung: Es sind unsichtbare Energien, die man nur mit den geeigneten Geräte messen kann.
Unsere Seele besteht auch aus unsichtbaren Energien, für die man noch nicht die geeigneten Geräte erfunden hat.

# Leben nach dem Tod
# Wiedergeburt – Reinkarnation

Wir leben nicht nur einmal, unsere Seele lebt weiter nach dem Tod. Der Glaube an die Wiedergeburt – Reinkarnation – kann uns helfen, vieles besser zu verstehen.
Wenn man interessiert ist und „Beweise" braucht, kann man zahlreiche Informationen über dieses Thema finden in den Büchern von Ian Stevenson über „Reinkarnation" oder von Dr. Raymond A. Moody über „Nahtod-Erfahrungen" finden.
Viele Menschen spüren intuitiv, dass es im Leben keine Zufälle gibt, und dass es keinen strafenden Gott gibt. Die Ursache der Krankheit sind wir selbst, und der Weg zur Gesundheit liegt in uns.
Das Wissen über das Thema „Wiedergeburt" oder über ein „Leben nach dem Tod" kann uns helfen, vieles im Leben besser zu verstehen.

»Es war mir schon längst eine Gewissheit, dass das menschliche Leben nicht auf dieses eine beschränkt sein kann, sondern dass der Mensch in einem Zyklus von mehreren Leben einen Selbsterkennungsprozess auf der körperlich-materiellen Ebene durchschreitet.
Auch Jesus spricht von der Wiedergeburt des Menschen – »Was der Mensch sät, wird er ernten« –, und erst ein päpstliches Edikt im 4. Jahrhundert erklärte die Wiedergeburt für ungültig.
In den östlichen Religionen ist die Reinkarnation anerkannt.

Auch von vielen der alten „heidnischen" Kulturvölkern wurde sie in unterschiedlichen Formen bejaht.

... Durch Erlebnisse erschlossen sich mir auch die Ursache und Wirkung der Lebenszusammenhänge und in welchem Maße körperliche Faktoren, wie zum Beispiel Kurzsichtigkeit, durch Erlebnisse und Situationen in einem früheren Leben bedingt sein können.«

Quelle: Text aus dem Buch von Elke Werkmeister »Auf dem Weg in die Klarheit – Verwandlung durch Augenarbeit«

# Die Augen als Licht-Organe

Unsere Augen sind Lichtorgane, d. h. sie können ohne Licht nicht funktionieren. Das bedeutet im übertragenen Sinne, dass wir den Energiefluss der Augen schwächen, wenn es uns an Licht mangelt.
Sie sind wie Autoscheinwerfer, die Licht – also positive Energien – senden können.
Der wesentlich größere Teil der Energie, die für den Sehvorgang benötigt wird, kommt nicht von außen, sondern von innen: Er wird vom ganzen Körper bereitgestellt.

Unsere Augen haben viele kleine Blutgefäße, d. h. sie sind sehr stark durchblutet, weil sie einen großen Sauerstoffbedarf haben. Für die Augen und auch für alle unsere Körperzellen ist Sauerstoff, den wir durch die Lunge beim Atmen aufnehmen, lebenswichtig.

Wer verkrampft ist und kurz atmet, erzeugt wenig Körperenergiefluss zu den Augen.
Menschen mit Sehproblemen haben oft auch Schwierigkeiten mit dem Atem. Sie atmen oft zu kurz, oberflächlich oder zu flach, zu eng im Brustbereich oder zu angespannt.
Auch ein verspannter Nacken kann den Energiefluss zu den Sehorganen vermindern.

# Der energetische Kreislauf des Auges mit der Atmung

Die Atmung wird stark von unseren Gefühlen und unserer seelischen Verfassung beeinflusst. Aus diesem Grund ist es wichtig, die Funktionalität unserer Sehorgane in Verbindung mit der Atmung zu betrachten.

Durch falsches Denken und Verhalten verursacht man eine beständige Kurzatmung, die den Körper strapaziert. Das verhindert, dass das Leben, das unser Atem ist, unseren physischen Leib in vollem Umfang zu durchströmen vermag.

So können sich Blockaden in unserem Körper bilden, da unser Atem nicht mehr alle Zellen, Zellverbände, Organe und alle Funktionsabläufe mit den entsprechend notwendigen Lebens-Substanzen versorgen kann.

Ein kurzer Atem zeigt die Unruhe des Herzens auf und bringt auch die entsprechenden Gedanken, die sich tagsüber aufbauen. Ein tiefer Atem hilft uns, ruhiger zu werden.

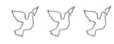

# Die Atmung als Energiequelle

Eine bewusste und tiefe Atmung ist das natürlichste und effektivste Mittel, um

- Körper und Seele in den Zustand des inneren Gleichgewichts zu führen
- Blockaden zu lösen
- unsere Gedanken besser kontrollieren zu können
- das Nervensystem zu entspannen
- ruhiger zu werden
- klarer zu denken
- Ängste und Hemmungen zu überwinden
- das Bewusstsein zu erweitern
- sich positiv zu verändern.

Eine tiefe, entspannte Atmung beim Sehen gewährleistet eine optimale Energieversorgung.
Versuchen wir, den ganzen Tag ruhig, langsam und bewusst zu atmen, und wir werden merken, dass wir eine andere Ausstrahlung bekommen und dass wir unseren Mitmenschen und den Situationen des Tages anders begegnen können.

Sie brauchen keine spezielle Atemtechnik, sondern man kann sich einfach vorstellen, dass unser Atem ohne Hindernisse alle Zellen, Zellverbände, alle Organe, alle Körperteile durchströmt – bis zu den Füßen.
Beim Einatmen werden wir dann feststellen, dass unser Atem den ganzen Körper durchströmt und beim Ausatmen Schadstoffe aus unserem Körper hinausatmet.
Deshalb ist es wichtig, dass wir beginnen, unsere Atmung zu beobachten, so dass es langsam zur Gewohnheit wird, bewusst, tief und lang zu atmen.

# Die Heilkräfte der Natur „aufnehmen"

Wir können mit der Atmung die Heilkräfte der Natur aufnehmen. Es sind kosmische Kräfte – göttliche Odkräfte – die Heilkräfte für Körper und Seele besitzen, sofern sie durch Gedankenkraft und richtiges Atmen aufgenommen werden.

Diese Odkräfte sind sehr aktiv am frühen Morgen und haften verstärkt an Bäumen, v. a. an Nadelbäumen, aber auch in Wiesen, Blumen, Sträuchern etc.

Diese Ätherkräfte haben eine Heilwirkung für den Körper und für die Seele. Sie kräftigen den Körper und können sogar eine Schutzhülle für den positiv programmierten Menschen bilden.

Bäume, Blumen und Pflanzen freuen sich, wenn wir sie achten und schätzen. Sie senden uns feine Ströme der Liebe, und manchmal beginnen sie, aus Freude und als Begrüßung, sich sanft zu bewegen.

In der Natur eine „gebende Haltung" zu bewahren kann uns ein Gefühl der Einheit mit allen Lebensformen vermitteln.
Damit wir nicht nur von der Natur die heilende Ätherkräfte „nehmen", können wir uns Folgendes vorstellen:
Beim Einatmen nehmen wir die Ätherkräfte auf.
Beim Ausatmen können wir zu der Pflanzenwelt einen Wärmestrahl aus dem Herzen mit Dankbarkeit oder Liebe senden.

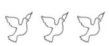

# Unsere Gedanken sind Kräfte
# Das Senden und Empfangen

Unsere Gedanken sind Energien, unsichtbare Kräfte, die wir ständig aussenden. Was wir senden, kommt auf uns zurück. Auch die Augen sind in diesen Kreislauf von Senden und Empfangen mit einbezogen.

Durch unsere Augen können wir negative Energien senden, z. B. Hass, Ablehnung, Abwertung, Wünsche, Begierden, Neid etc., was zu Fehlsichtigkeiten und Augenkrankheiten führen kann.

Unsere Augen können aber auch positive Energien senden, z. B. Liebe, Wärme, Güte etc.

Wer gesunde Augen haben möchte oder frei sein will von Brille oder Kontaktlinsen, sollte beobachten, was für Energien seine Augen aussenden.

Die Augen sind ein Teil des Gehirns und unsere wichtigste Verbindung zwischen Innen- und Außenwelt. Das Auge ist die Empfangsstation für 80 % aller Sinnes-Wahrnehmungen.

Gefühle wie Freude, Trauer, Aufregung oder Angst sind oftmals in den Augen erkennbar.

Unser geistiger Leib, die Seele, schaut durch unsere Augen.

Eine Fehlsichtigkeit oder Augenkrankheit betrifft nicht nur das Auge; die Ursache liegt oft in unserem Gehirn, in unserer Gedankenwelt und in unserer Seele.

Oft verschlechtert sich die Sehkraft, wenn uns im Leben alles zu viel ist, wenn uns die Klarheit für das Leben fehlt, wenn wir Ängste haben oder uns verletzt fühlen und uns zurückziehen, wenn wir etwas oder jemanden nicht sehen wollen, wenn uns die Liebe zu uns selbst oder zu anderen Menschen fehlt, aber auch, wenn wir mit unseren Mitmenschen uneins sind.

»Augen- und Sehprobleme können,
wie viele andere Krankheiten,
im Zusammenhang mit bestimmten Gefühlen,
Fehlhaltungen und Persönlichkeits-Strukturen stehen.«

Durch unsere Augen können wir nehmen, aber auch geben. Die meisten von uns haben eine nehmende Haltung, auch durch die Augen. Unser Ego kann durch die Augen, z. B. durch die Projektion von Wünschen, Erwartungen, Gier, Partnerwünschen oder sexuellen Gedanken, Energie von anderen Menschen „saugen".

Aber es gibt auch Menschen mit „strahlenden" Augen, die oft eine gebende Haltung haben.
Letztere sind meistens optimistische Menschen mit positiver Lebenseinstellung. Sie finden überall das Positive, sie haben Freude im Leben, sie sind zufrieden mit sich selbst und ihrer Arbeit und sind in Harmonie mit ihren Mitmenschen.

Je freudiger und freier wir sind, umso mehr strahlen unsere Augen. Wenn uns diese Zusammenhänge bewusst sind, dann können wir unsere Augen für das Positive und für das Geben programmieren.

»Die Freude kommt nicht von außen; sie ist in uns, was immer uns geschieht.

Das Licht kommt nicht von außen, es ist in uns, selbst wenn wir keine Augen haben.«

Zitat von Jacques Lusseyran, blinder Universitätsprofessor und Schriftsteller

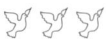

# Liebe und Dank

Experimente mit Wasserkristallen von Dr. Masaru Emoto

Ein japanischer Wissenschaftler, Dr. Masaru Emoto, hat Experimente über den Einfluss von Musik, Bildern, Gedanken, Worten und Gebet auf das Wasser durchgeführt. Er fotografierte tiefgefrorenes Wasser und hat festgestellt, dass sich die schönsten Wasserkristalle bildeten, wenn er die Worte „Liebe" und „Danke" (egal in welcher Sprache) mit einem Aufkleber auf kleine Wasserröhrchen klebte. Wasser verfügt über die höchste Speicherfähigkeit für Informationen. Mit seinen Fotografien von Wasserkristallen bewies er die direkten Auswirkungen, die unsere Gedanken auf Wasser haben.

Unser Körper besteht bis zu 70 % aus Wasser. Das bedeutet, dass wir mit positiven Worten und Gedanken unsere Körper-Zellen und Organe, in diesem Fall die Augen, günstig beeinflussen können.

# Dankbarkeit und Liebe senden

Unsere Augen haben einen energetischen Kreislauf von Geben und Empfangen, der mit unserer Atmung verbunden ist. Eine Möglichkeit, den Energiekreislauf unserer Augen und unsere Sehkraft zu verbessern kann eine „bewusste tiefe Atmung" sein. Man braucht keine komplizierte Atemtechnik.

Dr. Masaru Emoto empfiehlt:

>»Ganz wichtig ist es, einen von Dank und Liebe
>erfüllten Geist zu haben.«

**„Dankbarkeit senden"** – Übung mit dem Wort DANKE

Wir können uns vorstellen, dass beim Ausatmen Dankbarkeit aus unseren Augen fließt.
Wir atmen dabei ganz langsam und bewusst.
Das Wort „Danke" können wir in die Natur zu Tieren, Steinen und Pflanzen senden.

Wir können uns bedanken z. B. bei den Pflanzen und Bäumen, die uns Sauerstoff, Holz, Papier und Schatten schenken, bei den Blumen und Tieren, an deren Anblick wir uns erfreuen.

Wir Menschen könnten ohne Pflanzen und Tiere auf der Erde gar nicht leben.

Die Natur schenkt uns Nahrung: Getreide, Samen und Früchte, Obst, Gemüse und vieles mehr.

Die Natur gibt uns auch Kleidung und Obdach. Sogar unsere Autos kommen aus der Metall- und Mineralwelt, Plastik und Treibstoff aus Erdöl. Die Mutter Erde gibt und gibt.

Durch das Wort DANKE erreichen wir ebenfalls eine Verbindung mit dem Schöpfergeist, der Natur und den Elementen.

**„Liebe senden"** – Übung mit dem Wort LIEBE

Wir können uns vorstellen, dass beim Ausatmen Liebe durch unsere Augen fließt.

Diese Liebe können wir Menschen, denen wir begegnen, aber auch Tieren und Pflanzen in der Natur schenken.

Wir atmen ganz langsam und bewusst.

Wir können uns auch vorstellen, dass aus unserem Herzen ein warmes Gefühl zu allem fließt.

Diese Übungen sind ideal für Menschen, die wenig Zeit haben, denn man kann sie ins tägliche Leben mit einbeziehen.

Übung macht den Meister: Je öfter wir sie durchführen, umso besser gelingt es uns.

Die Übung „Dankbarkeit und Liebe senden" können wir sowohl in der Natur beim Spazierengehen durchführen – wobei wir uns mit Menschen, Tieren, Bäumen, Pflanzen und Steinen verbinden – als auch im Alltag beim Fahren, Warten, Telefonieren etc.

Die Übungen können einfach spontan zwischendurch gemacht werden.

Wenn aus dem Herzen und aus den Augen positive Informationen fließen, erweitert sich das Sehfeld, und die Sehkraft kann sich verbessern.

# Hindurchatmen – durch die Augen „atmen"

Die Atmung wird zum großen Teil von unserer Gedanken- und Gefühlswelt beeinflusst – je größer die innere Unruhe ist, umso schlechter kann es für unseren Atemrhythmus sein.
Die Übung „Hindurchatmen" kann auch die Sehkraft verbessern, denn sie kann Körper- und Seelen-Energien zum Fließen bringen.

Diese Augen-Übung können Sie am besten in der Natur durchführen während eines Spaziergangs oder einer Wanderung. Parallel dazu können Sie sich während des Tages immer wieder bewusst erinnern, tiefer und länger zu atmen.

Was wir nachfolgend zusammenfassen, ist nur ein Vorschlag. Sie können auch improvisieren und selber erfinderisch werden. Wir konzentrieren uns auf die Atmung, mit der Vorstellung, dass wir durch die Augen atmen!

EINATMEN
Beim Einatmen stellen wir uns vor, dass die Luft durch die Augen zum Gehirn, zum Sehzentrum und bis zur Lunge fließt.

AUSATMEN
Beim Ausatmen fließt die Luft von der Lunge zum Gehirn und über die Augen hinaus.

Für diese einfache, spielerische, aber wirksame Übung ergeben sich viele Möglichkeiten, auch während des Alltags. Am besten gelingt dies beim Ausatmen.
Man sollte es so einfach wie möglich machen und braucht es auch nicht ununterbrochen oder verkrampft durchzuführen.

Auch ein Merksatz in schriftlicher Form, den wir mit uns tragen und ab und zu lesen, könnte mit dem folgenden Textvorschlag eine Hilfe sein:

Ich atme tief, langsam und bewusst
und sende durch Augen und Herz
– Liebe und Dankbarkeit –

# Positive Kommunikation mit allen Menschen

Unsere Augen sind nicht nur "der Spiegel der Seele", sondern auch ein Kommunikations-Organ. Man kann negative oder positive Energien ausstrahlen. Man kann den Gesundheitszustand der Augen beeinflussen je nachdem was für Energien wir senden.

Wir Menschen neigen zu Selbstbezogenheit und sind teilweise negativ gepolt. Wir sehen oft durch unsere Ego-Brille nur das Negative in unserem Nächsten.

Beispiel von negativen Energien: Egoismus, zerstörerische Kritik, Ärger, Wut, Hass, Abwertung, Missachtung, Ausgrenzung, Rache, Neid, Gier, Betrug, Eifersucht, übertriebene Kontrolle, Besitzen-Wollen, wenn man jemand nicht sehen oder leiden kann etc.

Beispiel von positiven Energien: Verständnis, Toleranz, Güte, Wohlwollen, selbstlose Liebe...

Sinn unseres Lebens ist es unter anderem, negative Seiten in uns abzubauen und positive Seiten zu entwickeln.

Je mehr Positives wir in uns entwickeln, umso besser ist es für unsere Augen und für unsere Seele, denn "die Augen sind der Spiegel der Seele".

Mit unseren Augen können wir uns mit unserer Umwelt verbinden.

Deshalb ist es wichtig, eine positive Kommunikation mit Menschen, Natur, Pflanzen, Mineralien, Tieren und der Mutter Erde zu pflegen.

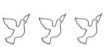

# Einen positiven Blickkontakt pflegen

Wir können versuchen unseren Mitmenschen mit offenen Gedanken und Worten zu begegnen, sie mit unseren Augen, mit offenem und klarem Gesicht und positiven aufbauenden Worten zu begrüßen.

Dabei denken oder sagen wir z. B. „Ich freue mich, dich zu sehen." Oder wir können bestrebt sein, mit unserem Blick etwas zu geben, z. B. ein freundliches, ehrliches Lächeln oder ein paar nette Worte ...

Wenn wir einem Mitmenschen nicht in die Augen schauen können, kann uns das signalisieren, dass wir etwas gegen ihn haben oder dass wir mit ihm nicht im Reinen sind. Vielleicht haben wir ihn früher abgewertet oder wir haben noch negative Gedanken gegen ihn, weil wir z. B. zu schnell richten und urteilen, oder weil etwas noch nicht verziehen ist etc.

Das können wir aufschreiben, analysieren und bestrebt sein, es zu ändern.

# Ein Auge für die Tiere haben
## Seien Sie nicht „blind"
## Werden Sie Vegetarier!

Die beste Ernährungsweise für die Augen ist eine vegetarische Ernährung mit allen Varianten, z. B. vegane Ernährung, terrane Ernährung, Rohkost oder Vitalkost ...

Je weniger Eier und Milchprodukte, umso besser; denn die Produktion von Eiern, Milch, Quark, Joghurt und Käse ist meistens mit Massentierhaltung und Schlachtung verbunden.

Je mehr Frisch-Rohkost-Anteil die Ernährung beinhaltet, umso mehr Vitalstoffe, Enzyme und sekundäre Pflanzenstoffe bekommt Ihr Körper, auch die Augen.

Fleisch, Wurst oder Fisch essen bedeutet, „blind sein" für den Schmerz und das Leid der Tierwelt und unserer Mutter Erde. Millionen von Tieren sterben qualvoll jeden Tag.

Die Massentierhaltung ist eine der Hauptursachen für den Klimawandel, denn sie belastet massiv die Atmosphäre (Ozonschicht-Zerstörung durch Methan), das Grundwasser und die Erde (Nitrat, Ammoniak).

>>Eine vegetarische Ernährung ist ein guter Beitrag,
damit diese Welt besser wird.<<

Eine vegetarische Ernährung ist auch ein guter Beitrag gegen den Krieg und für den Frieden auf dieser Erde. Pythagoras sagte:

>>Alles, was der Mensch den Tieren antut,
kommt auf den Menschen zurück.<<

Wer sich friedfertig – ohne Tierleid – und vegetarisch ernährt und die Natur achtet, wird sensibel für seine Mitmenschen und trägt dazu bei, dass es in dieser Welt besser wird.

Wir können den Tieren in die Augen schauen. Das weckt positive Gefühle, und vielleicht erkennen Sie darin die Reinheit und Liebe der Tierseelen.

Wir sollen den Menschen und der Mutter Erde mit all ihren Tieren, Pflanzen und Mineralien kein Leid zufügen.

Wir empfehlen, Tieren bewusst in die Augen zu schauen. Das weckt Gefühle, die helfen können, die Ernährung umzustellen, gesünder zu werden und das große Leid der Tiere wegen des Fleisch- und Fischkonsums zu reduzieren.

Siehe auch Kapitel „Auge und Ernährung"

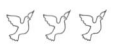

# Die Augen für das Feine und Edle trainieren
## Augentherapie mit Farben

Durch die bewusste Betrachtung von Tieren, Bäumen, Wäldern, Pflanzen, Blumen, Steinen, Wasser, Wolken... können wir ein Gefühl der Einheit mit allem erleben, indem wir z. B. denken: „Die Essenz der Blume oder des Minerals ist ein Teil von mir.‟

Alle Farben sind Kräfte. Farben wirken auf das Gemüt des Menschen. Auch das Magnetfeld des Menschen wird durch die Farben beeinflusst.
Die Farben der Natur z. B. grün und blau, haben eine besondere Heilwirkung, denn sie wirken u.a. beruhigend, ausgleichend, harmonisierend, belebend und können sogar Heilungsprozesse beschleunigen.

Dieses Sehspiel für die Augen hat eine tiefe Wirkung. Denn wenn wir die harmonischen und edlen Formen der Natur bewusst betrachten, kann es uns helfen, positiver zu denken, ruhiger, harmonischer, entspannter zu werden und es kann unseren Charakter veredeln.

## Sehen Sie Ihren Nächsten mit „anderen Augen‟
## Streben Sie die Versöhnung und die Einheit an

Wir Menschen sind oft zu negativ gepolt und neigen dazu, nur das Negative, nur die Fehler und Schwächen in unserem Nächsten zu sehen.
Die Übung „Liebe senden‟ kann auch ein Seismograph sein, der uns signalisiert, mit welchem Menschen wir uneins sind, wen wir abwerten und bei wem wir negative Gefühle haben. Bei manchen Menschen ist das gar nicht so einfach.

In diesem Fall wäre es eine Hilfe, seine positiven Eigenschaften und Talente aufzuschreiben und diese öfter zu lesen, insbesondere jedes Mal, wenn wir mit ihm Schwierigkeiten haben.

Jeder Mensch hat positive Seiten in sich, auch die, mit denen wir Schwierigkeiten haben.

Es kann befreiend sein, wenn wir bestrebt sind, das Positive in uns selber und in anderen Menschen zu finden und zu bejahen.

Versuchen wir, Verständnis und Toleranz für andere Menschen zu haben. Nicht alle sollen so denken wie wir.

Nehmen wir an, dass andere Menschen andere Meinungen haben dürfen.

Streben wir die Versöhnung und die Einheit an. Wer vergeben kann, lebt gesünder.

# Besser sehen bedeutet auch, den Sinn des Lebens, das Wesentliche im Leben, zu erfassen

Wir sind auf dieser Erde um zu lernen, um frei zu werden von unserem Ego und den allzu menschlichen Aspekten, um uns geistig zu entwickeln. Man kann Bücher über geistige Themen lesen, z. B. über den Sinn des Lebens, das Gesetz von Ursache und Wirkung, Reinkarnation, Leben nach dem Tod...

## Was kann der Sinn des Lebens sein?

- Lernen, uns geistig zu entwickeln, innerlich freier zu werden
- Unser Bewusstsein zu erweitern
- Friedfertig zu werden, uns mit den Menschen, mit denen wir zusammen kommen, zu versöhnen, durch vergeben und um Vergebung bitten
- Die All-Einheit mit allen Menschen, Lebensformen, mit Natur, Mineralien, Pflanzen und Tieren anzustreben
- Die selbstlose Liebe zu entwickeln
- Gott näher zu kommen und bestrebt sein, Seinen Willen zu tun

# Eine lebendige Beziehung zu Gott aufbauen

Unser Körper, unsere 5 Sinne und unser Gehirn können eine Antenne für Gott sein!
Ein Teil unseres Gehirns ist geplant für die Kommunikation mit dem Göttlichen, der ewigen Intelligenz. Wenn wir mehr und mehr nach dem Gesetz der Liebe leben und die Verbindung mit Gott anstreben, dann können wir diese Gehirnareale aktivieren.

Wir können öfter ins Freie gehen und versuchen, uns als ein Teil der Natur zu fühlen, eins zu sein mit Bäumen, Sträuchern, Gräsern, Blumen, Tieren, Steinen, mit den Schöpfungskräften und allem, was wir sehen.

Egal, was für eine Religion man hat, man kann lernen, eine lebendige Kommunikation mit Gott aufzubauen, indem man Folgendes übt oder anstrebt:

- Dankbarkeit – sich für alles bedanken: für das Negative und das Positive im Leben
- Den Wunsch nach feinen Gottes-Erfahrungen pflegen
- Zu Gott auch laut beten, wenn möglich nicht mit dem Intellekt, sondern mit einfachen Worten aus dem Herzen
- Kopf und Seele entlasten – Tagebuch schreiben – die Sätze schreiben wie ein Gespräch mit Gott
- Bestrebt sein, weg von sich zu denken, frei zu werden von eigenem Wollen: Nicht mein Wille, sondern Gottes Wille möge geschehen
- Sich Gott anvertrauen, sich öfter am Tag Gott hingeben
- Probleme und Schwierigkeiten im Leben immer Gott übergeben, Ihn um Führung bitten
- Die selbstlose Liebe und die Einheit mit allen Menschen und mit allen Lebensformen anstreben; lernen, alles zu lieben; alle Menschen gleich zu lieben; die Liebe zu Gott wachsen lassen...

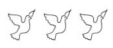

Vor längerer Zeit ist uns ein Augentrainings-Buch in die Hände gefallen, von einer Frau geschrieben, die es geschafft hat, sich von starker Kurzsichtigkeit zu befreien u.a. auch durch Gottes-Erfahrungen in der Natur und durch eine lebendige Beziehung zu Gott.

Dieses Buch hat uns sehr berührt, und wir fanden Ähnlichkeiten mit Erfahrungen, die auch wir immer wieder erleben dürfen. Folgender Text aus ihrem Buch könnte gut zu diesem Thema passen:

»Erst wenn du beginnst, über dich und den Sinn deines Lebens nachzudenken, wächst in dir die Bereitschaft zur Veränderung, dich Neuem zu öffnen.«

»Seit kurzem habe ich erkannt, dass ich nur aus mir heraus gar nichts bewirken kann, sondern allein mit Gottes Hilfe. So gebe ich mich jetzt in seine Hand. Außerdem habe ich gemerkt, dass ich nur so effektiv arbeiten kann, wenn ich mein Ego beiseite stelle und meinem „Hohen Selbst" die Führung übergebe. So nun auch in Bezug auf die Augen (Kurzsichtigkeit – 6 Dioptrien).

Ich allein kann sie nicht heilen, nur mit Gottes Hilfe ist es möglich.

Mit diesen Erkenntnissen tauchte ich aus der Meditation auf – und konnte ganz klar sehen, ohne Anstrengung. Ganz einfach und leicht, so als ob er sagen wollte:

»Siehst du, so einfach ist das, wenn du dich Mir anvertraust!«

Das Gleiche geschah an den folgenden Morgen, und ich bin voller Zuversicht und Freude und Glück und Liebe.

Nach diesem Erlebnis kam plötzlich wieder Leben, Bewegung in den Sehprozess,

so als hätte ich jetzt die notwendige Reife für den nächsten Schritt erlangt.«

Text aus dem Buch von Elke Werkmeister »Auf dem Weg in die Klarheit – Verwandlung durch Augenarbeit«

Ein weiterer Ausschnitt aus dem oben erwähnten Buch:

» Für mich ist Gott in allem, in der gesamten Schöpfung – er ist die Schöpfung. Er ist in mir und in dir – in jedem Menschen.
... So lernte ich eine mir bis dahin fremde Auseinandersetzung mit der Natur und ihren Kräften kennen, was mich noch sensibler spüren ließ und weiter öffnete für die Gottes-Begegnungen in der Natur.
Das innere Sehen ist das wahre Sehen, denn es ist das Erkennen, die Klarheit.
Erkenne, dass Gott in dir ist, dass Sein Herz, dein Herz ist, dass du ruhst, geborgen und warm, liebevoll gehalten und geführt in Seinem Herzen.
Du brauchst keinen Meister, um Ihn zu finden, du musst Ihn nur in dir erkennen und dich auf Ihn einlassen, dich Seiner Führung hingeben, dann wirst du deinen Lebensweg gehen, ohne dauernd auf Widerstände zu stoßen.
Du wirst Freude und Glück empfinden und die göttliche Liebe ausstrahlen...«

Text aus dem Buch von Elke Werkmeister »Auf dem Weg in die Klarheit – Verwandlung durch Augenarbeit«

Viele Menschen beten zu Gott, aber trotzdem ist für sie Gott etwas Abstraktes und Fernes. Aber Gottes-Erfahrungen sind nichts Magisches oder Gewaltiges. Es können feine „Begegnungen" in der Natur und im täglichen Leben sein.

Wenn man sich mit offenen oder mit geschlossenen Augen in der Natur mit Gott verbindet, kann es vorkommen, dass danach plötzlich ein Tier, z. B. ein Fuchs oder ein Eichhörnchchen, nahe zu uns heran kommt, stehen bleibt in 1 bis 2 Metern Entfernung und uns ohne Angst betrachtet.

Es kann auch eine Gotteserfahrung sein, wenn sich uns ein Vogel plötzlich nähert und laut zu singen beginnt, oder wenn uns ein Vogelgesang während einer kurzen Strecke auf der Wanderung erfreut und begleitet. Man hat das Gefühl, dass dies kein Zufall war. Eine höhere Macht – Gott – Schöpferkraft – hat uns durch diese Begegnungen berührt.

Man kann auch Gottes-Erfahrungen erleben durch eine bewusste Wahrnehmung der Musik der Natur durch ihre Elemente: eine sanfte Brise, die unser Gesicht berührt, die Melodie des Windes, das Musikspiel der Blätter, der Bäume, die Musik von Regentropfen, eines Wasserfalls, eines Flusses, von Wellen am Meer...

Gott – die Schöpferkraft, der Geist der Liebe – kann uns nicht nur durch die „Musik der Natur" berühren, sondern auch durch die Stille, die Ruhe, die Harmonie, das uns ein Bild der Natur vermittelt, z. B. eine schöne Landschaft, eine Wiese, ein Wald, ein Berg, Wolken, ein See, ein Sonnenaufgang oder Sonnenuntergang, ein Sternen-Himmel, ein Regenbogen, die Farben und Formen der Natur ...

Die einfachen Begegnungen im Alltag können, wenn wir sie bewusst wahrnehmen, eine „Gotteserfahrung" sein:

- Bäume oder Pflanzen, die uns zu „begrüßen" scheinen; Blätter, die sich zu bewegen beginnen, wenn wir an ihnen vorbei gehen,
- Wolken, die sich „öffnen" und die Sonnenstrahlen hindurch leuchten lassen,
- ein Schmetterling, der ganz nahe an uns heran fliegt und evtl. auf unser Hand landet,
- eine Katze, ein Hund, ein Pferd, die ganz nahe heran kommen und uns begrüßen,
- die Freude über den Anblick seltener Tiere, z. B. Hirsche, Wildschweine, Schlangen, Lichtkäfer, Fische im Wasser,
- der Mond, der uns den Waldweg in der Nacht beleuchtet,
- die Sterne, die uns ein Gefühl der Weite geben ...

Nicht nur in der Natur können wir Gottes-Erfahrungen machen, sondern in allem, was wir täglich erleben, z. B. durch ein gutes, schmackhaftes Essen, eine warme Dusche, eine entspannte Autofahrt, eine schöne Musik, einen Telefonanruf oder ein Gespräch, die uns helfen, die Lösung eines Problems zu finden.

# Ein Gewinn für Ihr Leben

Für die Menschen, die es geschafft haben, frei zu werden von der Brille, war es wie ein Gewinn für ihr Leben, eine positiven Lebens-Veränderung oder eine Persönlichkeits-Erweiterung.

Wir können uns zu neuen Menschen entwickeln, wenn wir das Negative in uns abbauen, wenn wir höhere Ziele und eine geistige Entwicklung anstreben, wenn wir um die Klarheit im Leben ringen und wissen, was wir wollen und wohin wir wollen.

Der Weg zur Sehverbesserung kann auch der Weg zur inneren Klarheit sein.

# Besser sehen mit dem Herzen

Den Satz des Schriftstellers Antoine de Saint-Exupéry aus seinem Buch „Der Kleine Prinz" sagt vieles über das „richtige" Sehen.

>>Man sieht nur mit dem Herzen gut.
Das Wesentliche ist für die Augen unsichtbar.<<

Wir Menschen sind oft „blind" für das Unsichtbare, für das Wesentliche. Wir neigen mit dem Intellekt dazu, alles zu analysieren und verstehen zu wollen, statt mit Liebe und Herz die innere Intelligenz zu entwickeln.
Man ist auch „blind", wenn der Sinn des Lebens aus Essen, Trinken, der Erfüllung von Wünschen, Reisen, Leidenschaften, Macht, Ansehen, Gier etc. besteht.

Mit dem Herzen zu sehen heißt, in dieser Welt zu leben, aber sich nicht mit ihr zu identifizieren, und der Sehnsucht unserer Seele zu folgen, die nach wahrer Freiheit, nach Feinem und Edlerem, nach höheren Werten strebt.

Mit dem Herzen zu sehen und zu hören kann auch bedeuten, intuitiv zu werden und mit dem Herzen wahrzunehmen, was Kopf und Verstand nicht zu erfassen vermögen.

Mit dem Herzen zu sehen kann bedeuten, dass wir über unseren Nächsten nicht mehr richten und urteilen, ihn nicht mehr ausgrenzen oder abwerten. Wir lernen, das Positive in ihm zu bejahen – auch wenn es nicht immer einfach ist, ihn zu lieben, egal wie er sich verhält.

Mit dem Herzen zu sehen, kann auch bedeuten, dass wir bestrebt sind, die All-Einheit zu leben mit Menschen, Natur, Tieren, Pflanzen und Mineralien, und dass wir Gott – das Leben und die Kraft der Liebe – in uns und in allem erkennen und bejahen.

Wir können Herzensdenker werden, die bestrebt sind,
im Bewusstsein des Dankes und der Gegenwart Gottes zu leben.

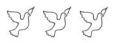

>>Man sieht nur mit dem Herzen gut.

Das Wesentliche ist für die Augen unsichtbar.<<

Antoine de Saint-Exupéry aus seinem Buch „Der Kleine Prinz"

# Danksagungen

Hiermit bedanke ich mich bei allen Augenärzten, Heilpraktikern und Sehtrainern, die eine wertvolle Vorarbeit geleistet haben: Augenarzt Dr. med. William H. Bates, Harry Benjamin, Aldous Huxley, Dr. Janet Goodrich, Dr. Roberto Kaplan, Heilpraktiker Kurt Tepperwein, Augentrainer Leo Angart, Elke Werkmeister, Wolfgang Hätscher-Rosenbauer, Peter Grunwald, David De Angelis, Lisette Scholl, Wolfgang Gillesen, Jacques Lusseyran und viele mehr.

Ich danke meinen treuen Mitarbeiterinnen Erika und Theres, für ihren freudigen und hilfreichen Einsatz, sowie für die vielen wertvollen Tipps und Korrekturen in der deutschen Sprache.

Ich danke auch den Patienten und Vortragsbesuchern, die den Wunsch geäußert haben, eine Zusammenfassung des Konzepts in schriftlicher Form oder als Buch erhalten zu können – woraus dieses Buch entstanden ist.

Ich danke auch allen Freunden, die uns mit Freude und guten Anregungen unterstützt haben: Sabine, Verena, Henar, Beatrice, Josep ...

Möge dieses Buch ein kleiner Beitrag sein,
damit diese Welt besser wird!

# Über den Autor

Jordi Campos wuchs in Barcelona – Spanien – als ältester Sohn von 6 Geschwistern auf. Als Vegetarier dritter Generation war er schon als Kind sehr naturverbunden und tierliebend.

Sein Medizinstudium absolvierte er in Barcelona – Spanien – und erhielt 1995 die deutsche Approbation als Arzt. Unter anderem durchlief er die Zusatz-Ausbildungen für Notarzt, Strahlenschutz und Naturheilverfahren. Zusätzlich hat er sich weitergebildet u.a. in Cranio-Sacral-Therapie und Massage. Die Entspannungs-Behandlungen sind für ihn eine sehr wichtige Therapie-Form in seiner Arbeitsweise.

In einem ländlichen Krankenhaus in Deutschland arbeitete er als Assistenzarzt in der Ambulanz und den Abteilungen für Chirurgie und Geburtshilfe.

In Naturkliniken und Allgemein-Arztpraxen sammelte er weitere Erfahrungen in der ganzheitlichen Medizin, die ihm schon immer ein großes Anliegen war.
Seit 10 Jahren praktiziert Jordi Campos Irisdiagnose und Augen-Diagnose, die ihm für die Diagnosestellung und die individuellen Behandlungsempfehlungen viele Hilfen leistet.

Vor 5 Jahren eröffnete er im Spessart eine eigene „Arztpraxis für Naturheilverfahren & Augentraining".
Aufgrund von eigenen Sehproblemen zu Beginn hat er dieses Gebiet mit Leidenschaft erkundet und über all die Jahre weiter ausgebaut und verfeinert.

Ein Arzt mit Herz, der sich die Natur zum Vorbild gemacht hat. Es ist ihm ein großes Anliegen, dass die Patienten die notwendigen Hilfen erfahren, um den inneren Arzt – die Selbstheilungskräfte – zu aktivieren. Diesen „inneren Arzt" trägt jeder Patient in sich, und allein dieser ist als wahrer Arzt aus seiner Sicht zu rühmen.

Diese Kräfte können gefördert werden durch die Entschlackung des Körpers, durch den Kontakt mit der Natur, durch die Entspannung des Nervensystems, durch Gedanken- und Lebens-Veränderungen und einer eigenen positiven Unterstützung und Bejahung der Gesundheit.

Er gibt heute nur das weiter, was sich in seinem eigenen Leben bewährt hat und arbeitet nach den Grundsätzen:

- Eure Nahrungsmittel sollen eure Heilmittel sein – Vegetarische Ernährung
- Bewegung in der Natur
- Verbundenheit zur Natur pflegen
- Ein Auge und ein Herz für die Tiere haben
- Ganzheitliche Behandlung des Patienten mit dem Bestreben, Ursachen statt Symptome zu behandeln
- Entschlackung und Aufbau des Körpers
- Entspannung des Nervensystems
- Durch Ruhe und Entspannung zur eigenen Kraftquelle finden

»Medicus curat – Deus sanat«
Der Arzt hilft, Gott heilt

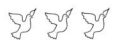

# Literatur und Referenzquellen

»Rechtes Sehen ohne Brille«, Augenarzt Dr. med. W. H. Bates
»Ohne Brille bis ins hohe Alter«, Harry Benjamin
»Auf dem Weg in die Klarheit – Verwandlung durch Augenarbeit«, Elke Werkmeister
»Mentales Augentraining – So verbessern Sie Ihre Sehfähigkeit, Kurt Tepperwein
»Bewusstes Sehen – Verwandle dein Leben durch deine Augen«, Dr. Roberto Kaplan
»Natürlich besser sehen«, Janet Goodrich
»Spielend besser sehen für Kinder«, Janet Goodrich
»Ohne Brille seh ich besser«, David de Angelis
»Das Augenübungsbuch«, Lisette Scholl
»Das neue Augentraining«, Lisette Scholl
»Vergiss deine Brille«, Leo Angart
»Gesund am Computer«, Leo Angart
»Mentales Augentraining«, Kurt Tepperwein
»Augenschule«, Wolfgang Hätscher-Rosenbauer
»Die Kunst des Sehens«, Aldous Huxley
»Augen Training – Gut sehen ein Leben lang«, Uschi Ostermeier-Sitkowski
»Sehen wie ein Adler«, Dietmar Bittau
»Eselsweisheit – Der Schlüssel zum Durchblick«, Mirsakarim Norbekov
»Vos yeux«, G.M. Millot
»La salud de tus ojos«, André und Jeanine Passebecq
»Cuida tus ojos – mejora tu vida – Métodos naturales para ver bien sin gafas«, C. Paris
»Como ver bien sin gafas«, Nicolas Capo
»La salud de sus ojos«, Philippe Bornet
»Das wiedergefundene Licht – Et la lumière fut«, Jacques Lusseyran
»EYEBODY – Die Integration von Auge, Gehirn und Körper – Die Kunst, ohne Brille zu leben«, Peter Grunwald

»Erkrankungen des äußeren Auges«, Chandler/Sugar/Edelhauser
»Ganzheitstherapie bei Augenkrankheiten«, Heinz Piotrowski
»Das trockene Auge ist heilbar«, Petra Schwartz-Klapp und Thorsten Klapp
»Notfallsituationen am Auge«, Matthias Sachsenweger und Rudolf Sachsenweger
»Atlas der Augenheilkunde«, Krieglstein, Jonescu-Cuypers, Severin
»Das Lymphgefäßsystem des Auges«, Johannes Grüntzig
»Auge und Gehirn – Neurobiologie des Sehens«, David H. Hubel
»Ishihara´s Tests for Colour-Blindness«, Dr. Shinobu Ishihara
»P.M.«, »Wunderwelt Wissen«, »Welt der Wunder« (Zeitschriften)
»MMW – Fortschritte der Medizin 3« – Zeitschrift 18. Januar 2007